高等医学类专业新形态一体化创新教材

医学机能实验学

韦磊　杜可　王兴红◎主编

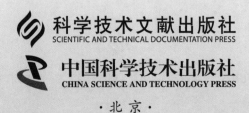

科学技术文献出版社
SCIENTIFIC AND TECHNICAL DOCUMENTATION PRESS

中国科学技术出版社
CHINA SCIENCE AND TECHNOLOGY PRESS

·北京·

图书在版编目（CIP）数据

医学机能实验学 / 韦磊，杜可，王兴红主编.—北京：科学技术文献出版社：中国科学技术出版社，2023.8（2025.1重印）

ISBN 978-7-5235-0689-9

Ⅰ. ①医⋯　Ⅱ. ①韦⋯　②杜⋯　③王⋯　Ⅲ. ①实验医学　Ⅳ. ① R-33

中国国家版本馆 CIP 数据核字（2023）第 157119 号

医学机能实验学

策划编辑：刘　伶	责任编辑：赵　斌	责任校对：张永霞	责任出版：张志平

出　版　者　科学技术文献出版社

地　　　址　北京市复兴路15号　邮编　100038

编　务　部　（010）58882938，58882087（传真）

发　行　部　（010）58882868，58882870（传真）

邮　购　部　（010）58882873

官方网址　www.stdp.com.cn

发　行　者　科学技术文献出版社发行　全国各地新华书店经销

印　刷　者　北京时尚印佳彩色印刷有限公司

版　　　次　2023 年 8 月第 1 版　2025 年 1 月第 2 次印刷

开　　　本　889×1194　1/16

字　　　数　300千

印　　　张　14.5

书　　　号　ISBN 978-7-5235-0689-9

定　　　价　46.00元

《医学机能实验学》

主　审　张琳琳　梅爱敏

主　编　韦　磊　杜　可　王兴红

副主编　李　帅　李金玲　张小文　刘宇宁

　　　　冉　兵　杜　联　孙缦利　尚文娟

编　者（排名不分先后）

张琳琳　齐鲁医药学院

梅爱敏　河北工程大学

韦　磊　齐鲁医药学院

杜　可　湖南中医药大学

王兴红　漯河医学高等专科学校

李　帅　齐鲁医药学院

李金玲　齐鲁医药学院

张小文　齐鲁医药学院

刘宇宁　河北工程大学

冉　兵　西南医科大学

杜　联　成都中医药大学

孙缦利　漯河医学高等专科学校

卢　琼　湖南医药学院

王申涛　齐鲁医药学院

王晓红　齐鲁医药学院

吕　晶　河北工程大学

戴周丽　丽水学院

李德恒　漯河医学高等专科学校

尚文娟　湖北三峡职业技术学院

前　言

医学机能实验学是采用实验方法研究正常机能、疾病发生机制和药物作用规律的学科。本课程将生理学、病理生理学和药理学课程的实验教学内容进行有机整合，实现了机能学课程教学内容的交叉、渗透和融合。

本教材旨在通过优化实验教学体系，更新实验教学内容，减少验证性、示范性实验，增设实践性、综合性和设计性教学内容，着眼于学生观察、思维、技能和探索创新等综合素质的培养，目的是通过实验使学生初步掌握基本操作技能，通过观察实验动物的生理指标，复制某些疾病模型和防治手段应用等基本方法，巩固人体生理学、病理生理学和药理学的基本理论与知识，培养学生理论联系实际的能力。在实验过程中，重点培养学生认真的工作态度、严谨的科学作风和严密的科学思维方法，培养学生观察、记录、比较、分析和综合实验结果，以及提高独立思考、解决实际问题的能力，为后续的学科与临床工作打下坚实的基础。

本教材主要内容包括实验动物的基本知识与操作技术、实验常用仪器及操作技术等有关医学机能实验学必需的基本知识。实验内容涉及生理学、病理生理学和药理学，实验项目分为基础性实验、综合性实验和设计性实验。教材编写充分考虑了多学科、多层次教学的需求，内容设置以适合五年制临床医学专业为主，兼顾口腔医学、检验学、医学影像学及护理学专业的人才培养目标需要。

由于科学技术的飞速发展及编者水平所限，教材中难免有遗漏和不足之处，恳请读者提出宝贵意见和建议。

目　录

第一章　绪　论

　　医学机能实验学是由生理学、病理生理学和药理学实验有机融为一体的实验性学科。研究内容包括生物正常生理机能和疾病发生发展过程中的规律与发病机制，分析和探讨药物在体内的代谢和作用的规律。学习内容方面注重学科之间的交叉融合和相互渗透，注重培养和提高学生的创新、动手、分析和解决问题的能力，能为医学生将来独立开展实验工作奠定基础。

第一节　医学机能实验学的目的和基本要求

一、医学机能实验学目的

　　医学机能实验学属于自然科学的范畴，是一门重要的实验学科。任何关于人体或动物体功能活动的理论都是从实际观察出发，经过设计合理的实验后再经历不断的检验、修正而得到总结发展。因而，医学机能实验学是整个基础医学教学过程的重要环节之一，主要目的在于通过有代表性的实验，使医学生初步掌握医学机能实验学的基本操作技术，熟悉获得医学机能科学知识的基本方法，初步掌握分析、整理实验结果的能力，验证和巩固医学机能科学基本理论，从而培养学生严肃的科学态度，严谨的工作方法，实事求是、一丝不苟的工作作风，提高学生分析问题、解决问题和理论联系实际的能力，培养和开发学生的创造性思维，为后续医学课程学习打下坚实基础。

二、医学机能实验学基本要求

（一）实验前

　　仔细阅读实验教程，了解实验目的、要求、步骤和操作程序。

　　结合实验内容，复习、理解有关理论问题。

　　预测每个实验项目应得的结果。

（二）实验期间

　　实验器材的放置力求拿取方便、整齐、清洁、有条理。

　　按照实验步骤，应以严肃认真的态度按顺序操作，不得进行与实验无关的活动。注意保护实验动物和标本，节省实验器材和药品。

仔细、耐心地观察实验过程中出现的各种现象，如实记录实验结果，联系所学理论知识进行思考。例如：①发生了什么现象？②为什么会出现这种现象？③这种现象有何意义？

（三）实验结束后

清洗、清理、清点实验器材，若有损坏应立即报告实验技术人员或指导教师。

认真整理分析实验结果，结合有关理论内容讨论研究实验现象，结合实验过程做出实验结论。

在整理实验记录的基础上，按要求认真书写实验报告，并在规定时间内交指导教师评阅。

第二节　医学机能实验学报告的撰写

撰写实验报告是一项重要的基本技能，是实验研究工作的基本功之一，应当实事求是、认真准确地书写。通过对每项实验的良好总结，可把实验过程中获得的感性认识提高到理性认识，肯定实验取得的成果，明确尚未解决的问题及实验技术的优缺点。实验报告更是向旁人提供研究经验及供自己日后参考的重要资料，也是培养学生文字表达能力和概括综合分析能力的重要训练过程。因此，师生都应当充分认识学生在校学习期间学会做这一实验研究工作中关键性工序的重要性。

实验报告的具体撰写要求如下。

1.实验报告的书写　应文字简练、语句通顺，具有较强的逻辑性和科学性，字迹清楚。

2.实验报告的内容　应包括如下的几个项目。

（1）一般项目：包括姓名、年级、班组、实验日期（年、月、日）、实验序号和题目、参与实验的人员和组长的姓名。

（2）实验动物：包括种属、数量、性别、体重、毛色。

（3）实验设立方法：实验对照组与模型组的设立方法。

（4）手术与实验步骤：简要写出主要实验方法，如实验操作改动较大，应详细叙述。

（5）实验观察指标及结果记录：根据实验目的将原始记录系统化、条理化。实验观察指标及结果记录的表达方式一般有以下3种。

叙述式：用文字将观察到的与实验目的有关的现象客观地加以描述，描述时需要有时间概念与顺序。

表格式：能够较为清楚地反映观察内容，有利于相互对比。每一个图表应说明一定的中心问题。表格内的项目及计量单位应标明。

简图式：实验中描记的血压、呼吸等指标可用曲线图表示；也可用直方图表示实验数据或结果。凡实时记录的各种曲线，在相应部位应及时地做出文字或符号标记，使能反映出此段曲线在何种特定实验条件下或何时描记的。存放于实验报告中的记录曲线，应从原始描记图截取具有明显特征性变化的部分，而且应注意各截取段之间的顺序连贯性。

（6）结果分析或讨论：实验结果的讨论是根据已知的理论知识对结果进行解释和分析，是做出结论前的逻辑论证。讨论内容应包括：①以实验结果为论据论证实验目的，即判断实验结果是否为预期的结果；②实验结果显示了哪些新问题，是否出现了非预期结果，即异常现象，对此应分析其可能的原因；③实验结果有哪些生理或病理意义。

（7）实验结论：实验结论是从实验结果中归纳出的一般的概括性判断，也就是这一实验所能验证的概念、原则或理论的简明总结。结论中一般不要罗列具体的结果。在实验中未能做出充分证据的结果的理论分析不应写入结论。

由于实验动物个体的差异性、操作者对实验操作的认真程度和技术熟练情况等因素，都可对实验结果产生直接的影响，有时实验可能部分成功或完全失败。因此，实验中强调3个方面：①操作者在实验前必须熟悉每一个实验的相关理论和实验方法步骤；②操作者要认真进行实验操作，及时、正确地做好实验记录；③操作者要对实验结果做认真、客观的分析，总结经验或教训。

第三节　医学机能实验学研究论文的撰写

论文是指"专门讨论或研究某种问题的文章"。科研论文是公布研究成果、交流学术信息、启迪学术思想、发挥社会效益的主要形式。撰写科研论文是科学研究工作的重点内容之一。科研论文要充分反映作者的新思想、新发现、新观点、新理论或新方法。科研的选题立项、技术方法、实验观察、资料收集等是论文写作的基础。同时，科研论文的写作又具有很大的技巧性和灵活性，同样的研究资料，同样的研究结果，由于写作水平和技巧的不同，论文的质量差别可能很大。

因此，善于学习、匠心设计、遵守规范，撰写合格的研究论文是科研基本功训练的重要环节。

一、医学机能实验学研究论文的基本要求和基本结构

（一）医学机能实验学研究论文的基本要求

由于实验目的的不同，医学机能实验学研究论文的种类、内容、表达方式和形式也各不相同，但是论文的基本要求是一致的。论文必须客观真实地反映事物的本质和内在规律。

1.科学性　科学性是医学机能实验学研究论文的首要条件和立足点。没有科学性，论文就失去了价值。

论文的科学性体现在以下5个方面。

（1）真实性：论文要实事求是，取材要可靠，设计要严谨，方法要先进，论证要客观，分析要恰当。

（2）准确性：论文的内容、数据、引文等要准确客观。

（3）可重复性：任何人用相同的实验条件均能够重复出来相同的实验结果，即实验结果能够经得起实践的检验。

（4）公正性：完整的展示实验结果，不做任意取舍。

（5）逻辑性：要求论文的概念要明确，判断要恰当，推理必须合乎逻辑。

2.创新性　所有的研究论文都贵在创新。创新是一篇论文的灵魂，是决定论文质量高低的主要标准。但是，应当允许对前人的研究进行重复和验证，也就是对他人已有的成果或课题进行必要的重复和模仿，以补充实现该成果的新条件、新方法、新特点或新的改进。这也是推陈出新，从新的角度去阐明新的问题。例如，老药新用、古为今用，都是有价值的。

3.实用性　研究论文的实用性即实践性，是指论文的实用价值。衡量一篇论文的实用价值主要看它的社会效益和经济效益。表现为理论是否可以指导实践、结论是否可以应用、技术是否可以推广等。

4.可读性　要求论文在文字方面要简洁通顺、表达清晰、层次分明、流畅易懂、不冗长、不费解、不适用华丽的辞藻和夸张的形容词。文章要结构严谨、论点鲜明、论据充分、重点突出、讨论合理、结论明确，让读者无须花费过多时间和精力就能理解全文的内容和重点。

5.思想性　论文必须符合国家的方针、政策、法律法规，遵守社会公德和科学精神，严守国家机密，遵守国家专业技术的有关规定。研究论文的撰写在选题和内容上都必须体现为我国的社会和经济发展服务，坚持理论和实践相结合，体现党和国家的意志。

研究论文除了上述要求，还必须遵守科研论文写作的基本规范和欲投稿或发表杂志的特定要求。

（二）医学机能实验学研究论文的基本结构

研究论文的基本结构（或基本要素）主要包括论题、论点、论据、论证4个方面。

1.论题　撰写论文当然要首先选好题目（论题）。一个令人满意的论题应当是主题突出、简明扼要、概括全文、反映论点。选择论题的过程实际上就是在掌握第一手资料的基础上，进行逻辑思维、理论分析、归纳推理、综合判断的过程。

作者在原始创作的基础上，首先拟出几个预选题目，其次进行比对分析、反复思考、查阅文献资料、综合判断，最后选出一个最佳论题。对于选定的论题（题目）要能够体现理论上有新见解，学术上有新突破，技术上有新改进。

2.论点　论点即作者的观点和主张，是贯穿全文的中心思想，也是文章中提出并要解决的关键问题。论点"正确"和"鲜明"是对文章论点的基本要求，要求论点正确、集中并且完整，不能似是而非。

一个论题的论点可以是一个，也可以是多个（分论点），但是每一个论点都必须为论题服务。全文要围绕论点展开讨论，通过恰当的讨论分析，对所提出的问题做出合理的解答或诠释。一般要求文章的选题、假设、观点、分析和结论都要服务于主题，表达主题的思想。

文章中关于论点出现的问题主要集中在以下3个方面：一是论点不集中，即表现为在一篇论文中提出的问题过多，盲目追求全面和系统。结果是面面俱到，主次不分，重点不突出。一篇论文一般只能解决一两个问题，其他问题只能是从属和次要的位置，不能喧宾夺主。二是论点不鲜明，即对于所论述的观点不明确、模棱两可、似是而非。原因在于作者本身对于问题没有搞清楚，或者是整理和分析不够。三是论点存在片面性，作者不能辩证地看问题，是思想僵化或绝对化造成的。

3.论据 对于论据的要求是客观、真实、可靠，材料充分，有说服力。

一篇论文的论点是否成立，主要取决于文章的论据是否充分。论据充分可靠，论点就正确可信，否则就缺乏说服力。医学机能实验学的研究论文的论据分为两大类：一是数据性和事实性论据。实验中用到的各种数据，经过统计学处理后作为论据应用最具说服力。二是理论性论据，被科学界公认的定理、公式、定律或者前人经过多次反复实践证实的正确理论（学说）可以充当论据，但是理论性的论据在引用前必须认真核对清楚。

4.论证 一篇好的文章要想阐明观点，不仅要有正确的论点和可靠的论据，还必须有科学的论证。论证是组织、安排和运用论据去证明和阐明论点的科学方法和过程。通过合理的论证，才能使论文的观点和材料有机统一起来。常见的论证方法有比较分析法、综合归纳法等。

二、医学机能实验学研究论文的撰写格式

生物医学期刊约稿统一要求已经被世界上绝大多数生物医学期刊采用。因此，向中外文期刊投稿要遵守其基本的规格要求，并充分阅读各个期刊具体的征稿须知或参考欲投稿期刊已经发表的论文格式。

1.文题 文题（题目、篇名）是读者认识全文的窗口，是对论文内容的高度概括，必须用最简明、最恰当的词语反映论文中所关注的特定内容。论文题目好比论文的眼睛，为达到画龙点睛的目的，用词要有特色，防止俗套和千篇一律。

对题目的要求：一是具体确切。文题要能够具体、确切地表达论文的特定内容和特点，恰如其分地反映出研究的领域和深度。二是简短精练。题目宜高度概括，着重表达最重要的特定内容，使读者一目了然，一般题目不超过25个汉字。三是准确得体。文题应当紧扣主题，且切题得体。四是新颖醒目。题目应当突出论文的创新性，新颖性。

2.作者署名单位和地址 作者是论文课题的创意者、设计者和具体实施者。作者应当能够对论文关键性的学术问题做出解释和答复。科研论文一般要求署真名、全名，不署笔名。作者的姓名、工作单位和地址要写清楚，便于读者联系。外文署名按照1978年国务院的有关规定，一律

用汉语拼音，姓在前名在后。姓名的首字符大写，其间留出空格，双名或双姓的拼音字符连写不再加连字符号。学术论文署名应当实事求是，按照在研究工作中所负的责任和贡献的大小依次排名。综合研究课题论文的署名，课题组组长的姓名列在前，课题组成员按照贡献大小依次排列。译文文稿的署名一般情况下，写在文末右下角，用圆括号括起来。

研究生、进修生等学员应当按完成论文的所在单位署名。署名一般不超过6人，其余人员可以列在致谢当中。另外，凡是署名的作者和被致谢者均应当征得本人的同意。

3.内容摘要和英文摘要　内容摘要是对论文内容不加任何注释和评论的高度概括或精练的简短陈述，是论文的缩影和精华所在。摘要一般置于作者署名之后、正文之前。摘要有利于读者阅读文献，便于编制文摘检索刊物，有利于计算机文献类数据库的建立和检索。

撰写论文摘要的规范应当包括目的、方法、结果、结论4个要素。撰写时应注意论文摘要的完整性、独立性和简明性。

4.关键词　关键词是从论文中提炼出来的最能够反映论文主题核心内容的名词、词组或短语，是论文的信息点和检索点。关键词的特点是应具有鲜明的代表性、专指性、可检索性和规范性。

书写关键词时要写原型词，不能用缩略词。一般情况下不用冠词、介词、连词、情态动词以及无实际意义的副词、形容词等。中英文的关键词要相互对应、数量一致。各个关键词之间不用标点，相互空一书写格，最后一个词后面不加标点。

5.前言　前言又称为引言，是论文的引子或开场白。不能独立成篇，主要作用是回答"为什么要研究"这个问题，对正文起着提纲挈领、定向引导的作用。前言要简明扼要地介绍研究工作的来龙去脉、课题的概况、价值和意义。

6.材料和方法　材料和方法是判定论文科学性、创新性、先进性的主要依据，撰写时应当按照研究的顺序依次说明，并尽可能具体明确。

7.实验结果　实验结果是课题经过研究所取得的成果。结果是论文的核心内容，包括研究过程中观察到的现象，获得的物质，测量得到的数据、图像等。由结果可导出推理，引发推论，它是形成观点和主题的基础和支柱。

结果必须如实、具体、准确地叙述，数据要准确无误。要对原始数据进行科学合理的统计学处理，结果要和材料与方法中的内容相呼应，且不可使用"大概""大约""可能"等模糊或（和）不规范的表述方法。

8.讨论　讨论是研究论文的精华部分，是对研究结果的科学解释和评价。讨论也是作者对实验结果的思考、分析和推论。通过恰当的讨论阐明事物间的内部联系、发展规律，揭示研究结果在理论和实际工作中的意义和价值。它是作者学术思想的良好展示。

论文的讨论要围绕课题的研究目的，突出主题，抓住重点，通过研究结果揭示其意义和作用。重点分析研究中的新发现和国内外同类研究比较，突出本研究的创新性和先进性，并提出作

二、实验动物的选择原则

为了保证实验结果的科学性和可重复性，必须选择标准化及与实验目的相适应的实验动物。在某种意义上讲，选择适宜的实验动物来进行实验，是科学研究成功的关键之一。一般应遵循以下4个原则。

1.相似性原则　相似性原则是指利用动物与人类某些结构、机能及疾病特点的相似性选择实验动物。在组织结构方面，哺乳动物之间存在着许多相似点，如猪的皮肤结构，其上皮再生、皮下脂肪层、烧伤后的内分泌及代谢等都与人类类似，小型猪作为烧伤的实验研究动物较为理想。

2.特异性原则　特异性原则是利用不同品种、品系的实验动物的某些特殊的结构、生理代谢机能和反应的特异性，来满足实验要求，达到实验目的。例如，长爪沙鼠脑底动脉环后交通支缺损，不能构成完整的Willis动脉环，可以复制脑缺血的动物模型，用于脑梗死所致中风、术后脑贫血等疾病及药物治疗的研究。

3.规格化原则　规格化原则指选择与实验要求一致的动物规格。由于不同动物对外界刺激的反应存在个体差异，选择时除了注意动物的种类及品系，还应该保证动物的年龄、体重、性别、生理和健康等均符合规定。

4.标准化原则　实验动物是活的实验材料，选用符合标准化质量技术的实验动物，是实现实验结果可靠性和权威性的重要前提，所以一定要遵循标准化原则：①遗传学质量标准化（近交系、F1、突变系、封闭群）；②微生物、寄生虫质量标准化；③实验条件标准化（环境因素、营养等）。

第四节　实验动物的标记编号及分组方法

一、实验动物的标记编号

对随机分组后的实验动物进行标记编号是动物实验预备工作中相当重要的一项工作。标记编号方法应保证编号不对动物生理或实验反应产生影响，且号码清楚、易认、耐久和适用。目前，常用的标记编号方法有染色法、耳孔法、烙印法、挂牌法等，此外还有针刺法、断趾编号法、剪尾编号法、被毛剪号法、笼子编号法等。

（一）染色法

染色法是用化学药品在实验动物身体明显的部位，如被毛、四肢等处进行涂染，以染色部位、颜色不同来标记区分实验动物，是最常用、最易把握的方法（图2-1）。

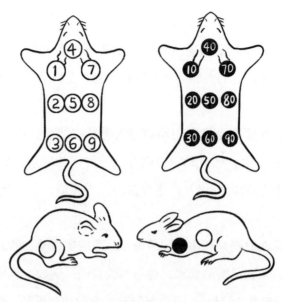

图 2-1　小鼠和大鼠标号示意

1.单色涂染法　单色涂染法是用单一颜色的染色剂涂染实验动物不同部位的方法。常规的涂染顺序是从左到右、从上到下。左前肢为1号、左侧腹部2号、左后肢3号、头部4号、背部5号、尾根部6号、右前肢为7号、右侧腹部8号、右后肢9号、不作染色标记为10号。此法简单、易认，在每组实验动物数不超过10个的情况下适用。

2.双色涂染法　双色涂染法是采用两种颜色同时进行染色标记的方法。例如，用苦味酸（黄色）染色标记作为个位数，用品红（红色）染色标记作为十位数。个位数的染色标记方法同单色涂染法；十位数的染色标记方法参照单色涂染法，即左前肢为10号、左侧腹部为20号、左后肢为30号、头部为40号、背部为50号、尾根部为60号、右前肢为70号、右侧腹部为80号、右后肢为90号，第100号不做染色标记。例如，标记第12号实验动物，在其左前肢涂染品红（红色），其左侧腹部涂染苦味酸（黄色）即可。双色涂染法可标记100位以内的号码。

3.直接标号法　直接标号法是使用染色剂直接在实验动物被毛、肢体上编写号码的方法。若实验动物太小或号码位数太多时，不宜采用此方法。该染色法固然简单方便，不会给实验动物造成损伤和痛苦，但是长时间实验会使涂染剂自行褪色，或由于实验动物互相嬉闹、舔毛、摩擦，或者由于换毛、粪尿和饮水浸湿被毛等原因，易造成染色标记模糊不清，因而对慢性实验不适用。若慢性实验只能采用此染色法，则应留意并不断补充和加深染色。另外，常用染色剂毒性对实验动物的影响也需注意。

（二）耳孔法

耳孔法是用打孔机直接在实验动物的耳朵上打孔编号，根据打孔的部位和孔的多少，来区分实验动物的方法。在耳朵打孔后，必须用消毒过的滑石粉抹在打孔局部，以免伤口愈合过程中耳孔闭合。耳孔法可标记三位数之内的号码。另一种耳孔法是用剪刀在实验动物的耳郭上剪缺口的方法，作为区分实验动物的标记。

（三）烙印法

烙印法是直接把标记编号烙印在实验动物身体上的方法，犹如盖印章一样。烙印方法有两种，对狗等大动物，可将标记号码烙印在其皮肤上（如耳、面、鼻、四肢等部位），对家兔、豚鼠等动物，可用数字号码钳在其耳朵上刺上号码；烙印完成后，伤口涂抹酒精黑墨等颜料，即可清楚读出号码。烙印法对实验动物会造成稍微损伤，操作时宜轻巧、灵敏，必要时麻醉，以减少痛苦。

（四）挂牌法

挂牌法是将编好的号码烙印在金属牌上，挂在实验动物颈部、耳部、肢体或笼具上，用来区别实验动物的一种方法。金属牌应选用不生锈、刺激小的金属材料，制成轻巧、美观的小牌子。

实验人员可根据实验动物品种、实验类型及实验方式，选择合适的标记编号方法。一般来说，大鼠、小鼠多采用染色法，家兔宜使用耳孔法，狗、猴、猫较适合挂牌法，狗还可用烙印法。

二、实验动物的分组方法

1. 随机分组的原则及方法　动物编号后，通常需要根据实验要求进行分组。动物随机分组一般使用随机数字表或用计算器产生随机数字来进行。随机数字表的使用方法如下：如从某群体中需要抽取10个个体作为样本，可以随机在随机数字表上定一点。假定落在16行17列的数字76上，那么可以向上或向下或向左或向右，依次找到42，22，98，14，76，52，51，86，把包括76在内的这10个号的个体按号作为样本，作为研究总体的依据。使用计算器产生随机数时，当按下RND键时，随机数产生。产生的随机数值是0.000～0.999。显示的数前两个小数位用作一个样本个体，如产生的随机数是0.288，表明第28个数据作为一个样本个体，重复按键操作，直至产生所需的样本大小。

产生随机数字后，随机分组根据所分组数来确定，以分三组为例，介绍分组方法。例如，现有新西兰雄性家兔12只，按体重从小到大依次编为1，2，3，…，12号，分为一、二、三共3个组。假设所定的点是随机数字表第40行17列的08，则从08开始，自左向右写12个随机数字：

家兔编号：	1	2	3	4	5	6	7	8	9	10	11	12
随机数字：	08	27	01	50	15	29	39	39	43	79	69	10
除3余数：	2	0	1	2	0	2	0	0	1	1	0	1
组别：	二	三	一	二	三	二	三	三	一	一	三	一
调整组别：											二	

以3除各随机数字，若余数为1，则该兔归一组；余数为2，归入二组；余数为0，归入三

组。结果一组为4只，二组为3只，三组为5只。三组多一只调入二组，方法同上。仍采用随机方法，从10后面接着写，为61，除以5，余数为1，则将第一个三组的兔，即第2号兔调入二组，调整后各组兔的编号为：

组别	兔的编号			
一	3	9	10	12
二	1	2	4	6
三	5	7	8	11

若将动物随机分为四组或更多的组，分组原则基本一致。

2.分组的注意事项　动物随机分组的目的在于使某实验中的某主要指标平均分配到各个组中，如某减肥茶的减肥效果实验，动物的体重是此实验中主要的观察指标，因此，随机分组后，各组的平均体重应趋于一致。

为确保实验结果具有统计学意义，实验分组时应注意各组动物的数量不可太少，一般需进行统计学处理的实验数据，各组动物不可少于6只。若再考虑到实验过程中出现意外等情况，动物数量还需适当增加。

实验分组时还应考虑到动物性别的影响。如果条件允许，可选择雌雄各半进行实验，但应保证雌雄动物的实验数据均应具有统计学意义；若条件不允许，考虑到雌性动物的生理因素，选择雄性动物进行实验为好，但必须使用雌性动物进行的实验除外。

第五节　实验动物的捉拿与固定方法

捉拿和固定是动物实验操作技术中最基本最简单而又很重要的一项基本功。捉拿和固定各种动物的原则：保证实验人员的安全，防止动物意外性损伤，禁止对动物采取粗暴动作。动物一般都是害怕陌生人接触其身体的，对于非条件性的各种刺激则更是进行防御性反抗。因此，在捉拿、固定时，首先应慢慢友好地接近动物，并注意观察其表情，让动物有一个适应过程。捉拿的动作力求准确、迅速、熟练，尽量在动物感到不安之前完成。

一、小鼠

从笼盒内将小鼠尾部捉住并提起，放在笼盖（或表面粗糙的物体）上，轻轻向后拉鼠尾，在小鼠向前挣脱时，用左手（熟练者也可用同一只手）拇指和食指抓住两耳和颈部皮肤，无名指、小指和手掌心夹住背部皮肤和尾部，并调整好动物在手中的姿势。这类捉拿方法多用于灌胃及肌内、腹腔和皮下注射等。如若进行心脏采血、解剖、外科手术等实验时，就必须要固定小鼠，使小鼠呈仰卧位（必要时先进行麻醉），用橡皮筋将小鼠固定在小鼠实验板上（图2-2）。如若不麻醉，则将小鼠放入固定架里，固定好固定架的封口。

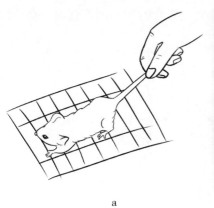
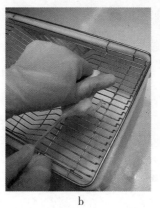
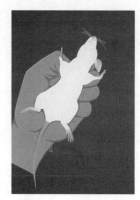

a　　　　　　　　　　　b　　　　　　　　　c

图 2-2　小鼠捉拿法

二、大鼠

大鼠的捉拿有一定危险性，因大鼠受攻击时，会咬人抓人，尽量不用突然猛抓的办法。捉拿大鼠时特别注意不能捉提尾尖，也不能让大鼠悬在空中时间过长，否则易激怒大鼠和易致尾部皮肤脱落。抓大鼠时最好戴防护手套（帆布或硬皮质均可）。若是灌胃、腹腔注射、肌内和皮下注射时，可采用与小鼠相同的手法，即用拇指、食指捏住鼠耳朵头颈部皮肤，余下三指紧捏住背部皮肤，置于掌心中，调整大鼠在手中的姿势后即可操作（图2-3）。另一个方法是张开左手虎口，迅速将拇指、食指插入大鼠的腋下，虎口向前，其余三指及掌心握住大鼠身体中段，并将其保持仰卧位，之后调整左手拇指位置，紧抵在下颌骨上（但不可过紧，否则会造成窒息），即可进行实验操作。大鼠尾静脉采血方法与小鼠相同，但应注意选择合适的大鼠固定架。麻醉的大鼠可置于大鼠实验板上（仰卧位），用橡皮筋固定好四肢（也可用棉线），为防止苏醒时咬伤人和便于颈部实验操作，应用棉线将大鼠两上门齿固定于实验板上。

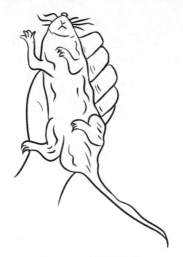

图 2-3　大鼠捉拿法

三、豚鼠

豚鼠胆小易惊，抓取时要求快、稳、准。一般先用右手迅速、轻轻地扣住豚鼠背部抓住其肩胛上方，以拇指和食指环握颈部，另一只手抓托住臀部即可（图2-4）。棉线固定门齿，背或腹卧位固定在大鼠板上，需取尾血或尾静脉注射时，将其固定在特制的固定盒内，将鼠尾留在外面供操作使用。

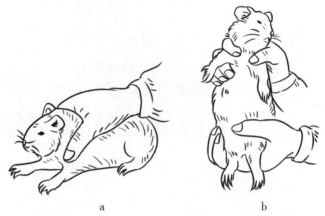

a   b

图2-4　豚鼠捉拿法

四、牛蛙

牛蛙的捉拿方法基本一样，捉拿时用左手将其背部贴紧手掌固定，把后肢拉直，并用左手的中指、无名指及小指夹住，前肢可用拇指及食指压住，右手即可进行实验操作（图2-5）。捣毁牛蛙脑和脊髓时，探针（毁髓针）扎入牛蛙的枕骨大孔后，很容易穿过身体扎伤手掌。因此，捣毁牛蛙脑和脊髓时务必小心操作，避免受伤。

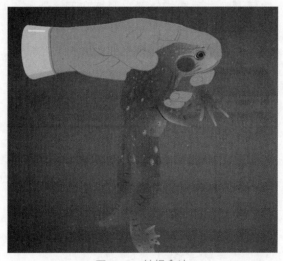

图2-5　蛙捉拿法

五、家兔

右手抓住颈背部皮肤，左手托住臀部，使其躯干的重量主要压在左手上，然后按实验要求固定（图2-6）。做兔耳血管注射或取血时，可用兔盒固定。做各种手术时，可将兔麻醉后固定在手术台上。仰卧位固定时，用粗棉线绑缚四肢，头用兔头固定夹固定或用棉线钩住兔门齿后再固定在兔手术台头端铁柱上；进行头颅部手术时，多采用俯卧位固定，配合马蹄形固定器进行固定。仰或腹卧位固定于兔手术台上，也可固定于特制的固定器中。

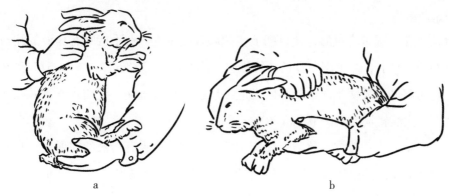

a   b

图2-6 家兔捉拿法

六、狗

要用特制的钳式长柄狗夹夹住狗颈部，注意不要夹伤嘴和其他部位。夹住颈后，使狗头向上，颈部拉直，然后套上狗链。急性实验时，可用狗夹夹住狗颈部后，将它压倒在地，由助手将其四肢固定好，剪去前肢、后肢皮下静脉部位的被毛，静脉注射麻醉药使其麻醉后，即可进行实验。

第六节 实验动物的给药途径和方法

动物实验中，为了观察药物对机体功能、代谢及形态引起的变化，常需将药物注入动物体内。给药的途径和方法是多种多样的，可根据实验目的、实验动物种类和药物剂型等情况确定。

一、牛蛙

牛蛙皮下都有数个淋巴囊，胸淋巴囊和腹淋巴囊是常用的给药部位。以胸淋巴囊注射给药为例，操作者左手抓住牛蛙并固定四肢，右手持注射器从口腔底部刺入肌层，再进入胸淋巴囊给药（图2-7）。注射量为0.25～1.0 mL/只。

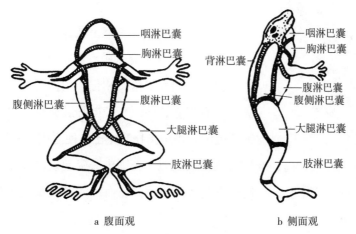

a 腹面观   b 侧面观

图2-7 牛蛙皮下淋巴囊注射部位

二、小鼠

1. 灌胃法　左手捉拿小鼠后，使口朝上，颈部轻轻拉直，右手持吸有药液的注射器，将灌胃针头从口角插入口腔，沿上腭向食道轻轻推进（图2-8），当推进2～3 cm 时，动物安静，呼吸无异常，即可将药液缓缓推入。如遇阻力应抽出灌胃针管重插。若插入气管并注入药液，动物立即死亡。一次灌胃量为 0.1～0.3 mL/10 g。

2. 腹腔注射法　左手捉拿小鼠后，使腹部朝上。右手持吸有药液的注射器，自左腹下部插入，针头与腹壁的角度呈45°，针头进入腹腔时可有抵抗力消失感。先回抽一下无气泡或血后，轻轻推入药液（图2-9）。一次腹腔注射量为0.1～0.2 mL/10 g。

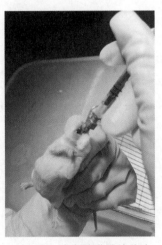

图2-8　小鼠的灌胃给药法

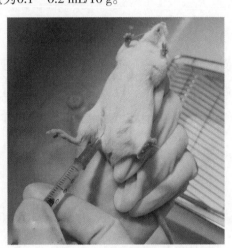

图2-9　小鼠的腹腔注射法

3. 皮下注射法　左手捉拿小鼠固定头部，然后用左手无名指及小指将小鼠左后肢及背部压在掌面，右手持注射器，向头侧背部插入皮肤，注入药液（图2-10）。拔针时，轻捏针刺部位片刻，以防药液溢出。注射量为0.05～0.25 mL/10 g。

4. 肌内注射法　将小鼠捉住，固定左后肢，将注射器插入大腿肌内，在注射前，应回抽针栓，如无回血，则可给药。注射量一般为0.2 mL/次。

5. 尾静脉注射法　将小鼠置入特别鼠筒中，尾巴露出。尾巴放入40～50 ℃温水中浸泡半分钟或用酒精棉球擦拭，使尾血管扩张和表皮角质软化。用拇指和食指捏住尾根部的两侧，阻断其静脉回流，使尾静脉充盈明显。以无名指和小指夹持尾尖，用中指托起尾巴，使之固定。用4号针头选其一侧

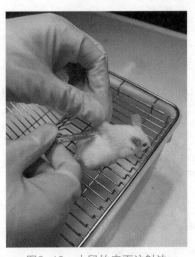

图2-10　小鼠的皮下注射法

尾静脉穿刺。如针头在血管内，推注药液则无阻力。否则皮肤隆起发白，阻力增大，此时应退回针头重新穿刺。注射完毕后，将尾巴折曲或指压片刻止血。注射宜从尾端开始（图2-11）。一次注射量为0.05～0.2 mL/10 g。

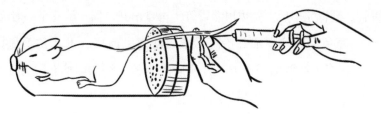

图2-11　小鼠的尾静脉注射法

三、大鼠

1.灌胃法　一只手的拇指和中指分别放到大鼠的左右腋下，食指放于颈部，灌胃法同小鼠。一次灌胃量为1～2 mL/100 g。

2.腹腔注射法　左手抓紧大鼠背部皮肤使腹部皮肤紧绷，注射时使大鼠头部稍低。于腹部1/2处下方，腹中线两侧旁开2 mm处刺入皮下，在皮下平行腹中线推进针头3～5 mm，再以45°角刺入腹腔，穿透腹膜后针尖阻力消失有落空感。

3.皮下注射法　注射部位为大鼠背部或大腿外侧皮下。操作时，轻轻拉起局部皮肤，将注射针头刺入皮下。一次注射量为1 mL/100 g。

4.静脉注射法　麻醉大鼠可以从舌下静脉给药。清醒大鼠可从尾静脉给药。经尾静脉给药方式同小鼠。

四、豚鼠

1.灌胃法　助手用左手从动物的背部把后肢伸开，握住腰部和双后肢，用右手拇指、食指夹住两前肢。术者右手持灌胃管沿豚鼠腭壁滑行，经食道插入胃内。亦可用木制或竹制的开口器，将灌胃管穿过开口器的小孔插入胃内。插管完毕，回抽注射器针栓，无空气抽回时，慢慢推注药液，否则须拔出重新插入。注液完毕后，再注入生理盐水2 mL，以冲洗管内残存药液。

2.皮下注射法　注射可选择大腿内侧、背部、肩部等脂肪少的部位。操作时，将豚鼠固定在台上，术者将注射侧的后肢握住，将注射器针头与皮肤呈45°角方向刺入皮下，注射药液。注射完毕以指压刺入部位片刻，以防药液漏出。

3.腹腔注射法　同大鼠。

4.静脉注射法　注射部位可选用前肢皮下头静脉、后肢小隐静脉、耳郭静脉或雄性豚鼠的阴茎静脉。偶尔用心脏穿刺给药。一般前肢皮下头静脉较易穿刺成功。小隐静脉的下部虽不明显可见，但较固定，故也容易穿刺成功。注射量不超过2 mL。

五、家兔

1.灌胃法　如用兔箱，可一人操作。右手将开口器固定于兔口中，左手插入灌胃管。如无兔箱，需三人合作。一人坐好，将兔的躯体夹于两腿之间，左手抓住双耳，固定头部，右手握住两前肢。术者将开口器横放于兔口中，将兔舌压在开口器下面；此时，另一人用双手固定开口器。术者将灌胃管经开口器中小孔慢慢沿腭上壁插入食道15～18 cm，将胃管的外口端放入水中片刻，如有水泡，说明已插入气管，应拔出重新插入；若无气泡，则用注射器将药液注入，并以少量清水冲洗灌胃管。灌胃完毕后，先拔出灌胃管，再拿出开口器。给药量一般为5～20 mL/kg。

2.腹腔注射法　家兔仰卧位固定并抬高后肢，使内脏前移，术者左手食指与拇指提起腹壁，右手持注射器，在腹中线两侧脐下方将针头刺入腹腔。注意回抽有阻力证明刺入腹腔。将药液注入腹腔。

3.静脉注射法　一般采用耳缘静脉给药。先将家兔固定于兔箱内，剪去注射部位的兔毛，用酒精棉球涂擦耳缘静脉皮肤使血管扩张。以左手食指放在耳下将兔耳垫起，并以拇指按压耳尖部；右手持带有6号针头的注射器，尽量从血管远端刺入血管（不一定有回血）。注射时针头先刺入皮下，向前推进少许，然后刺入血管。针头刺入血管后再稍向前推进，轻轻推动针栓，若无阻力和局部皮肤发白隆起现象，即可注药。否则应将针头退出，再重新刺入血管。注射完毕后，用棉球压住针眼，拔去针头（图2-12）。

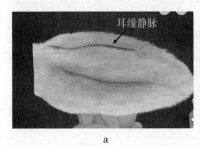
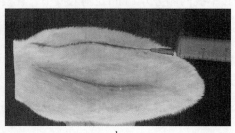

图2-12　家兔的耳缘静脉给药

4.皮下注射法　注射部位选用家兔背部。

5.肌内注射法　一人将兔固定，另一人持注射器在大腿上部以60°角刺入肌肉，回抽无血，注入药液。注射量一般为0.5～2.0 mL/kg。

六、狗

1.灌胃、皮下、肌内和腹腔注射法　基本同家兔，用具和给药量应增大。

2.静脉注射法　常选用前肢皮下头静脉或后肢小隐静脉注射。操作时，先将注射部位毛剪去。在静脉血管的近心端用橡皮带绑扎肢体，使血管充盈。注射器针头向近心端穿刺。进入血管后回抽注射器，如有回血则证明在血管内，即可推注药液（图2-13）。

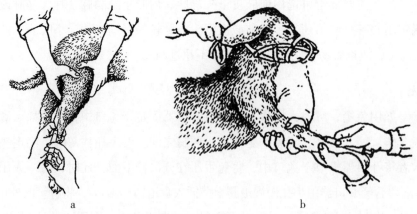
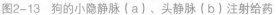

图2-13　狗的小隐静脉（a）、头静脉（b）注射给药

第七节　实验动物的麻醉方法

在急性、慢性实验中，施行手术前必须对动物进行麻醉，使动物在手术或实验中减少疼痛，保持安静，以利实验顺利进行。

一、麻醉药品的分类

麻醉药品可分为两类：吸入性麻醉药和非吸入性麻醉药。

1.吸入性麻醉药　乙醚是最常用的吸入性麻醉药，可用于各种动物，尤其是时间短的手术或实验。乙醚为无色透明、极易挥发、有刺激气味的液体，作用机制为抑制中枢神经系统，使肌肉松弛。乙醚具有应用范围广、适用于各种动物、麻醉安全系数高、麻醉深度易于掌握等优点；缺点为对上呼吸道黏膜有较强烈的刺激作用，易发生呼吸道阻塞。因此，使用中应注意观察动物的呼吸道是否通畅。

2.非吸入性麻醉药

（1）巴比妥类药物：具有镇静及催眠效应，根据作用时限可分为长、中、短、超短时作用4类。主要作用机制为阻止神经冲动传到大脑皮层，从而达到对中枢神经系统产生抑制的作用。常用药物包括：①戊巴比妥钠。最为常用，为白色粉末，用时配成3%～5%的溶液静脉或腹腔注射。作用发生快，持续时间3～5 h。静脉注射时，前1/3剂量可快速注射，以快速度过兴奋期；后2/3计量则应缓慢注射，并密切观察动物的肌紧张状态、呼吸频率及深度和角膜反射。动物麻醉后，常因麻醉药的作用及肌肉松弛和皮肤血管扩张而使体温下降，所以，实验过程中应注意保温。②硫喷妥钠。淡黄色粉末，其水溶液不稳定，故需临时配制成2.5%～5%溶液静脉注射。一次给药可维持0.5～1 h。实验时间较长时可重复给药，维持量为原剂量的1/10～1/5。③异戊巴比妥钠。对迷走神经有很大的抑制作用，但对碳水化合物代谢无影响（静脉注射时）。用时需溶于稍偏碱性的温水中。

（2）氨基甲酸乙酯（乌拉坦）：常用于兔、狗、猫、蛙等动物。本药易溶于水，使用时可配成20%～25%的溶液。其优点为廉价、使用简便，一次给药可维持4～5 h，且麻醉过程平稳，动物无明显挣扎现象。缺点：苏醒慢，麻醉深度和使用剂量较难掌握。麻醉机制需进一步研究证实。

（3）氯胺酮：主要阻断大脑联络径路和丘脑反射到大脑皮质各部分的径路，选择性地阻断痛觉，是一种具有镇痛效应的麻醉剂。注射后，可使整个中枢神经系统出现短暂的、自浅向深的轻微抑制，称为浅麻醉。

（4）水合氯醛：对中枢神经系统的抑制作用类似于巴比妥类药物。

二、麻醉的方式

1. 吸入麻醉　小鼠、大鼠、家兔常用乙醚吸入麻醉。把5%～10%乙醚浸过的脱脂棉或纱布铺于麻醉用的容器内，最好为透明容器，以利于观察。将实验动物置于容器内，容器加盖，20～30 min后动物进入麻醉状态，可将一大小合适的烧杯其内放入适当的乙醚棉球后，套于实验动物的头部，再进行实验操作，可延长麻醉时间。

2. 注射麻醉

（1）静脉注射：静脉注射应根据动物的种类选择血管。大鼠和小鼠多选用尾静脉，家兔多选用耳缘静脉，狗多选用后肢小隐静脉，豚鼠多选用耳缘静脉和后肢小隐静脉注射。①耳缘静脉注射。适用于体型较大的动物，如狗、家兔。②尾静脉注射。适用于小鼠和大鼠。鼠尾静脉有3根，两侧和背侧各一根，左右两侧尾静脉较容易固定，可优先选择。③前肢皮下头静脉或后肢小隐静脉注射。

（2）腹腔注射：啮齿类动物常用此方法给药。注射部位应在腹部的左、右下侧 1/4 的部位，因为此处无重要器官。其中家兔在腹部近腹白线 1 cm 处，狗在脐后腹白线侧缘1～2 cm处注射。

三、麻醉效果的观察

动物的麻醉效果直接影响实验的进行和实验结果。如果麻醉过浅，动物会因疼痛而挣扎，甚至出现兴奋状态，呼吸心跳不规则，影响观察。麻醉过深，可使机体的反应性降低，甚至消失，更为严重的是抑制延髓的心血管活动中枢和呼吸中枢，使呼吸、心跳停止，导致动物死亡。因此，在麻醉过程中，必须善于判断麻醉程度，观察麻醉效果。常规判断麻醉程度的指标包括以下4点。

1. 呼吸　动物呼吸加快或不规则，说明麻醉过浅，可再追加一些麻醉药；若呼吸由不规则转变为规则且平稳，说明已达到麻醉深度。若动物呼吸变慢，且以腹式呼吸为主，说明麻醉过深，动物有生命危险。

2. 反射活动　主要观察角膜反射和睫毛反射，若动物的角膜反射灵敏，说明麻醉过浅；若角膜反射迟钝，说明麻醉程度适宜；角膜反射消失伴瞳孔放大，说明麻醉过深。

3. 肌张力　动物肌张力亢进，一般说明麻醉过浅；全身肌肉松弛，说明麻醉适宜。

4. 皮肤夹捏反应　麻醉过程中可随时用止血钳或有齿镊夹捏动物皮肤，若反应灵敏，则说明麻醉过浅；若反应消失，则说明麻醉程度适宜。

总之，观察麻醉效果要仔细，上述4项指标要综合考虑，在静脉注射麻醉时还要边注入药物边观察。只有这样，才能获得理想的麻醉效果。

四、常用麻醉药物的剂量及给药途径

常用麻醉药物的剂量及给药途径如表2-1所示。

表 2-1　实验动物常用麻醉药物的剂量及给药途径

药品	动物	给药途径	常用浓度/%	给药量	麻醉维持时间/h
戊巴比妥钠	大鼠、小鼠	腹腔	2	2.3 mL/（kg·W）	3～5
	豚鼠	腹腔	2	2.0～2.5 mL/（kg·W）	
	狗、家兔	静脉	3	1 mL/（kg·W）	
巴比妥钠	狗	静脉	2.5～3	1 mL/（kg·W）	2～4
	大鼠	腹腔	1	0.3～0.4 mL/100 g	
氨基甲酸乙酯（乌拉坦）	狗、家兔	静脉	25	5 mL/（kg·W）	2～4
	大鼠、小鼠	腹腔	10	1.5 mL/100 g	
氯醛糖	大鼠	腹腔	13.3		
		肌内	1	0.6 mL/100 g	8
氯胺酮	狗、家兔 大鼠	静脉 肌内	1	0.3～0.5 mL/（kg·W） 0.6 mL/100 g	0.5
	豚鼠	腹腔	1	0.8 mL/100 g	
普鲁卡因	各种动物	脊髓黏膜	1～2	视情况而定	0.5

五、麻醉的原则

1.基本原则　不同麻醉药物的麻醉作用机制、起效时间和药物的毒性作用均有所不同。用药前，应详细了解各种麻醉药物的作用机制和特点。同时根据实验目的及动物种类、品系、年龄、性别、健康状况选择适当的药物。如对大鼠实施麻醉时，有两种方法可供选择：①腹腔注射法。②肌内注射法。如果确认用乌拉坦进行麻醉手术时，腹腔注射的方法麻醉效果出现得较快，但极易出现呼吸、心率不规则的变化；而肌内注射方法尽管效果出现得慢，但安全系数大，不易出现呼吸、心率异常的变化。

2.选择给药途径的原则　可腹腔注射的药物不必通过静脉给药，可肌内注射的药物应避免腹腔注射。给药途径应按肌内、腹腔、静脉的顺序。

六、麻醉的注意事项

（1）麻醉药在使用前应检查有无混浊或沉淀，药物配制的时间过久也不宜使用。

（2）静脉麻醉时，速度应缓慢并密切观察麻醉深度。最佳麻醉深度的指标：皮肤夹捏反应消失，头颈及四肢肌肉松弛，呼吸深慢而平稳，瞳孔缩小，角膜反射减弱或消失。

（3）动物麻醉后可使体温下降，要注意保温。

（4）狗、猫或灵长类动物，手术前应禁食8～12 h，避免麻醉或手术过程中发生呕吐。家兔和啮齿类动物无呕吐反射，术前无须禁食。

（5）麻醉过浅时，动物出现挣扎、呼吸急促及尖叫等反应时，可补充麻醉药，但一次补充注射剂量不宜超过总量的1/5。

（6）麻醉过量时，动物可出现呼吸不规则或呼吸停止、血压下降等反应，此时应根据不同情况分别处理，如人工呼吸、注射苏醒剂、升压药等。

（7）注意保持呼吸道的通畅，必要时可做气管插管术保持呼吸道的通畅。

七、麻醉过量及异常情况的急救

麻醉过程中若出现过量情况，应根据不同的症状采用不同的方法及时加以处理。

1.呼吸缓慢　呼吸极慢而不规则，但血压和心搏仍正常时，可行人工呼吸和用中枢兴奋药。

2.呼吸停止　表现是胸廓呼吸运动停止、黏膜发绀、角膜反射迟钝或消失、瞳孔散大等。在呼吸停止初期，可见呼吸浅表、频数不整而且间歇。此时应立即停止给麻醉药，并张开动物口腔，将舌尖拉到口角外，迅速行人工呼吸、心脏按压，同时，视情况配以心脏和呼吸兴奋剂使用，如肾上腺素（AD）0.1～0.3 mg/kg、咖啡因1 mg/kg、尼可刹米（又名可拉明）2～5 mg/kg、洛贝林（又名山梗菜碱）0.3～1 mg/kg，均做静脉注射。

3.心跳停止　心跳停止的到来可能无预兆。呼吸和脉搏突然消失，黏膜发绀。此时，应迅速采用心脏按压，即用掌心（小动物用指心）在心脏区有节奏地敲击胸壁，频率相当于该动物正常心脏收缩次数。

常用中枢兴奋药及其用法如表2-2所示。

表2-2　常用中枢兴奋药及其用法

药品	作用中枢部位	效果	浓度/%	剂量/（mL/kg）	给药途径	对抗麻醉药种类
咖啡因	大脑	心跳加强	10	0.1	静脉注射	吗啡及巴比妥类
尼可刹米	整个中枢系统	对呼吸尤明显	10	0.2～0.5	静脉或肌内注射	吗啡及其他
洛贝林	尤其呼吸中枢	颈动脉反射加强	1	兔0.1～0.2 狗0.5～1	静脉或皮下注射	吗啡及其他
二氧化碳	呼吸中枢 心血管中枢	呼吸加强 血压上升	5～7			吗啡及其他

第八节　常用实验动物的取血方法

一、小鼠和大鼠

1.颈动静脉和股动静脉取血　将动物麻醉，暴露相应的血管，用注射器从血管中抽血或剪断血管，从血管外吸血。

2.心脏取血　动物仰卧位固定，用连接有4～5号针头的注射器在左侧第3～4肋间于心搏最强处穿刺，当针刺入心脏时，血液由心脏收缩的力量自动压入注射器中。如穿刺失败，也可开胸直接将注射针刺入心脏抽取血液。

3.尾尖取血　即剪断尾尖，让其自行流血，依取血量的多少与次数处理方法不同。量需要较多时采用麻醉动物并辅以尾部按摩或水浴。需多次采用时可分次剪尾。

4.眶动脉或眶静脉取血　先将动物倒挂压迫眼球，使眼球突出充血后，以止血钳迅速摘取眼球后，眼眶内很快流出血液，将血滴入预先加有抗凝剂的玻璃器皿内，直至不流为止。一般可取动物体重4%～5%的血液量。用毕动物死亡，只适于一次使用。

5.断头取血　用剪刀剪掉鼠头，立即将鼠颈向下，并对准已准备好的容器（内置抗凝剂），则鼠血从颈部皮肤很快滴入容器内。

二、豚鼠

1.心脏取血　同大鼠，但心脏部位稍有差异。一般在胸骨左缘第4～6肋间。

2.足背中静脉取血　动物固定后，将其后肢膝关节伸直后，在动物脚背面找出足背中静脉后，以左手的拇指和食指拉住豚鼠的趾端，右手拿注射器针刺入静脉。拔针后立即出血，呈半球状的隆起。

三、家兔

1.心脏取血　将家兔仰卧位固定在兔手术台上，心脏部位剪毛备皮，在第3肋间胸骨左缘3 mm处持注射器垂直刺入心脏，血液随即进入针管。注意：动作要迅速，否则血液会在针管内凝固；切忌针头在胸腔内左右摆动，否则会伤及动物心、肺。应用此法亦可进行心脏内注射。

2.耳缘静脉取血　局部剪毛备皮，用酒精消毒、使血管扩张，然后以粗大针头插入耳缘静脉取血。

3.耳中静脉取血　用酒精消毒，直接从血管中抽血。

4.颈外静脉和股静脉取血　先做颈静脉和股静脉分离手术。

（1）颈外静脉取血：注射器由近心端（距颈静脉分支2～3 cm处）向头侧端顺血管平行方向刺入，使注射针一直引深至颈静脉分支叉处，即可取血。取血完毕，拔出针头，用干纱布轻轻压迫取血部位易于止血。

（2）股静脉取血：注射器平行于血管，从股静脉下端向近心方向刺入，徐徐抽动针栓即可取血。抽血完毕后要注意止血。股静脉较易止血，用干纱布轻压取血部位即可。若连续多次取血，取血部位宜尽量选择靠远心端。

第九节　常用手术器械及使用方法

一、蛙类手术器械

1.剪刀　粗剪刀用于剪断骨骼、肌肉、皮肤等较硬或坚韧的组织；组织剪刀用于剪开肌肉、筋膜等软组织；眼科剪刀用于剪断神经和血管等细软组织。

2.圆头镊子　用于夹捏细软组织。

3.玻璃分针　用于分离血管和神经等。有直头与弯头之分，尖端圆滑，分离时不易损伤神经或血管。

4.金属探针　用于破坏蛙类的脑和脊髓。

5.锌铜弓　用于检查神经肌肉标本的兴奋性。

6.蛙心夹　使用时于心脏舒张期将其一端夹口夹住心尖，另一端通过丝线连于杠杆或张力换能器，用以描记心脏舒缩活动。

7.蛙板　有玻璃蛙板和木蛙板两种。木蛙板上有许多小孔可用蛙腿夹夹住蛙腿并嵌入孔内固定之；也可用大头针将蛙腿钉在蛙板上以便操作。为减少损伤，制备神经肌肉标本最好在清洁的玻璃蛙板上操作。

二、哺乳类手术器械

1.手术刀　用于切开皮肤和脏器。常用持刀法有执弓式、执笔式、握持式、反挑式等。执弓式是一种常用的执刀方法，动作范围广而灵活，用于腹部、颈部或股部的皮肤切口。执笔式用力轻柔而操作精巧，用于切割短小而精确的切口，如解剖神经、血管，做腹膜小切口等。握持式常用于切割范围广、用力较大的切口，如切开较长的皮肤、截肢等。反挑式多用于刀口向弯曲面的手术刀片，常用于向上挑开组织。

2.手术剪　主要用于剪开皮肤或肌肉等粗软组织。此外，也可用来分离组织，即利用剪刀的尖端，插入组织间隙，分离无大血管的结缔组织等。手术剪分尖头和圆头两种，即尖头剪和钝头剪。其尖端还有直、弯之别。还有一种小型手术剪叫眼科剪，主要用于剪血管或神经等柔软组织。正确的执剪姿势应用拇指与无名指持剪，食指置于手术剪的上方。

3.镊子　主要用于夹持或牵拉切口处的皮肤或肌肉组织。眼科镊用于夹持细软组织。手术镊有圆头、尖头两种，又有直头和弯头、有齿和无齿之别，而且长短不一，大小不等，可根据手术需要选用。通常有齿镊主要用于夹持较坚韧或较厚的组织，如皮肤、筋膜、肌腱等；无齿镊主要用于夹持较细软的组织，如血管、黏膜等。正确的执镊姿势类似于执笔式，较为灵活方便。

4.止血钳　主要作用是分离组织和止血，不同类型的止血钳又有不同的用途。执止血钳的姿势均与执剪刀的姿势相同。常用止血钳有以下3种：①直止血钳，分长短两种类型，又分有齿和无齿。无齿止血钳主要用以夹住浅层出血点，以便止血，也可用于浅部的组织分离。有齿止血钳主要用于强韧组织的止血或提起皮肤等，但不可用于皮下止血。②弯止血钳，与直形的大同小异，也分长短两种，主要用于深部组织或内脏出血点的止血。③蚊式止血钳（蚊嘴钳），此种止血钳头端细小，又叫小止血钳，适用于细嫩组织的止血和分离，不宜钳夹大块或坚硬组织。

5.持针器　主要用于夹持缝合针，缝合组织。持针器的头端较短，口内有槽。使用时，用持针器的尖端夹持缝合针近尾端1/3处。

6.骨钳　主要用于咬切骨组织，如打开颅腔或骨髓腔等，骨钳分为剪刀式和小蝶式两种，前者适用于咬断骨质，后者适用于咬切骨片。

7.颅骨钻　开颅时钻孔用。

8.动脉夹　主要用于短期阻断动脉血流，如动脉插管时使用。

9.气管插管　急性实验时插入气管，以保证呼吸道通畅。

10.血管插管　实验时一端插入血管，另一端接压力换能器用于记录血压，插管腔内不可有气泡，否则会影响实验结果；静脉插管用于向动物体内注射药物和溶液。

各类手术器械使用结束后，都应及时清洗。齿间、轴间的血迹和污物用小刷在水中擦洗，然后用干布擦干，忌用火焰烘干，以免损伤器械。久置不用的金属器械还需擦油剂加以保护。

第十节　急性动物实验的常用手术方法

医学机能实验学的实验项目以急性实验为主。常以血压、呼吸、中心静脉压、神经传导等为观察指标，以电刺激、静脉注射、输液、取血及动脉放血等为实验手段。因此，在实验过程中常常需要暴露气管、颈总动脉、颈外静脉、股动脉、股静脉或者分离迷走神经、减压神经及股神经等。本节主要介绍几种急性动物实验常用的手术方法。

一、剪毛、切口和止血

在哺乳动物身体上行皮肤切口之前，需将切口部位及其周围的毛剪去。剪毛应使用剪毛剪或粗剪刀，不可用组织剪及眼科剪。持剪姿势同一般手术剪。剪毛时，应将剪刀的凸面贴近皮肤，依次剪毛，注意不可用手提起毛操作，以免剪破皮肤。剪下的毛应放入污物桶内，以免到处飞扬，污染环境。

做切口前，应注意切口的大小和解剖结构，一般以避免切断神经和血管为原则，同时应尽可能地使切口与各层组织的纤维方向一致。切口的大小，既要便于手术操作，但也不可过大，必要时可先做出标志。做切口时，先用左手拇指和食指、中指将预定切口上端两侧的皮肤固定，右手持手术刀，用执弓式或执笔式，以适当的力量，一次全线切开皮肤和皮下组织，直至肌层。再用几把止血钳夹住皮肤切口边缘暴露手术野，以利进一步分离、结扎等操作。手术过程中，要随时注意止血，以免造成手术野血肉模糊难以分辨血管和神经，延误手术时间。

止血的方法：①组织渗血，可用温热盐水纱布压迫、吸收性明胶海绵覆盖或电凝等方法；②较大血管出血，应用止血钳夹住出血点及其周围少许组织，结扎止血；③骨组织出血，先擦干创面，再及时用骨蜡填充堵塞止血；④肌肉的血管丰富，肌组织出血时要与肌组织一同结扎。为避免肌肉组织出血，在分离肌肉时，若肌纤维走向与切口一致，应钝性分离。若肌纤维走向与切口不一致，则应采取两端结扎中间切断的方法。干纱布只用于吸血和压迫止血，不可用来揩擦组织，以免组织损伤和刚形成的血凝块脱落。实验期间，应将创口暂时闭合，或用温热生理盐水纱布盖好，以免组织干燥。

二、神经和血管的分离

神经和血管都是易损伤的组织，在分离过程中要细心、轻柔，以免损伤其结构与功能。切不可用有齿镊子进行剥离，也不可用止血钳或镊子夹持。分离时应掌握先神经后血管、先细后粗的原则。分离较大的神经和血管时，应先用蚊式止血钳将其周围的结缔组织稍加分离，然后用大小适宜的止血钳沿分离处插入，顺神经或血管的走向逐步扩大，直至将神经血管分离出来。在分离细小的神经或血管时，要用眼科镊子或玻璃分针小心操作，须特别注意保持局部的自然解剖位置，不要把解剖关系搞乱（如兔颈部的解剖结构，图2-14）。要注意先分离细的神经。例如，在分离兔颈部的神经时，首先分离减压神经，其次是交感神经，最后是迷走神经。如需切断血管分支，应采用两端结扎中间剪断的方法。分离完毕后，在神经或血管的下方穿以浸透生理盐水的丝线，供刺激时提起或结扎之用，操作结束后在分离处盖上一块盐水纱布，防止组织干燥。

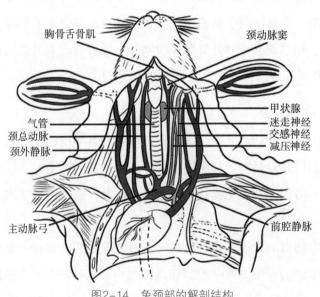

图2-14　兔颈部的解剖结构

三、各种插管技术

1.气管插管术　在哺乳动物急性实验中，为保证呼吸道通畅，一般均需做气管插管术。其操作步骤为：

动物麻醉并仰卧位固定，用剪刀紧贴颈部皮肤依次将手术部位剪毛备皮。

沿颈部下颌至锁骨上缘正中线做一长5～7 cm的皮肤切口，分离浅筋膜，暴露胸骨舌骨肌。注意手术刀的用力要均匀，不可用力过大、过猛而切断气管表面的肌肉组织。

用止血钳插入左右两侧胸骨舌骨肌之间，做钝性分离，将两条肌肉分别向外侧缘牵拉并固定，以便充分暴露气管。用弯形止血钳将气管与背侧面的结缔组织分开，游离气管约7 cm，在其下面穿线备用（穿线时应注意将气管与大血管和神经分开）。

用手术刀或手术剪在喉头下2～3 cm处的气管两软骨环之间作一倒"T"形切口，气管上的切口不宜大于气管直径的1/3，须防止血液流入气管内。

如气管内有较多分泌物或血液，应先清除，再行插管。插管时先用组织镊夹住气管切口的一角，将气管插管在切口处向胸腔方向插入气管腔内，用线结扎插管，并固定于侧管分叉处，以免"Y"形插管滑脱。插管后如动物突然出现呼吸急促，提示气道不畅，应及时进行处理。

2.血管插管术　动脉插管常取颈总动脉、股动脉插管，静脉插管常取颈外静脉、股静脉。

（1）颈总动脉插管术（以家兔为例）：动物麻醉后固定于手术台上。在家兔下颌至锁骨处的范围内，紧贴动物颈皮肤小心地剪毛备皮。

切开颈部皮肤：操作者右手持组织镊轻轻提起两侧皮肤，沿下颌下3 cm至锁骨上1 cm处的手术视野内剪开皮肤3～4 cm的小口。随后用止血钳贴紧皮下向下钝性分离浅筋膜。注意及时止血、结扎出血点。

分离颈部浅筋膜：用止血钳钳夹左侧、右侧缘皮肤切口向外牵拉，以便充分暴露手术视野。用蚊式止血钳或剪刀钝性分离浅筋膜，或在筋膜上无大血管的情况下剪开浅筋膜，暴露肌肉层组织结构。注意剪开或切开的浅筋膜，应与皮肤切口大小一致。

分离肌肉层组织：当剪开浅筋膜后，迅速用直形止血钳夹住浅筋膜，并与皮肤固定在一起向外牵拉，充分暴露肌肉层组织特征。此时不要盲目地进行各种手术操作，应仔细地寻找颈部组织解剖学的特殊体征。在气管的表面有2条肌肉组织的走向。一条是与气管走向一致、紧贴且覆盖于气管表面上的胸骨舌骨肌；另一条肌肉即是向侧面斜行的胸锁乳突肌。在这两条肌肉组织的汇集点上插入弯止血钳，以上下左右的分离方式分离肌肉组织若干次后，即可清晰地暴露出深部组织内的颈动脉血管鞘结构。

游离颈总动脉血管：细心分离血管鞘膜、游离颈总动脉表面的各种神经纤维。在靠近锁骨端，分离出3～4 cm长的颈总动脉血管，并在下面穿入两根手术线备用。当确定游离的颈总动脉有足够的长度时结扎远心端的血管，待血管内血液充分充盈后，在近心端先用动脉夹夹住颈总动脉血管，以便实施插入插管的手术。

颈总动脉插管：靠近颈总动脉血管的远心端血管处用医用眼科直剪呈45°角剪开血管直径的1/3（注意：血管切口面一定要呈斜切面，不能呈垂直面）。用弯形眼科组织镊的弯钩插入血管腔内，轻轻挑起血管。此时可见到颈总动脉的血管腔呈现一小"三角口"，迅速沿着此切口准确地插入血管导管1~1.5 cm后，在近心端结扎、固定血管、放开动脉夹（图2–15）。利用远心端的结扎线再次结扎插管导管，记录血压信号。

（2）股动脉插管术（以家兔为例）：动物麻醉后固定于手术台上。在动物的后肢股三角处，紧贴动物皮肤剪毛备皮，并用生理盐水纱布清理手术范围。

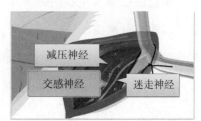

图2–15　颈总动脉插管

切开股部皮肤：操作者手持组织镊轻轻提起两侧皮肤，沿股三角内动脉搏动的走行方向剪开皮肤约4 cm。如出现渗血或出血的情况需要及时止血。

分离股部浅筋膜：家兔的股部浅筋膜较薄，只要用弯形止血钳采取不断撑开筋膜的方法1~2次，即可暴露股三角肌肉层。大鼠类动物切开皮肤后会有一定的脂肪组织涌现，可用弯止血钳钳夹住已暴露的脂肪组织，用手术线结扎后剪去多余的脂肪组织。

游离股动脉血管：股三角指的是上面以腹股沟韧带为界，外侧面以缝匠肌的内侧缘为界，内侧面以长收肌的内侧缘为界，所形成的一个三角形的区域。在此区域内由外向内分别为股神经、股动脉、股静脉。实际上多数情况下操作者只能见到股神经和股静脉。因股动脉的位置是在中间偏后，被股神经和股静脉所遮盖。一般情况下判断动静脉血管的标准有两项：一是动脉血管的颜色较为鲜红或淡红色，静脉血管的颜色为深红或紫红色；二是动脉血管看似刚劲，有明显的搏动现象，而静脉血管看似单薄、无搏动感。对于小动物，利用眼科镊细心地分离股部血管鞘膜、分离血管间的结缔组织，游离股动脉表面的神经。对大动物则需要借助小号蚊式止血钳和配合眼科镊，分离股部血管鞘膜和分离血管间的结缔组织，游离股动脉表面的神经。在靠近血管远心端的区域分离出2~4 cm长的动脉血管，并在其下面穿入两根手术线备用。当确定游离的股动脉有足够的长度时结扎远心端的血管，待血管内血流充分充盈后再在近心端用动脉夹夹闭股动脉血管。

股动脉插管：将插管迅速沿着切口准确地插入血管1.5~2.5 cm（小动物）或2~4 cm（大动物），在近心端结扎、固定血管插管、放开动脉夹。

（3）颈静脉插管术（以家兔为例）：动物麻醉后固定于手术台上。在家兔下颌至锁骨处的范围内，紧贴动物颈皮肤小心地剪毛备皮。

切开颈部皮肤：方法同颈总动脉插管术。

暴露颈总静脉：颈静脉较浅，位于颈部皮下。当完成切开颈部正中皮肤组织后，只要轻轻提起左侧缘皮肤，用手指从皮肤外将一侧部分组织外转翻起即可在胸锁乳突肌外缘处清晰见到粗而明显的颈总静脉。沿血管走向用蚊式止血钳钝性分离浅筋膜，暴露颈总静脉3～5 cm，穿两根手术线备用。在靠近锁骨端用动脉夹夹闭颈总静脉的近心端，待血管内血液充分充盈后结扎颈总静脉的远心端。

颈总静脉插管：靠近血管远心端处，用眼科直剪呈45°角剪开血管直径的1/3，用弯形眼科镊的弯钩插入血管内轻轻挑起血管，插入静脉插管1.5～2 cm，固定好插管后，放开动脉夹。

（4）股静脉插管术：将动物麻醉后固定于手术台上。在动物的后肢股三角处，紧贴动物皮肤剪去局部毛发，并用生理盐水纱布清理手术范围。

切开股部皮肤：用手指触压动物股部，触感其动脉搏动后，手持组织镊轻轻提起两侧皮肤沿股三角内动脉搏动的走向剪开皮肤约4 cm，并注意及时结扎出血点。

分离股部浅筋膜：方法同股动脉插管。

游离股静脉血管：游离方法同股动脉插管。分离出2～4 cm长的股静脉血管，并在其下面穿入两根手术线备用。当确定游离的股静脉有足够的长度时，用动脉夹夹住近心端的血管，待静脉血管内血液充分充盈后再结扎远心端血管。

股静脉插管：在靠近远心端血管处，用医用眼科直剪呈45°角剪开血管直径的1/3。用弯形眼科组织镊的弯钩或特制的血管探针准确地插入血管腔内，并轻轻挑起血管。此时可见到静脉血管切口呈现一小"三角口"，迅速沿此切口准确地插入血管导管1.5～2.5 cm，在近心端结扎、固定血管导管，再利用远心端的结扎线再次结扎插管导管。

3.输尿管插管术　将动物麻醉后固定于手术台上，剪去耻骨联合以上腹部的部分被毛。

在耻骨联合上缘约0.5 cm处，向上沿腹白线切开腹壁肌肉层组织约0.5 cm小口，注意勿伤及腹腔内脏器官，然后用止血钳夹住切口边缘并提起。用手术刀柄上下划动腹壁数次，然后向上、向下切开腹壁层组织3～4 cm。

寻找膀胱（如膀胱充盈，可用50 mL的注射器将尿液抽出），将其向上翻移至腹外，辨清输尿管进入膀胱背侧的部位（即膀胱三角）后，细心地用玻璃分针分离出一侧输尿管。

在输尿管靠近膀胱处用手术线系一松结备用，离此约2 cm处的输尿管正下方穿一根线，用眼科剪剪开输尿管（约输尿管管径的1/2），用镊子夹住切口的一角，向肾脏方向插入输尿管导管（事先充满生理盐水），用丝线在切口处前后结扎固定，防止导管滑脱，平放输尿导管，直到见导管出口处有尿液慢慢流出（图2-16）。

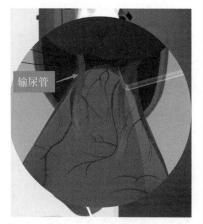

用同样方法插入另一侧输尿管导管。

手术完毕后，用温热（38 ℃左右）生理盐水纱布覆盖腹部切口，以保持腹腔的温度。如果需要长时间收集尿样本，则

图2-16　输尿管插管

应关闭腹腔。可用皮肤钳夹住腹腔切口（双侧）关闭腹腔或者采用缝合方式关闭腹腔。

4.心导管插管术　心导管插管通常有两种方法，即右心导管插管术和左心导管插管术。经静脉插入导管至右心腔，称为右心导管插管术；经动脉逆行插入导管至左心腔，称为左心导管插管术。

（1）右心导管插管术：选择手术视野，在家兔或大鼠下颌至锁骨上缘的范围内剪毛备皮，用生理盐水纱布清理手术范围。

切开颈部皮肤，并暴露颈总静脉。

颈总静脉插管：测量切口到心脏的距离，并在心导管上做好标记，作为插入导管长度的参考。用液状石蜡湿润心导管表面，降低插管时心导管与血管间的摩擦阻力。靠近远心端血管处用眼科剪呈45°角剪开血管直径的1/3，用弯形眼科组织镊的弯钩插入血管内轻轻挑起血管，此时可见到颈总静脉血管腔，迅速插入心导管约2.5 cm，在近心端用另一根手术线结扎血管，放开动脉夹。注意：结扎血管的原则是既要保证血管切口处无渗血现象，又要保证心导管可以继续顺利地插入。

心导管的插入：当将心导管插入颈静脉时，需要平行地继续推送导管5～6 cm，此时会遇到（接触锁骨的）阻力，应将心导管提起呈45°角后退0.5 cm左右，再继续插入导管至心导管上所做标记处，插管时出现一种"扑空"的感觉，表示心导管已进入右心室。此时应借助显示器上或记录仪上图形的变化，证实心导管是否已进入右心室。

心导管的固定：在近心端处重新牢固地结扎血管。在远心端处将结扎血管的手术线再结扎到导管上，起到加固的作用。清理手术视野。

心导管位置的判断：将压力换能器与三通连接好，并确认连接牢靠，然后打开三通的阀门，依据计算机屏幕显示的图像和波幅的变化，区别心导管所处的位置。

（2）左心导管插管术：将动物麻醉后固定于手术台上。

游离颈总动脉：方法同颈总动脉插管。在颈总动脉穿两根手术线，一根线结扎远心端，近心端用动脉夹夹住；另一根手术线打一松结备用。

颈总动脉插管：眼科直剪与动脉血管呈45°角剪开血管直径的1/3。测量切口到心脏的距离，在心导管上做一标记作为插入导管距离的参考依据。用弯形眼科组织镊的弯钩插入血管腔内轻轻挑起血管，此时可见到颈总动脉血管腔。右手持心导管以其尖端斜面与动脉平行地向心方向插入动脉内，插入心导管2.5 cm后用手轻轻捏住血管切口部位，放开动脉夹，防止出血或渗血。

心导管的插入：操作者一手捏住血管切口处，另一手将心导管继续平行推送到预定部位。及时打开三通阀门，保持心导管与血压换能器处于相通的状态。在计算机屏幕上可以看到平均动脉压的曲线图形变化。当心导管到达主动脉入口处时，即可触及脉搏搏动的感觉，继续推进心导管。若遇到较大阻力，切勿强行推入，此时可将心导管略微提起少许呈45°角，再顺势向前推进。如此数次可在主动脉瓣开放时使心导管进入心室。插管时出现一种"扑空"的感觉，表示心导管已进入心室部位。同时，在计算机屏幕上也即可出现相应的波形。

心导管的固定：在近心端重新牢固地结扎血管。在远心端将结扎血管的手术线再结扎到导管上，起到加固的作用。清理手术视野，缝合皮肤。

心导管位置的判断：将血压换能器与三通连接好，并确认连接牢靠，打开三通的阀门，从计算机屏幕上可以看到，若心导管进入心室，舒张压突然下降，脉压明显加大。

5.胃管插管术

（1）小鼠胃导管插管。用左手拇指和食指抓紧鼠两耳和头部皮肤，用无名指和小指将小鼠尾巴压在手掌间，使动物腹部朝上、头部向上有一个倾斜度，使口腔和食管成一直线后，右手把灌胃器（直径为1 mm）从右口角处插入口腔沿上腭徐徐进入食管，在稍有抵抗感觉（此为相当于食管的膈部）时，即可注入药液。灌时如很通畅则表示灌胃器头端已进入胃内，如不通畅，动物常表现有呕吐动作或强烈挣扎。

（2）大鼠胃导管插管。大鼠的胃导管插管基本上与小鼠相同，但有几点区别：①灌胃装置由5～10 mL注射器连接直径为1.2 mm灌胃器构成；②大鼠实施胃导管插管术时，需两人相互配合操作；③一次最大投药量为2 mL。

（3）家兔胃导管插管。家兔灌胃用的导管一般可用导尿管，并最好配以张口器（用木制纺锤状木棒，两头细，中间大，并在正中开一个小孔）。实施胃导管插管时需两人协作进行。一人取坐位将家兔身体夹于两腿之间，左手紧握双耳，固定头部，右手抓住前肢。另一人将张口器横贯于家兔口中，并将家兔舌压在张口器之下，然后取适当粗细的导尿管，由张口器中央小孔慢慢沿上腭插入食管 16～20 cm。导管插入后将其外侧端入口部位放入含清水的烧杯内。如有气泡出现表明导管插入气管内，应拔出重插；如无气泡出现表明导管在胃内，即可将药液注入胃内，并再注入少量空气使管内的药液充分进入胃内，然后拔出导管，取下张口器。一次最大投药量为3 mL。

（4）灌注方法要点：①固定动物要牢靠，不能随意变动动物的体位；②动物的头部和颈部应保持在一条直线的位置；③进针方向要正确，一般是沿着右口角进入，再顺着食管的方向插入胃内，绝不可盲目插入，更不能硬性将导管推入，防止由此将导管送入肺内造成动物死亡。

四、开颅术（以家兔为例）

在研究中枢神经系统的功能时（如大脑皮层诱发电位、皮层功能定位等），往往需打开颅骨，安置或埋藏各种电极、导管。颅骨开口及位置大小视实验需要而定。现以家兔为例介绍开颅方法：动物麻醉后行气管插管术，固定家兔于脑立体定位仪上。剪去头顶部的毛，沿矢状线切开头皮，分离皮下组织及肌肉，钝性分离骨膜，暴露前囟、人字缝和矢状缝。确定开颅位置，在其中心钻一小孔。调好颅骨钻头的钻进深度（兔一般为2～3 cm），将钻头中心轴插入小孔，垂直向下压并旋转钻头。钻至内髓板时有突破感，此时应减轻力度，缓缓钻进，以免损伤硬脑膜及脑组织，当旋转至有明显突破感时则可打开颅骨。如需扩大颅骨开口，可用咬骨钳一点点咬除，不能大块撕扯，以免出血难止。咬除矢状静脉窦处的颅骨时尤需小心。一般应保留前囟、人字缝等骨性标志。如需剪除硬脑膜，可用弯针尖挑起，用眼科剪小心剪开，勿损伤皮层小血管。

第十一节　实验动物的处死办法

一、家兔、狗、豚鼠

1.空气栓塞法　这是最常用的一种动物处死方法，即将足量空气注入动物静脉使之栓塞而死。将空气注入静脉后，可在右心随着心脏的跳动与血液相混致血液成泡沫状，随血液循环到全身。如进入肺动脉，可阻塞其分支，进入心脏冠状动脉，造成冠状动脉阻塞，发生严重的血液循环障碍，动物很快死亡。一般家兔、猫等需注入20～40 mL，狗需注入80～150 mL。

2.急性失血法　一次性抽取大量心脏血液，可使动物很快死亡。大型动物（如狗）可采用股动脉、静脉放血法。给狗按每千克体重静脉注射硫喷妥纳20～30 mg，动物麻醉后，暴露股三角区，用利刀在股三角区做一个约10 cm的横切口，把股动脉、静脉全切断，血立即喷出。用一块湿纱布不断擦去股动脉切口周围处的血液和血凝块，同时，不断地用自来水冲洗流血，使股动脉切口保持畅通，动物3～5 min内即死亡。

3.破坏延脑法　如果急性实验后，脑已暴露，可用器具将延髓破坏，导致动物死亡。

4.开放性气胸法　将动物开胸，造成开放性气胸。这时胸膜腔的压力与大气压力相等，肺因受大气压缩发生肺萎陷，动物窒息而死。

5.化学药物致死法　给动物的静脉内注入福尔马林溶液，使血液内蛋白凝固，导致全身血液循环严重障碍和缺氧而死。成年狗静脉内需注入10%福尔马林溶液 20 mL。

6.药物致死法　使用4%戊巴比妥溶液进行静脉注射或使用20%氨基甲酸乙酯溶液过量麻醉致死。静脉内注入10%氯化钾溶液，使动物心肌失去收缩能力，心脏急性扩张，致心脏弛缓性停跳而死亡。

二、大鼠和小鼠

1.脊椎脱臼法　将动物的颈椎脱臼，断开脊髓使动物死亡。左手拇指与食指用力向下按住鼠头，右手抓住鼠尾用力向后拉，鼠便立即死亡（图2-17）。这是最常用的一种方法。

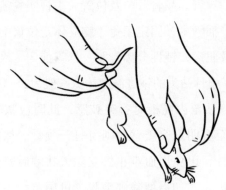

图2-17　脊椎脱臼法

2.急性大失血法　　可将眼球摘除导致其大量失血死亡。

3.击打法　　右手抓住鼠尾，将其提起，用力撞击其头部，鼠痉挛后立即死亡。用小木槌击打鼠头部也可致死。

4.断头法　　对小鼠进行断头时，可用左手拇指和食指夹住小鼠的肩胛部，固定。右手拿剪刀迅速将头剪断。给大鼠断头时，实验者应戴上棉纱手套，用右手握住大鼠头部，左手握住背部，露出颈部，助手用剪刀在鼠颈部将鼠头剪掉。

三、蛙类

常用金属探针插入枕骨大孔，破坏脑、脊髓。左手用湿布将蛙包住，露出头部，并且用食指按压其头部前端，拇指按压背部，使头前俯；右手持探针由头前端沿中线向尾方滑行，触及凹陷处即枕骨大孔所在。刺入枕骨大孔后将探针尖端转向头方，向前探入颅腔，然后向各方搅动，以捣毁脑组织。脑组织被捣毁后，将探针退出，再由枕骨大孔刺入，转向尾方，与脊柱平行刺入椎管，以破坏脊髓。待蛙的四肢肌肉完全松弛后拔出探针，用干棉球将针孔堵住，以防止其出血。

第三章　实验常用仪器及操作技术

第一节　实验室一般装置

一、电极

在进行电刺激或引导生物电信号时，电极是生物体与设备之间的电路连接环节。根据实验目的和实验精度的不同，选用不同的电极。一般电刺激或记录较强的信号时可选用普通电极；记录微弱生物电信号时可选用银/氯化银电极；记录细胞内生物电活动时应选用微电极。

1.普通电极　普通电极是由同种金属材料制成的电极。电极的材料可选用不锈钢、银、镍、钨、铜等材料，形状制成针状、片状、钩状。电阻一般较小。普通电极因形态、用途、附属结构不同而名称不同，如刺激电极、保护电极、记录电极等。普通电极易形成电极电位，影响实验记录结果（特别是低频率成分），因此，不能用于记录微弱生理电信号。

2.银/氯化银电极　银/氯化银电极是用化学方法在银电极表面镀一层氯化银制成的电极。这种电极具有电位小的特点，电极噪声比普通电极小得多，用于引导微弱生物电信号。根据不同用途可将银/氯化银电极做成针状、盘状、杯状、片状。制备好的电极应避免光照、干燥和摩擦。

3.微电极　微电极有金属微电极和玻璃微电极两类。金属微电极是一种除尖端以外的部分涂有绝缘漆或玻璃绝缘层的高强度金属细针。金属细针部分由钨、不锈钢或铂铱合金经拉制并在酸性电解液中电解腐蚀制成。金属微电极的尖端形状、绝缘状态难以保持一致，制备难度大，因此实验中应用较少。玻璃微电极是用硬质玻璃管制成的微电极。根据需要可将玻璃微电极制成单管、双管或多管微电极。因制备相对容易，电极电阻相对一致，玻璃微电极被广泛应用于跨膜生物电活动的研究。

二、换能器

通过换能器可把生物体的一些机械力或容量转换成电能（电流或电压），以便将此电能输入不同仪器加以处理，对其所代表的生物信号做深入分析。能将生物机体的机械能转换成电能的装置称为换能器。常用的换能器有以下2种。

1.张力换能器　主要用于描记肌肉、心脏活动、平滑肌活动、呼吸活动等位移和张力实验。使用时用手术线一端与测量点连接，另一端与换能器的应变梁相连，尽量使受力方向与应变梁运动方向一致。开启记录、显示装置，选择适当的灵敏度，即可描记出收缩曲线。测量微弱张力时（如血管环张力），测量点与换能器的应变梁之间应用细金属丝连接。实验时：①切忌用力弹压应变梁，以免受损变形，影响记录的精确度；②防止水渗入换能器内而造成损坏。

2.压力换能器　主要用于测定血压、心室内压及胃肠道内压，压力换能器能将血压的压力变化转换为电流。该换能器的应变元件置放在合金下面，头部是半圆形的透明罩，半圆形罩上有两个排气管，透明罩内要密封。实验时将换能器连接三通，并使换能器内充满液体（抗凝液体）。一端为排气管关闭；另一端为压力传送管与动脉血管相连。做实验前先调好直流平衡，使记录线位于零点，若有偏离可调节血压换能器上的"调零"电位器。一旦与血管连通，血压的压力传至换能器，应变片就将压力转换为电流输出，记录仪上就描记出血压波动曲线。使用时应注意：①压力换能器要避免碰撞，轻拿轻放，以免损坏；②如换能器中有血液，可用注射器冲洗；③用完后应及时清除换能器内的液体或血液，并用蒸馏水轻轻洗净、晾干，以备再用。

三、电子刺激器与电刺激隔离器

电子刺激器按输出方式可分为恒压刺激器和恒流刺激器。前者刺激量的大小以电压表示，一般用于对刺激定量要求不高或在实验过程中实验对象的电阻抗变化不大的项目；后者刺激量的大小以电流表示，一般用于对刺激定量要求较高或在实验过程中实验对象的电阻抗会明显改变的项目。一般实验教学中多使用恒压刺激，因此，常用的刺激器多为恒压输出。

电刺激隔离器是刺激器的一个重要附件，目前普遍应用的是高频振荡隔离器或光电隔离器。高频振荡隔离器包括一个高频振荡器，振荡频率约为15 MHz。此振荡器由刺激器的输出电流方波供给其所需能量，刺激器输出方波幅度越大，则振荡越强，振荡电压幅度越大。

第二节　BL-420系列生物机能实验系统

一、生物机能实验系统的原理

生物机能实验系统的基本原理：首先将原始的生物机能信号，包括生物电信号和通过传感器引入的生物非电信号进行放大、滤波等处理，然后对处理的信号通过模/数（A/D）转换进行数字化，并将数字化后的生物机能信号传输到计算机内部，计算机则通过专用的生物机能实验系统软件接收从生物信号放大、采集卡传入的数字信号，并进行实时处理。一方面，进行生物机能波形的显示；另一方面，进行生物机能信号的存储。另外，计算机还可以根据使用者的命令对数据进行指定的处理和分析，如平滑滤波、微积分、频谱分析等。对于存储在计算机内部的实验数据，生物机能实验系统软件可以随时将其调出进行观察和分析，还可以将重要的实验波形和分析数据进行打印。

二、BL-420N生物信号采集与处理系统

（一）生物机能实验系统BL-420N系统概述

BL-420N系统是一套基于网络化、信息化的新型信号采集与处理系统，需要通过实验室预先配置的NEIM-100实验室信息管理系统将分散、孤立的BL-420N系统连接起来，其除了具有传统信号采集与分析系统的功能之外，还扩展了大量信息化的功能。

BL-420N系统将传统的医学机能实验划分为实验前、实验中和实验后3个学习阶段，从不同角度帮助学生和科研工作者更好地完成自己的实验工作。在实验前，学生可以从BL-420N系统软件学习其内部嵌入的实验学习资料，包括部分电子教材、录像和虚拟实验操作交互，仪器的基本知识，以及关于本次实验的相关知识，这对学生的预习起到重要的支撑作用。实验中可以使用双视功能对比查看本次实验不同时间段记录的数据。在实时实验过程中还可以打开以前记录的文件进行反演，实时对比不同时期的实验结果，便于实时调整实验过程。实验后学生可以直接在BL-420N系统中提取实验数据，撰写实验报告，实验报告可以上传到NEIM-100实验室信息管理系统，教师则可以对实验报告进行网上批阅和指导。

（二）BL-420N生物机能实验系统外观、面板

BL-420N系统硬件前面板上主要为系统的工作接口。这些接口包括通道信号输入接口、全导联心电输入接口、监听输出接口、记滴输入接口及刺激输出接口等。

生物机能实验系统的前面板包括：①CH1、CH2、CH3、CH4，8芯生物信号输入接口（可连接信号引导线、各种传感器等，4个通道的性能指标完全相同）；②全导联心电输入接口，用于输入全导联心电信号；③信息显示屏，显示系统基本信息，包括温湿度及通道连接状况指示等；④刺激输出接口，2芯刺激输出接口；⑤记滴输入接口，2芯记滴输入接口；⑥高电压输出指示灯，当系统发出的刺激超过30 V时高电压输出指示灯点亮；⑦监听输出接口（耳机图案），用于输出监听声音信号，某些电生理实验需要监听声音（图3-1）。

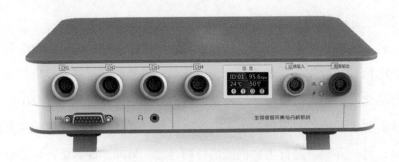

图3-1　BL-420N生物机能实验系统外观前面板

后面板上通常为固定连接口，包括12 V电源接口、A型USB接口（方形，与计算机连接）、B型USB接口（偏型，升级固件程序）、接地柱、多台设备级联的同步输入输出接口（图3-2）。

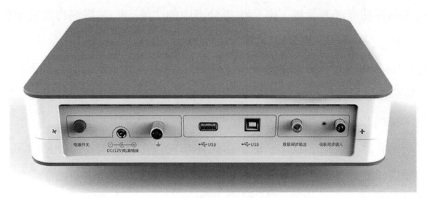

图3-2　BL-420N生物机能实验系统外观后面板

（三）BL-420N生物信号采集与分析软件主界面

BL-420N生物信号采集与分析软件主界面中包含4个主要视图区，分别为功能区、实验数据列表视图区、波形显示视图区及设备信息显示视图区（图3-3）。

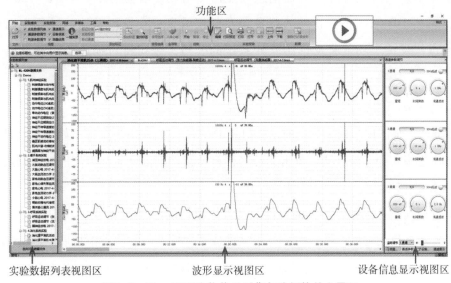

实验数据列表视图区　　　　　波形显示视图区　　　　　设备信息显示视图区

图3-3　BL-420N生物信号采集与分析软件主界面

【功能区】

在功能区中，按照不同分类将所有的功能分成不同的栏目。整个功能区共有7个栏目，分别是开始栏、实验模块栏、实验报告栏、网络栏、多媒体栏、工具栏和帮助栏。默认情况下BL-420N软件显示开始栏，该栏目提供最常用的功能。

开始栏是系统默认的功能区分类，我们把最常用的功能放在该分类中，功能区开始栏又包括7个功能分类，分别是文件、视图、添加标记、全导联、信号选择、控制和实验报告。

实验模块栏包含11个分类，分别是肌肉神经实验、循环系统、呼吸系统、消化系统、感官系统、中枢神经、泌尿系统、药理实验、病生实验、自定义实验和实验模块视图。其中前10个分类为实验模块分组，最后一个为是否显示实验模块视图功能。

实验报告栏用于实验报告的配置，包括编辑、选择实验报告类型和实验报告基本信息3个分类。需要注意的是在功能区开始栏下实验报告分类中的"编辑"是指编辑实验报告；而在实验报告栏下的"编辑"分类是指对实验报告模板的编辑。

网络栏包括Internet、系统更新两个分类。Internet包含实验数据的上传和下载、服务器地址配置等功能。服务器地址可以变化，因此，可以在软件中手动配置服务器地址。系统更新为BL-420N软件系统的在线升级。

多媒体栏用于管理系统的多媒体功能。多媒体功能包括视频监控功能和学习中心，其中视频监控功能用于实时监控实验操作及录制实验操作过程视频。学习中心用于学生观看实验教学视频和实验模拟动画。

工具栏包含各种计算工具，包括数据分析工具、分析工具、硬件工具、扫描速度。

帮助栏是关于BL-420N软件系统的相关帮助信息，包括配置和帮助两个选项。配置为打开系统配置对话框；可以配置、查看刺激器的默认设置，根据复杂性分为简单刺激器信息、简单程控刺激器信息、高级程控刺激器信息。点击"帮助"功能可以查看BL-420N的帮助文档说明书；"关于"用于查看软件的开发者及版权信息；在使用系统的过程中出现任何问题都可以通过"反馈"功能来反馈给软件系统的公司，公司将对描述的问题进行一对一的解决。

【实验数据列表视图区】

实验数据列表视图用于列出"当前工作目录\Data\"子目录下的全部原始数据文件，便于快速查看或打开这些文件进行反演。双击文件名称打开文件进行反演，当文件被打开后该视图的文件图标上出现一支铅笔，表示该文件被打开。

在实验数据列表视图中，所有的文件及文件夹以树的形式分级列出。其中 ▨ 是文件夹图标，图标⊞表示该目录可以扩展，里面有子文件或子文件夹，左键点击扩展。图标⊟表示扩展后的文件夹，点击该图标可以压缩目录。▤ 是文件图标，双击该图标后的名称可打开文件。▥ 是文件打开后出现的图标，表示该文件被打开了。

在数据列表视图中单击右键会弹出快捷菜单刷新，是指刷新数据列表视图，如果在"Data\"目录下对数据文件进行操作后，BL-420N软件系统不会自动刷新数据列表视图。因此我们可以通过使用右键菜单手动刷新数据列表视图，数据列表会自动搜索并重新建立数据列表，前提是"Data\"目录没有被删除。

【波形显示视图区】

波形显示视图区（图3-4）是采集到生物信号的主要显示区域，该区域主要由7个部分组成，分别包括波形显示区、顶部信息区、标尺区、测量信息显示区、时间坐标显示区、滚动条及双视分隔条。

1.波形显示区　BL-420N软件系统可以单通道显示和多通道显示切换，同时，可记录$1\sim n$通道生物信号，n的最大值为128（含分析通道）。通常情况下，波形显示视图根据选择的记录信号数自动设置相应的通道数，当多个通道同时显示时，每个通道平分整个显示区域。在通道较多的情况下，每个通道的垂直显示方向较窄，不易进行波形观察，此时，通过在要观察通道上双击鼠标左键的方式在单通道显示方式和多通道显示方式之间切换。

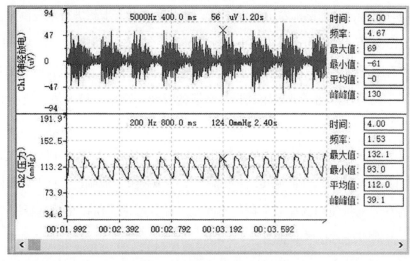

图3-4　波形主显示视图

复制通道波形，使用BL-420N软件系统完成实验后，要编写论文或实验报告，此时需要将记录的有效生物信号波形复制下来粘贴到自己的论文或实验报告中。

在波形通道中单击鼠标右键时会弹出通道相关的快捷菜单（图3-5）。

通道快捷菜单中包含很多与通道相关的命令，如数据分析、测量、通道信息区的隐藏、叠加波形开关及数据导出等。下面对一些命令做简单介绍。

（1）分析：包含一系列的分析功能，包括微分、积分、频率直方图、频谱分析、序列密度直方图和非序列密度直方图等。可以通过选择分析子菜单中相应分析命令启动对选择通道的分析，分析通道直接插入在被分析通道的下面。通过在分析通道上选择"关闭分析"命令可以关闭该分析。

（2）测量：包含一系列的测量功能，包括区间测量、心功能参数测量、血流动力学测量和心肌细胞动作电位测量等。在BL-420N软件系统中所有测量方法的步骤都是一致的，以区间测量为例：

第一步，启动区间测量：右键单击"波形显示区"选"测量"，选"某某测量"启动测量功能。

第二步，选择测量起点：当鼠标在波形显示区中移动时会有一条垂直的直线跟随着鼠标移动，这条直线贯穿所有通道。

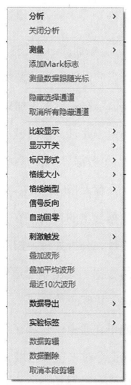

图3-5　波形显示区的快捷菜单

将鼠标移动到任意通道中需要进行测量的波形段的起点位置，单击鼠标左键进行确定，此时将

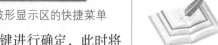

出现一条短的垂直线，按下鼠标左键的地方固定，它代表测量的起点。

第三步，确定测量终点：当再次移动鼠标时，另一条垂直线出现并且随着鼠标的左右移动而移动，这条直线用来确定测量的终点。当这条直线移动时，在直线的右上角将动态地显示两条垂直线之间的时间差，单击鼠标左键确定终点。可以反复以上步骤进行重复测量。

第四步，退出测量：在任何通道中按下鼠标右键都将结束本次测量。

第五步，查看测量结果：只有退出测量后，在测量结果视图中才会更新所有测量结果。

区间测量用于测量任意通道波形中选择波形段的时间、频率、最大值、最小值、平均值、峰值、面积、最大上升速度（dp_{max}/dt）及最大下降速度（dp_{min}/dt）等参数。

心功能参数测量用于测量心电图波形上的各种参数，包括心率、RR间期、PR段、QT间期、QTC间期、QRC时限、ST时段、P波幅度、R波幅度、T波幅度、S波幅度、Q波幅度和ST波幅度等13个参数。因为整体测量使用选择波形段的时间宽度计算心率，所以尽量选择一个以上完整周期的心电波形，否则测量的心率不准确。

进行血流动力学模块实验时，启动血流动力学测量，则BL-420N软件测量结果视图中将显示与血流动力学相关的测量数据。这些测量数据是专门为血流动力学实验模块设计的，为了获得正确的测量结果，必须用1通道观察心电、2通道观察左心室内压、3通道观察动脉血压。可以不观察动脉血压，但左心室内压必须通过2通道引入，这时关于动脉血压的数据包括动脉舒张压、动脉收缩压和动脉平均压无效。因此，为了保证实验数据的完整性，建议开启3通道观察动脉血压。

（3）添加Mark标记：用于配套鼠标移动时的单点测量。在数据反演时，鼠标在波形线上移动，当前点的信号值及相对于屏幕起点的时间会被计算出来并显示在通道的顶部信息区。如果通过该命令在波形上添加Mark标记，则移动鼠标测量的结果是Mark标记点和鼠标点之间的幅度差和时间差，此时，顶部显示区显示的幅度值和时间值的前面都会添加一个Δ标志，表示差值。

（4）数据导出：是指选择的一段反演波形或整个文件长度的原始采样数据以文本格式提取出来，并存入相应的文本文件中。

数据导出的目的是在其他分析软件，如Excel、MatLab、SAS、SPSS等中对原始数据进行进一步统计、分析处理。BL-420N软件数据导出子菜单中包含4种数据导出方式：导出本通道选择长度的数据、导出本通道整个记录长度的数据、导出所有通道选择长度的数据、导出所有通道整个记录长度的数据。

如果在通道中选择了一段区域，则数据导出命令以选择的区域长度为基础；如果在执行数据导出命令时未选择区域，则数据导出命令以整个记录文件的长度为导出基础。

执行数据导出命令后生成的原始采样数据以文本形式存入当前目录的data子目录下，并以"datan__年__月__日.txt"的形式命名，其中data后面的n代表通道号。例如，从1通道上选择的数据段导出到data1，如果选择导出"所有通道数据"，那么data后面没有n。原始数据导出功能只在数据反演时有效。

2.顶部信息区　显示通道基本信息，包括采样率、扫描速度和测量数据等。

3.标尺区　显示通道幅度标尺，幅度标尺用于对信号的幅度进行定量标识。

4.测量信息显示区　显示通道区间测量的结果。

5.时间坐标显示区　显示所有通道的时间位置标尺，以1通道为基准。

6.滚动条　拖动定位反演文件中波形的位置。

7.双视分隔条　用于打开双视系统，同一生物信号不同时期记录的波形可以分别在两套窗口系统中显示，便于前后对比。

【设备信息显示视图区】

在设备信息显示视图区，可以查看BL-420N系统硬件的所有信息，包括设备的测量结果、通道参数调节、设备信息、通道展示4个部分。

1.测量结果视图区　用于显示所有测量结果，主视图中各种测量的结果都会汇聚到测量结果视图中显示。通常在测量过程中的测量结果会被暂存在主视图中。例如，进行区间测量，当完成所有的测量之后单击右键取消本次测量后，暂存在主视图中的所有测量结果会提交到测量结果视图中显示。

2.通道参数调节视图区　用于在采样过程中调节硬件系统参数，对应于每一个采样通道都有一个参数调节区域，调节该通道的量程、高通滤波、低通滤波和50 Hz陷波等参数；在参数调节视图区的底部是监听音量调节功能。

3.设备信息视图区　可以查看BL-420N系统硬件的所有信息，包括设备基本信息、设备使用信息、设备通道数、全部通道信息和设备环境信息等。设备基本信息包括系统的名称、支持的通道数、版本、生产日期和制造厂商等信息；设备使用信息包括系统的使用时间、使用次数、首次使用时间和上次使用时间等信息；设备通道数表示该系统硬件支持的通道数量，设备最多支持64通道，BL-420N系统硬件采用通道扩展功能，能够将一个物理通道扩展成多个逻辑通道从而扩展采样通道数；全部通道信息显示每个通道的详细信息，包括通道号、传感器的基本信息、采样信息、量程信息和滤波信息；设备环境信息显示该系统硬件当前的环境信息，包括温度、湿度、大气压力等。在设备信息视图中同样使用⊞图标来扩展详细信息，使用⊟图标来压缩某个详细信息。

4.通道展示视图区　分上下两个部分，上半部分展示传感器连接概略图；如果存在级联设备，点击下半部分的设备节点，则显示相应的设备传感器连接状况。下半部分为设备通道树形结构显示，可以查看到具体通道的传感器名称，可以通过通道前的复选框选中需要开启采样的通道，对于扩展通道可以点击收缩和展开按钮进行查看。

（四）开始实验

BL-420N系统提供3种开始实验的方法，分别是从实验模块启动实验、从信号选择对话框进入实验或从快速启动视图开始实验。接下来介绍开始实验的3种方式。

1. 从实验模块启动实验　选择功能区"实验模块"栏目，然后根据需要选择不同的实验模块开始实验。例如，选择"循环"→"期前收缩-代偿间歇"，将自动启动该实验模块（图3-6）。

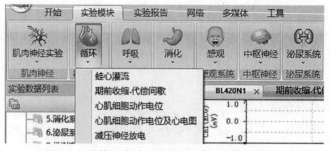

图3-6　功能区中的"实验模块"启动下拉按钮

从实验模块启动实验时，系统会自动根据选择的实验项目配置各种实验参数，包括采样通道数、采样率、增益、滤波、刺激等参数，方便快速进入实验状态。

实验模块通常根据教学内容配置，因此通常适于学生实验。

2. 从信号选择对话框进入实验　选择工具区"开始"再点击"信号选择"按钮（图3-7），系统会弹出一个"信号选择"对话框。在"信号选择"对话框中（图3-8），实验者可根据自己的实验内容为每个通道配置相应的实验参数。

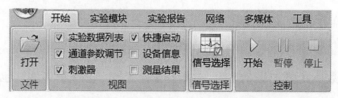

图3-7　功能区"开始"栏中的"信号选择"功能按钮

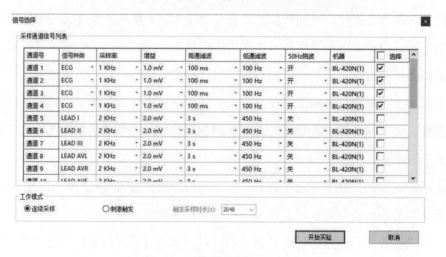

图3-8　"信号选择"对话框

"信号选择"对话框是一种最灵活通用的开始实验的方式，主要适用于科研工作。对于灵活配置的实验参数在将来的BL-420N版本中也可以存储为自定义实验模块，帮助科研工作者快速启动自己的实验。

3.从快速启动视图开始实验 从启动视图中的快速启动按钮开始实验，或者从功能区"开始"菜单栏中的"开始"按钮快速启动实验（图3-9），这两种快速启动实验的方法完全相同。

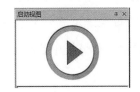
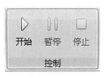

a 启动视图中的"开始"按钮 b 功能区"开始"栏中的"开始"按钮

图3-9 快速启动实验按钮

在第一次启动软件的情况下快速启动实验，系统会采用默认方式，即同时打开4个心电通道的方式启动实验。如果在上一次停止实验后使用快速启动方式启动实验，系统会按照上一次实验的参数启动本次实验。

（五）暂停和停止实验

在启动视图中点击"暂停"或"停止"按钮（图3-10），或者选择功能区开始栏中的"暂停"或"停止"按钮，就可以完成实验的暂停和停止操作。暂停是指在实验过程中停止快速移动的波形，便于仔细观察分析停留在显示屏上的一幅静止图像的数据，暂停时硬件数据采集的过程仍然在进行但数据不被保存；重新开始，采集的数据恢复显示并被保存。停止是指停止整个实验，并将数据保存到文件中。

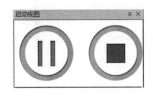
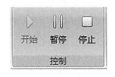

a 启动视图中的"暂停""停止"按钮 b 功能区"开始"栏中的"暂停""停止"按钮

图3-10 暂停、停止控制按钮区

当单击"停止"按钮的时候，系统会弹出一个对话框询问是否停止实验，如果确认停止实验则系统会弹出"另存为"对话框确认保存数据的名字。文件的默认命名为"年__月__日__Non.tmen"。我们可以修改存储的文件名，点击"保存"即可完成保存数据操作。

（六）数据反演

数据反演是指查看已保存的实验数据，有2种方法可以打开反演文件。

（1）在实验数据列表视图中双击要打开反演文件的名字。

（2）在功能区的"开始"栏中选择"文件"→"打开"命令，将弹出打开文件对话框，在打开文件对话框中选择要打开的反演文件，然后单击"打开"按钮。

BL-420N系统软件最多可以同时打开4个反演文件。

（七）实验报告功能

实验完成后，可以在软件中直接编辑和打印实验报告，对于编辑后的实验报告可以直接打印，也可以存储在本地或上传到NEIM-100实验室信息管理系统（需要实验室独立配置）。实验报告的相关功能可以在"功能区"→"开始"→"实验报告"分类中找到，这里包括7个与实验报告相关的常见功能（图3-11）。

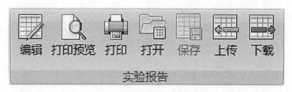

图3-11　功能区"开始"栏中与实验报告相关的功能

1.编辑实验报告　选择图3-11中的"编辑"按钮，系统将启动实验报告编辑功能。实验报告编辑器相当于在Word软件中编辑文档（图3-12）。

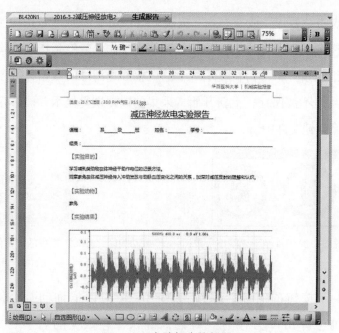

图3-12　实验报告编辑器

可以在实验报告编辑器中输入名字、实验目的、方法、结论或其他信息，也可以从打开的原始数据文件中选择波形粘贴到实验报告中。实验报告默认将当前屏显示的波形自动提取到实验报告"实验结果"显示区中。

2.打印实验报告　单击"功能区"→"开始"→"实验报告"→"打印"功能按钮，将打印当前编辑好的实验报告。

3.保存实验报告 单击"功能区"→"开始"→"实验报告"→"保存"功能按钮,将存储当前编辑好的实验报告。

4.打开已保存实验报告 单击"功能区"→"开始"→"实验报告"→"打开"功能按钮,打开已存储在本地的实验报告。

5.上传实验报告 单击"功能区"→"开始"→"实验报告"→"上传"功能按钮,将启动实验报告上传到Internet的功能。

上传实验报告是指将当前编辑的或选择的实验报告上传到基于Internet的NEIM-100实验室信息管理系统服务器中保存。一旦上传实验报告成功,将来就可以在任何地方下载已上传的实验报告进行编辑;老师也可以对实验报告进行在线批阅和保存。

6.下载实验报告 单击"功能区"→"开始"→"实验报告"→"下载"功能按钮,将从Internet上下载已经上传的实验报告。下载实验报告是指将存储于NEIM-100实验室信息管理系统服务器中的实验报告下载到计算机本地进行编辑。

7.打印预览 对要打印的内容进行预览。

(八)刺激器的使用

在生理实验中经常会使用到刺激器,参数调节视图分为4个部分,包括启动刺激按钮、模式选择区、参数调节区和波形示意区。通过选择功能区"开始"栏中的"刺激器"选择框可以打开刺激参数调节视图(图3-13)。

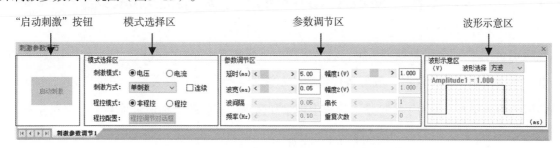

图3-13 水平放置的刺激参数调节视图

刺激参数调节视图可以按照垂直方式排列,停靠在主显示视图右边;也可以按照水平方式排列,停靠在主显示视图下部。

1."启动刺激"按钮 单击"启动刺激"按钮可以按照刺激器当前设置参数启动BL-420N系统硬件向外输出刺激信号。

2.模式选择区 刺激模式是控制刺激器工作的基本参数,包括电压、电流刺激模式的选择,程控、非程控刺激方式的选择,连续刺激和单刺激的选择等。

刺激模式:有两种刺激模式,分别是电压和电流模式,电压刺激模式下的刺激调节区间为-100 V～100 V,步长为5 mV。当调节的刺激强度小于30 V时系统自动判断为低电压状态;当调节刺激强度超过30 V时系统自动判断为高电压状态,此时,硬件前面板的刺激高电压状态指示灯被点亮（红色）。此外，电流刺激模式的刺激调节区间为–100 mA～100 mA，步长为10 μA。

刺激方式：有3种刺激方式可供选择，分别是单刺激、双刺激和串刺激。如果选择了刺激方式选择框后面的"连续"复选框，则表示系统会按照选定的刺激方式连续发出刺激脉冲。

程控模式：以程控或非程控模式启动刺激。例如，当选择"刺激强度与反应的关系"开始实验后，程控模式自动变为"程控"，并且参数调节区变为无效。若想不通过实验模块启动程控时，只需要在开始实验后手动切换程控模式，然后点击"启动刺激"按钮即可以启动程控模式。

3.参数调节区　波形参数调节方法：参数调节区显示的元素包括参数名称、单位、参数调节滑动条、参数编辑框。参数调节的方式有多种，可以通过拖动滑动块 ▢ 的方式来调节参数，也可以点击滑动条两端的三角箭头来精细调节，或点击滑动块左右两边的 ▢ 来进行粗调。另外，还可以直接在参数编辑框 50.00 中直接输入刺激参数值。

4.波形示意区　波形示意区用于直观显示调节的刺激参数。另外还可以在波形示意区中选择不同的刺激脉冲波形，如方波、正弦波、余弦波和三角波等，默认的刺激波形为方波。当改变刺激参数的时候，该区域会用绿色的字样 Delay = 100.00 显示参数值的变化情况。

第三节　MedLab生物信号采集处理系统

MedLab 生物信号采集处理系统，就是应用大规模集成电路和计算机硬件与软件技术开发的机电一体化仪器。这种仪器一般可替代传统的示波器、生物信号放大器、记录仪和刺激器，一机多用，功能强大，可用于生理学、病理生理学和药理学实验的生物信号检测、记录和分析。

一、MedLab 生物信号采集处理系统组成与基本工作原理

MedLab 生物信号采集处理系统是根据电生理实验的特点，将传统仪器的优点与计算机的强大处理功能相结合而设计的系统。MedLab 是多中央处理器（CPU）并行工作，集信号放大、采集、显示、存储、处理及输出于一体的实验系统。它由硬件与软件两大部分组成。硬件主要完成对各种生物电信号（如心电、肌电、脑电）与非电生物信号（如血压、张力、呼吸）的调理、放大，并对信号进行模/数（A/D）转换，使之进入计算机。软件主要完成对系统各部分进行控制和对已经数字化的生物信号进行显示、记录、存储、处理、数据共享及打印输出。

1.MedLab生物信号采集处理系统组成　MedLab 有 MedLab-E、MedLab-U/4c、MedLab-U/8c、MedLab-U/4cs 等多种型号。

MedLab-E（图3-14）包括Med4101型程控刺激器、Med4101型程控放大器、NSA4型数据采集

卡（图3-15）和 MedLab-E系统软件。Med4101型程控放大器是独立4通道、高输入阻抗、高共模抑制比、双端输入、DC～10 kHz 带宽的高性能放大器，既可以满足电生理实验中对高频神经放电记录的要求，也可以满足对低频心电及含有直流成分经传感器转换的生物信号记录的要求。4通道可依实验要求任意选择、组合，并且都提供传感器桥路供电。每通道放大倍数都可独立程控，5～80 000倍实时可调。为方便实验，Med4101型内置放大器中还集成了一个由单片机 CPU程控的刺激器，有多种刺激模式可选，刺激器参数可实时调整，刺激波形与结果可同时观察，满足如有效不应期测定、阈强度、肌肉强直收缩等实验需要。NSA4型数据采集卡由单片机控制，数据以DMA（直接内存存取）方式由PC机16位ISA总线完整快速传递至PC机内存，独立时钟工作，保证采样数据的间隔准确和不丢失，采样频率为20 Hz～100 kHz（即采样间隔为10 μs～50 ms），多档程控可调，数据分辨率为12位。

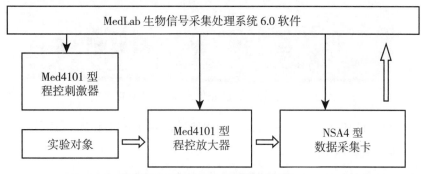

图 3-14　MedLab-E 组成示意

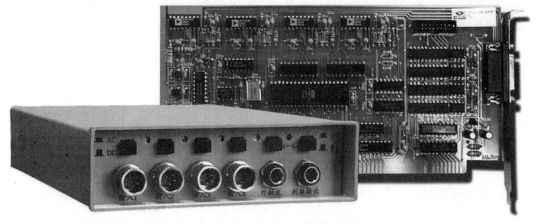

图 3-15　MedLab-E 硬件：程控刺激器、程控放大器和NSA4 型数据采集卡

MedLab-U（图3-16）采用USB接口，包括MedLab-U/4c（或 MedLab-U/4cs 或 MedLab-U/8c，图 3-17）和MedLab-U系统软件。

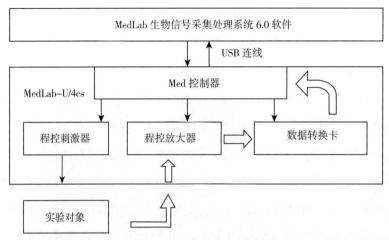

图 3-16 MedLab-U 组成示意

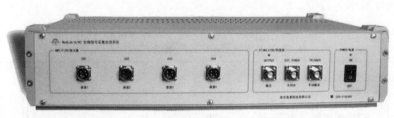

图 3-17 MedLab-U/4c生物信号采集处理系统

MedLab-U系统软件和MedLab-E系统软件分别控制 MedLab-U和MedLab-E 硬件，但软件界面相同、操作一致（图3-18）。

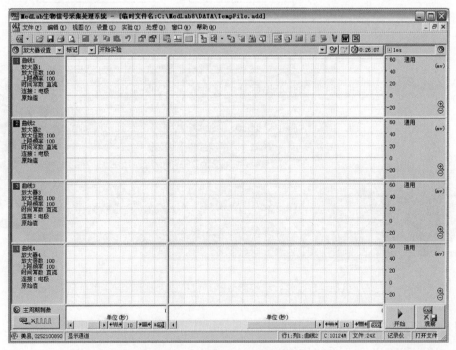

图 3-18 MedLab 系统软件

界面自上而下有9个栏目。

（1）标题栏：提示实验名称、存盘文件路径、文件名及包含"缩小""扩大""关闭"按钮。

（2）菜单栏：用于按操作功能不同，分类选择操作。包含如下主菜单名称。

①文件：包括所有的文件操作，如打开、存盘、打印、退出等。

②编辑：包括所有对信号图形的编辑功能，如剪切、拷贝、粘贴等。

③视图：对界面上主要可视部分显示与否进行切换。

④设置：对系统运行有关的设置功能进行选择。

⑤实验：对已完成定制实验配置的具体教学与科研实验项目进行选择。

⑥处理：包括所有对信号图形的采样后处理功能，如 FFT 运算、数字滤波等。

⑦窗口：提供一些有关窗口操作的功能。

⑧帮助：包括在线帮助、版权信息与公司网址链接。

（3）快捷工具栏：提供最常用的快捷工具按钮，只要鼠标箭头指向该按钮，单击鼠标左键，即可进入操作。

（4）标记栏：用于添加、编辑实验标记，并可用于实验数据的定位。

（5）通道采样窗：每个通道采样窗分3个部分：第一部分为采样窗最左侧的"通道控制区"，显示通道号，实时控制放大器硬件；第二部分为采样窗中部的"波形显示区"，采样时动态显示信号波形，处理时静态显示波形曲线，并可人为选定一部分波形做进一步分析处理，MedLab6.0采用先进的多视窗共享数据的方法，可同时进行多视窗的动态、静态观察或测量；第三部分为采样窗最右侧的"结果显示控制区"，用来显示Y轴刻度、采样通道内容、单位，控制基线调节，Y轴方向波形压缩、扩展，定标操作等。

（6）X 轴显示控制区：用来动态显示采样时间（X 轴），波形曲线的 X 轴拖动控制，X 轴方向波形压缩、扩展控制。

（7）采样控制区：位于"X 轴显示控制区"的右侧，用于开始采样、停止采样及采样存盘控制。

（8）刺激器控制区：位于"X 轴显示控制区"的左侧，用于选择刺激器发出刺激的模式，刺激启动开关及刺激参数的实时调整。

（9）提示栏：位于最下部，提示相关的操作信息、MedLab 状态和当前硬盘的可用空间。

2.MedLab生物信号采集处理系统工作原理 MedLab 是多 CPU 并行工作的生物信号采集处理系统，工作基本原理如图3-19所示。根据 MedLab 的工作原理，一般实验可按下列步骤设置：①是否需要刺激？哪一种刺激模式？刺激参数的设置。②根据是非电信号还是电信号确定是否需要传感器。③直流输入还是交流输入（上限频率、时间常数）？④放大倍数是多少？⑤对模拟信号参数离散采样，采样的速度快慢（采样间隔）？⑥是否对数据进行数字滤波？⑦用什么方式作图，是记录仪方式，还是示波器方式？若是示波器方式，采用连续示波、信号触发，还是同步触发？⑧实时处理哪些数据，指标有哪些？⑨采样数据是否存盘？⑩数据是否做进一步处理？

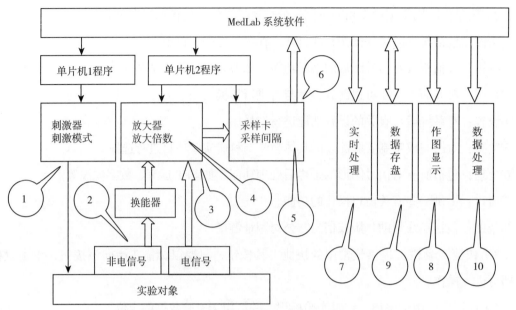

图 3-19   MedLab工作基本原理

3.MedLab的基本操作

（1）Med4101型MedLab-E内置式生物信号放大器、刺激器（图3-20）。

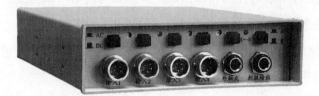

图3-20   Med4101 型MedLab-E 内置式生物信号放大器、刺激器

1）输入通道1～4为生物信号输入的端口，传感器可直接插入。生物电信号由专用电缆直接接入。第四通道为两用通道，当按下刺激波形观察按键"R←S"时，第四通道不能输入外部信号，只显示当前的刺激波形。"R←S"按键抬起时，恢复显示输入信号波形。输入端口每一针脚定义如图3-21所示。

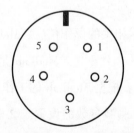

1、2—双端输入正负极；3—地线；4、5—传感器桥压（5 V）供电正负端。

图3-21   输入端口

Med4101型程控放大器有4个输入通道，性能大致相同。通道使用的大体原则：1通道，最小放大倍数为50倍，上限频率为10 kHz，推荐做神经放电类实验（如减压神经、膈神经放电等）。2和4通道，最小放大倍数为50倍与 5倍，上限频率为1 kHz。推荐做动作电位类实验（如神经干动作电位的引导、动作电位传导速度的测定等）。3通道，最小放大倍数为5倍，上限频率为100 Hz，推荐做心电类实验。4通道，在放大器面板上按下"R←S"按钮，4通道可用作刺激器波形显示通道，此时外部信号无法输入。抬起"R←S"按钮，4通道即作为正常采样通道使用。张力、压力类慢信号实验，无通道选择要求（即通道1、2、3、4都可以使用）。

2）交流、直流（AC/DC）输入切换开关：位于输入通道的上方，当所测信号为压力与张力时抬起此开关，即为 DC（直流状态），此时不但可以测出信号的动态变化，而且可以测出信号中的直流成分。

3）放大器调零孔：当放大器零点发生较大偏差，软件无法调零时，或当外接传感器无调零装置，而零点变化较大时，可以左右调动小孔中的可变电阻器，使放大器归零。注意：出厂时此零点已经调好，一般无须调整。

4）刺激器输出口：位于最右方，Med4101 型程控刺激器输出 0～12 V 刺激脉冲。

5）刺激器输出极性转换开关：位于刺激器输出口的上方，用来转换刺激器输出波形的正负，一般无须切换。

6）外触发输入端口：位于刺激器输出口与 4 通道之间，是用来接入外部刺激器的同步触发信号的端口。

（2）MedLab 系统软件的基本操作：MedLab 系统软件是 32 位 Windows 程序，遵循 Windows 的操作规范，与 Office（Word、Excel 等）软件操作相似。MedLab 生物信号采集处理系统能简化实验过程，很大程度上是由于能对实验过程、实验参数进行程序化预置。掌握实验的一般流程、实验参数配置和刺激器设置的方法，是我们用好生物信号采集处理系统的关键。

1）实验的一般流程：①刺激方式的选择，根据不同实验需要选择合适的刺激方式，简化刺激器参数的操作，有 7 种刺激方式可供选择（详见刺激器的设置）。②生物信号，生物信号按信号的性质大致可分为电信号（如心电、脑电、神经干动作电位、神经放电等）和非电信号（如骨骼肌张力、血压、呼吸道压力、心肌收缩力、肠肌张力等）两大类，按信号的快慢可分为快信号（神经干动作电位、心室肌动作电位、神经放电等）和慢信号（血压、呼吸、心电、平滑肌张力等）。③交/直流选择，一般情况下，电信号选择交流输入，非电信号经换能器转换后选择直流输入，来自另外前置放大器的输出信号采用直流方式输入（如经微电极放大器后的心室肌动作电位信号）。MedLab-E 用面板上的开关切换交/直流方式，MedLab-U 由软件全程控制上限频率和时间常数（下限频率）。④放大器放大倍数，采样卡的有效采样电压一般为 ±5 V，根据信号的强弱选择合适的放大倍数，在不溢出的前提下，放大倍数选大一点为好。⑤采样间隔，计算机在采集生物信号时，通常按照一定的时间间隔对生物信号取样，并将其转换为数字信号放入内存，这个过程称为采样。根据信号的快慢选择合适的采样间隔。采样间隔短，采得的数据量大，占用硬盘的空间大，后期结果处理也不容易。采样间隔长，采样慢，快信号不能重现。建议采样频率是信号频率的 5～10 倍。⑥数字滤波、曲线添加，根据需要是否采用数字滤波，高通滤波允许大于此频率的信号通过，低通滤波允许小于此频率的信号通过；是否需要添加微分曲线。⑦显示模式，有连续记录与记忆示波2种模式可选。一般情况下，慢信号选择连续记录，快信号选择记忆示波。但 MedLab 解决了计算机显示作图慢的难点，快信号也可用记录仪方式来显示，只是数据量会很大。⑧采样，按采样开始按钮，开始采样；按采样停止按钮，停止采样。MedLab 将采样数据存于 TempFile.ADD 文件中，每次采样均自动刷新此文件。⑨实验数据存盘、处理，MedLab 可实时显示结果，也可将实验数据存盘，日后再做分析、处理。

2）实验参数配置：用 MedLab 生物信号采集处理系统做好实验的第一步，就是在开始实验前要做好信号采样的软件设置工作。这就相当于使用传统仪器开始实验前，要将仪器面板上的所有重要开关打开，所有重要按钮调定至大体正确的位置一样。步骤如下所述。

①标准配置：选择菜单"设置"→"标准配置"或按"F4"（图3-22），恢复 MedLab 默认的标准4通道（MedLab–U/8c为 8通道）记录仪形式，所有参数复位，采样间隔 1 ms。可在此基础上进行各种新实验的配置。

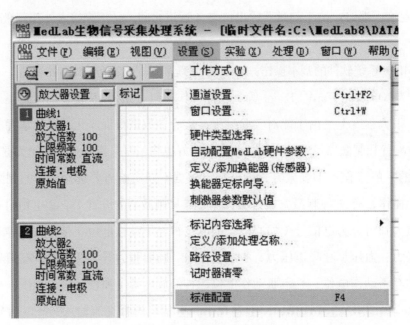

图 3-22　MedLab 标准配置

②配置新实验：可按以下几方面进行设置。

a.新建记录仪或示波器，或慢波扫描（图3-23）。记录仪：系统进行等间隔连续记录、不停顿。从视觉上看，MedLab 就好比机械纸带式的传统记录仪，采样数据从窗口右侧卷过显示区就像一卷记录纸，新的数据在右侧被画出，而以往的数据向左侧移动。传统记录仪只能记录慢信号，无法记录快信号（如动作电位），而 MedLab 的优点是既能记录慢信号，也能记录快信号。示波器：一般情况下，采用刺激器触发，此时，记录的数据是断续的，MedLab 只记录、显示当前帧的数据曲线，数据快速从左向右作图，用于记录快信号，因只对某一时间段内采样、记录，所以数据量不会太大。若不怕数据量大，不怕以后处理数据的麻烦，MedLab 允许用记录仪方式连续记录快信号，但记录仪方式不能进行刺激器触发实验。慢波扫描：慢波扫描的采样方式同记录仪，但作图方式同示波器，MedLab 连续记录采样数据、从左向右作图，用于记录慢信号或快信号。

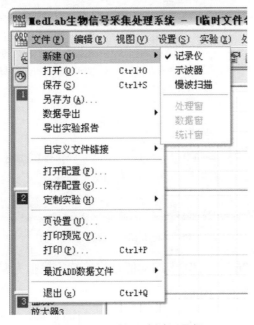

图3-23 MedLab 新建记录仪

b.选择菜单"设置"→"通道设置"（图3-24），显示"通道设置"窗（图3-25），进一步设置，显示通道数；显示通道内的曲线数、数据来源、数据计算、处理名称等。

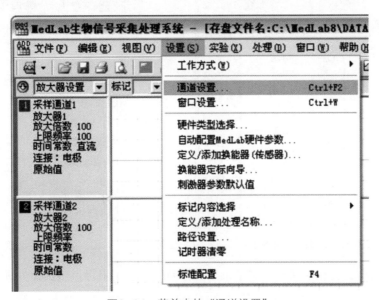

图3-24 菜单中的"通道设置"

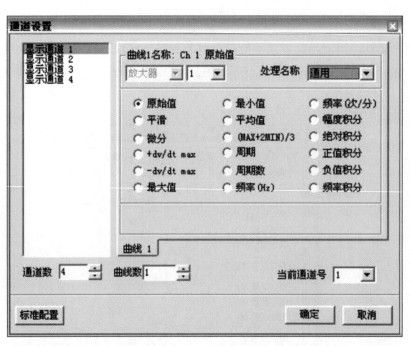

图3-25　MedLab "通道设置" 窗

　　c.选择采样间隔（图3-26），A/D 卡的功能是将连续的模拟实验信号转变为间断的数字信号，采样间隔就是前后采样点的相隔时间。

　　d.选择放大器的放大倍数、上限频率和下限频率（时间常数）。鼠标点击相应通道 "通道控制区" 中的 "放大"，选择合适的放大倍数、上限频率和下限频率（时间常数）（图3-27）。

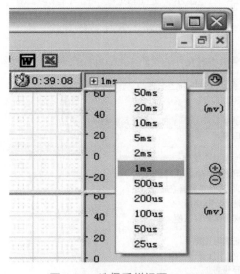

图3-26　选择采样间隔

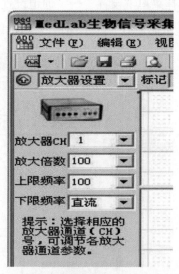

图3-27　选择通道放大倍数

　　e.选择处理名称：在相应通道的 "结果显示控制区" 中用鼠标点击通道处理名称处，在弹出菜单中选择 "处理名称"（图3-28），显示 "处理名称选择" 窗（图3-29），选择合适的处理名称。

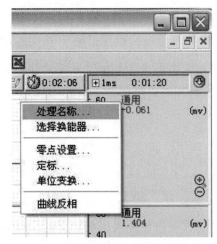

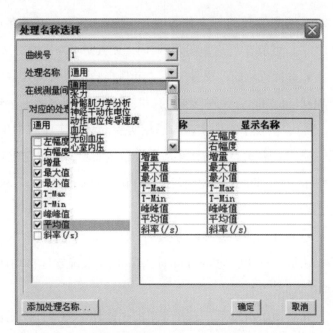

图3-28　选择处理名称、零点设置等方法　　　　　　图3-29　"处理名称选择"窗

f.选择换能器：在相应通道的"结果显示控制区"中用鼠标点击通道处理名称处，在弹出菜单中选择"选择换能器"，显示"选择通道传感器"窗（图 3-30），选择通道换能器。

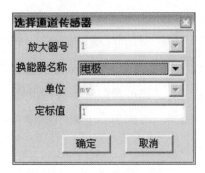

图3-30　"选择通道传感器"窗

g.零点设置：通道输入端短路或换能器不加负荷，在相应通道的"结果显示控制区"中用鼠标点击通道处理名称处，在弹出菜单中选择"零点设置"。

h.定标（单位修正）：非电信号经换能器能量转换输入 MedLab，但不同的换能器的增益不同，定量实验时，必须对采样系统进行定标处理（详见"定标"）。

经上述各参数的调节即可进行初采样，检查参数是否合理，逐步调整参数达到最佳。

MedLab生物信号采集处理系统已增加实验参数配置的计算机向导，选择菜单"实验"→"通用实验向导"，显示"通用实验向导"窗，按计算机的逐步提示，即可完成实验参数的配置。

③保存配置：MedLab系统软件有3种办法保存配置完成的实验参数。

a.上述各参数调整好后，若此时将实验数据存盘，同时，将这些参数一起存入，下次调用此实验数据，MedLab系统自动更新所有参数。

b.选择菜单的"文件"→"保存配置",可另存这些配置参数(配置文件的扩展名为ADC),可节省许多实验准备时间,尤其是不同实验交叉进行时,更显此方法的便利。

c.选择菜单的"文件"→"定制实验",可将这些实验参数存入MedLab配置文件数据库(MedLab.adb),可在菜单的"实验"中得到更新,达到自己方便灵活定制、维护各类实验的目的,也实现了专项实验与通用实验、科学实验与学生实验界面统一的目标,便于学生的操作、教师的带教。此方法多应用于学生实验,配置完成其中一台MedLab生物信号采集处理系统后,将MedLab6.adb复制到其他计算机MedLab的Config目录下,替代原有的MedLab6.adb即可完成这台计算机的配置。

④调用以前实验参数的步骤:MedLab系统软件有5种办法调用以前的实验参数。

a.每次重新启动MedLab时,MedLab系统软件自动调用上一次关闭时保存在系统目录中的MedLab.adc文件。

b.启动MedLab后,选择菜单的"文件"→"打开配置",打开以前存入的配置文件。科研时推荐用此方法。

c.启动MedLab后,选择"实验"菜单中相应实验名称即可。学生实验推荐用此方法。

d.由于实验配置参数同时存放在数据文件的头结构中,调用以前的实验数据,MedLab系统即可自动更新所有实验配置参数。

e.MedLab新增了"演示实验"功能,打开"演示实验",即可更新实验配置参数。

3)刺激器的设置:为了方便电生理实验,MedLab系统内置了一个由软件程控的刺激器——恒压输出。在对采样条件设置完成后,即可对刺激器进行设置。根据不同实验要求,可选择不同的刺激模式。刺激模式包括单刺激、串刺激、主周期刺激、自动间隔调节、自动幅度调节、自动波宽调节、自动频率调节等模式。

最基本的刺激方式有3种:①单刺激(图3-31),与普通刺激器一样,输出单个方波刺激,延时、波宽、幅度程控可调,可用于骨骼肌单收缩、期前收缩等实验。②串刺激(图3-32),相当于普通刺激器的复刺激,但刺激的持续时间由程序控制,即串长的概念,启动串刺激后到达串长的时间,刺激器自动停止刺激输出。串刺激的延时、串长、波宽、幅度、频率可调。刺激减压神经、迷走神经和强直收缩等实验可采用此刺激方式。③主周期刺激(图3-33),程控刺激器常用此方式编程。与普通刺激器比较,此种刺激方式将几个刺激脉冲组成一个周期看待,多了主周期、周期数的概念。主周期:每个周期所需要的时间。周期数:重复每一个周期的次数(也即主周期数)。每个主周期里又有以下参数:延时、波宽(脉冲的波宽)、幅度(脉冲的幅度)、间隔(脉冲间的间隔)、脉冲数(一个主周期内脉冲的数目)。

有了这些可调参数可输出多种刺激形式。例如,周期数是1、脉冲数是1,即重复一次主周期、主周期内有一个脉冲,这相当于单刺激;周期数是连续、脉冲数是1,即不断重复主周期、主周期内有一个脉冲,这相当于复刺激;周期数是连续、脉冲数是2,即不断重复主周期、主周期内有2个脉冲，这相当于双脉冲刺激。主周期、周期数、延时、波宽、幅度、间隔、脉冲数可调。

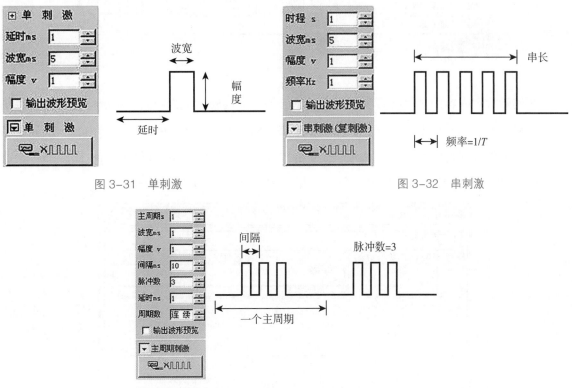

图 3-31　单刺激　　　　　　　　　　　　　　　　　　　　图 3-32　串刺激

图 3-33　主周期刺激

　　为便于实验，MedLab在上述刺激方式的基础上，还可选择以下4种专用刺激方式：①自动间隔调节，在主周期刺激的基础上增加脉冲间隔自动增减，默认的脉冲数为2，主要用于不应期的测定。主周期、延时、波宽、幅度、首间隔、增量、末间隔可调。②自动幅度调节，在主周期刺激的基础上增加脉冲幅度自动增减，主要用于阈强度的测定。主周期、延时、波宽、初幅度、增量、末幅度、脉冲数、间隔可调。③自动波宽调节，在主周期刺激的基础上增加脉冲波宽自动增减，主要用于时间—强度曲线的测定。主周期、延时、幅度、频率、首波宽、增量、末波宽可调。④自动频率调节，在串刺激的基础上增加频率自动增减，主要用于单收缩与强直收缩、膈肌张力与刺激频率的关系等实验。串长、波宽、幅度、首频率、增量、末频率、串间隔可调。

　　4）添加实验标记：为了在长时程实验和改变实验条件时添加一些有内容的记号，方便以后分析数据。MedLab提供了动态添加实验标记的功能，利用好这一功能，对采样结束后进一步分析数据、处理结果，乃至导出实验报告都有很大的帮助（图3-34）。

　　①添加实验标记：在系统开始采样运行后，如认为需要添加标记时，只需用鼠标单击"标记"按钮，就会在时间轴（X 轴）或显示通道上按顺序号添加一个标记。采样结束后，允许移动标记位置（按鼠标左键可拖拽标记至指定位置）。

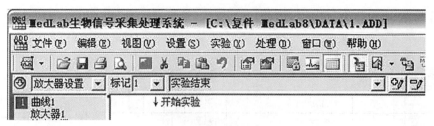

图3-34 实验标记编辑

②实验标记内容的显示与修改：若要显示已加入的实验标记内容，待系统停止采样后将鼠标箭头移至要显示的标记上，按住鼠标左键不放，标记内容（包括时间、编辑内容）就显示出来了。若要修改标记内容，则用鼠标左键双击"标记"，打开实验标记编辑窗（图3-35），选择要修改的项目，在编辑栏中修改内容，点击"返回"，退出实验标记编辑窗。

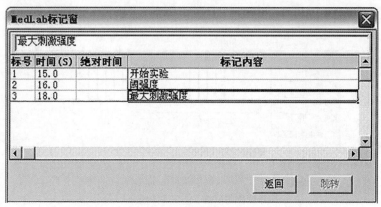

图3-35 实验标记编辑窗

③实验室老师可在实验前进入"编辑"主菜单下选"编辑实验标记"子菜单（图3-36），对实验预先进行标记内容的编辑（图3-37）。

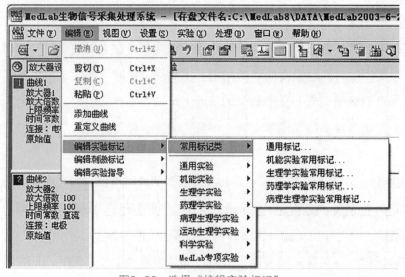

图3-36 选择"编辑实验标记"

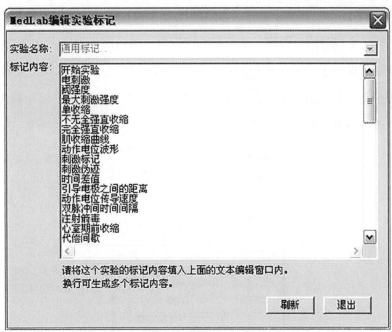

图3-37　实验标记编辑窗

5）换能器（传感器）定标方法：换能器（传感器）是一种将动脉血压、静脉血压、心室内压、张力等非电生物信号转变为电信号的装置，由于制造时采用的部件不同及相同部件参数存在误差，所以每一个换能器在转换非电生物信号时都不可能完全一样（即同样强度的能量经不同换能器转换成的电压值不会绝对一致）。因此，为了准确地反映实验结果，就有必要在实验前对换能器进行标准校验，使之尽可能减少测量误差，保证实验结果的真实性与准确性。

换能器定标的原理是经换能器转换成的电压值相当于此时的生物信号非电量值，各类换能器的定标原理是一样的，但由于各类换能器的作用不同，因此，定标装置不完全一样。

压力换能器的定标：一定压力作用于换能器，换能器转换成一定的电压值，MedLab 能将此电压值数字化，定标就是将此采样数值转换成作用于换能器的压力，并确定采样数值与压力的系数，就能计算出不同采样数值时的血压值。操作步骤如下所述。

①压力换能器接在放大器通道上，连接好各种管道（图3-38）。

②设置好"采样条件"，选择直流输入，选择合适的"处理名称"，开始采样。用"零点设置"将记录线调整至与零线重合（注意：如果记录线与零线偏差太大，则应调整传感器本身连接线上带的调零盒，转动内部旋钮，调整使基线与零线重合）。

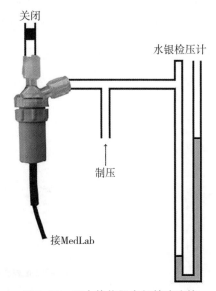

图3-38　压力换能器定标管路连接

③在压力换能器上加一个固定量值（例如，压力 100 mmHg，该量值最好与预计测量值相近），并保持采样一小段时间，得到一个平稳的定标值，然后停止采样。

④用鼠标在波形曲线上升后的平稳处点击一下，在此处产生一条蓝线与曲线相交（MedLab自动读到采样数值）。移动鼠标至"结果显示控制区"的处理名称处（鼠标箭头变为小手），单击鼠标右键，选中弹出菜单的"定标"，进入定标窗（图3-39）。

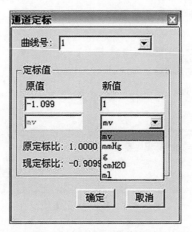

图3-39 MedLab 定标窗

⑤此时，定标窗的原值下已有数值，只需在新值下输入在压力换能器上施加的固定量值数（如100），并选好单位。点击"确定"后退出定标窗，Y 轴显示刻度自动调整至定标刻度。建议实验人员将传感器（换能器）定标后相对该系统、该通道固定使用。

⑥实验结果的存盘或保存配置文件或定制实验，MedLab 即记住了定标值，以后即可调用。

张力换能器的定标：一定张力作用于换能器，换能器转换成一定的电压值，MedLab 能将此电压值数字化，定标就是将此采样数值转换成作用于换能器的张力，并确定采样数值与张力的系数，就能计算出不同采样数值时的张力值，张力换能器定标装置（图3-40）的定标砝码应根据张力换能器的量程和预计测量值适当选择。MedLab 操作方法与上相似。

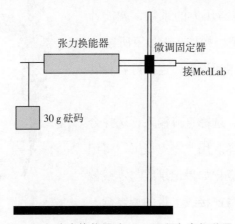

图3-40 张力换能器（30 g 量程）定标装置

　　呼吸流量换能器的定标：HX200 型呼吸流量换能器是一种压力换能器，是测量潮气量定标装置（图3-41），若 HX200 型呼吸流量换能器用于测量压力，定标方法同"压力换能器的定标"，MedLab 操作方法与上相似。

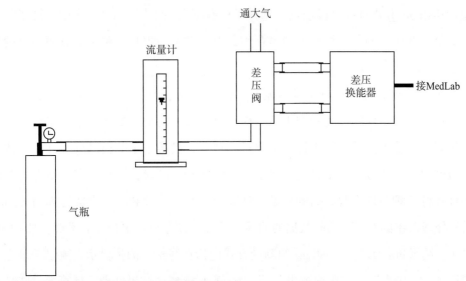

注：流量计可由氧气瓶减压阀上的流量瓶代替。

图3-41　测量潮气量呼吸流量换能器定标装置

　　6）MedLab 数据文件的存盘、编辑、处理及打印输出。

　　①MedLab 数据文件名：为保证在任何情况下不丢失数据，只要启动采样（图3-42a），MedLab 自动在当前Windows 系统目录下生成一组临时文件，此组文件将所有"本次"（"本次"是指：不关闭当前界面，不进行新建文件操作）采集数据全部保留。暂停采样再次启动，数据向后接续，连采连存。结束采样后，可另存为其他文件名。如果打开一个已存盘文件后启动采样，数据同样向后接续，多采多接。当系统采样时，如果想保存以后的数据，可按下"观察"按钮，会显示成图3-42b，此时系统按"用户名"＋"日期"＋"时间"＋"文件序号"自动命名数据文件，如 MedLab2003-06-18_10-9-39（10）.ADD（用户名：MedLab；日期：2003-06-18；时间：10-9-39；文件序号：10）。停止采样后，最好另存为其他文件名，便于记忆。应用好此功能，可方便数据文件的编辑。

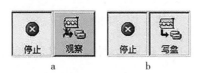

图3-42　MedLab 采样控制

　　②文件的打开与编辑：MedLab 系统可以在不采样时静态打开已存盘文件，浏览观察曲线，并进行编辑、测量、观察处理，方法与Office 程序一致。打开文件，将鼠标箭头移至快捷工具栏

中"打开文件"按钮,单击鼠标左键打开文件对话框,选择文件名,单击"打开"按钮,即可打开已存文件。编辑曲线:在已打开文件的曲线中,按鼠标选中曲线操作后,即可对已选曲线段进行剪切、拷贝、粘贴,及另存为其他文件名,这有利于删除无用数据,保存有用数据,节约硬盘空间。MedLab 允许选择多段数据,选择多段数据可按下键盘上的"Ctrl"键不放开,同时,多次拖动鼠标选中不同段曲线,最后另存为其他文件名,也是一种十分方便快捷的编辑曲线图形的方法。

③采样数据的计算处理:在科学实验研究中,处理所获得的大量实验数据是一个艰巨而枯燥的过程。过去,一个课题的实验结束后,往往有一大堆的记纹鼓纸、记录仪纸或示波器照片,研究人员必须花费大量的时间进行手工测量、计算,且结果不是很准确。计算机技术的发展和生物信号处理技术的进步,给研究带来了极大的便利,同时,提高了实验结果的准确性。实验结果的计算机处理包括实验数据的测量、计算、储存、统计和图表生成等方面。随着计算机和生物信号处理系统的发展,实验数据的测量、计算、储存变得更快捷和准确。MedLab 提供多种方法对实验结果进行测量,MedLab 的测量方式包括在线实时测量显示、测量结果进入电子表格、"测量"、"观察"、"区段测量"等。MedLab 能按"结果处理"计算出一些必要的数据指标,如心率、收缩压、舒张压等。

a.在线测量:第一步,选择合适的处理名称,选择合适的在线测量间隔;第二步,在"快捷工具栏"上按下"在线测量"按钮;第三步,开始采样,此时,在结果显示控制区中显示处理结果。若想将处理结果进入 MedLab 电子表格,按一下"处理结果入表"按钮;按"处理结果放大显示"按钮,显示结果放大提示窗(图3-43),便于远距离观察。

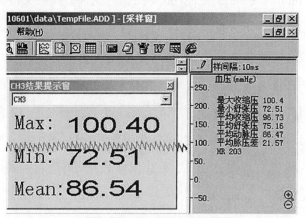

图3-43　结果放大提示窗

b.数据结果后处理:数据结果后处理是指对停止采样后的临时文件或打开以前的数据文件作数据结果处理。后处理又可分自动和手动两种。自动处理:第一步,打开一个数据文件;第二步,在"快捷工具栏"上按下"在线测量"按钮;第三步,用鼠标在图形上拖动选中一段(此段图形颜色变蓝),此时,在结果显示控制区中显示处理结果(图3-44)。若想将处理结果进入 MedLab 电子表格,在"快捷工具栏"上按下"处理结果入表"按钮,查看 MedLab 电子表格中的内容按下"数据窗"按钮。按下"实验数据入打印编辑窗"按钮，实验曲线进入打印编辑窗（图3-45）。手动测量：在"快捷工具栏"上按下"测量"按钮，测量方法有多种，如测量、观察、区段测量和心电测量等。区段测量窗中的测量值：时间，指被选曲线段的 X 轴起、止时刻值（注意：拖动开始时时间栏中的值为 X 轴"起时刻值"，拖动结束后时间栏中的值则为X 轴"止时刻值"）；幅度，指被选曲线段右侧终止点的 Y 轴测量值；间隔，指被选曲线段在 X 轴上的时间间隔值（即止时刻值至起时刻值）；峰峰，指被选曲线段内 Y 轴的最大峰值到最小峰值的绝对值之和（即最大峰值至最小峰值）；最大，指被选曲线段内 Y 轴最大幅度值；最小，指被选曲线段内 Y 轴最小幅度值；增量，指被选曲线段起、止幅度值之差（即止点幅度值至起点幅度值）；频率，指以被选波形曲线段时间间隔为一个周期，计算出的频率值（即频率=1/周期）；平均，指被选曲线段内 Y 轴平均值；有效值，指被选曲线段起点幅度值与止点幅度值的均方根；面积，指被选曲线段下至零线的面积值（即曲线积分值）；心率，指被选波形曲线段中按每分钟计算的波动数值。

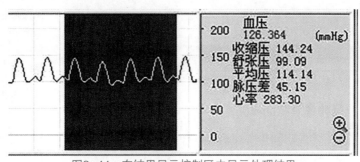

图3-44　在结果显示控制区中显示处理结果

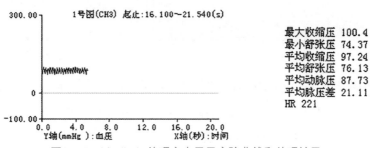

图3-45　MedLab 处理窗中显示实验曲线和处理结果

④采样数据的打印：第一步，选择一段或多段（此段图形颜色变蓝）数据。第二步，在"快捷工具栏"上按下"实验数据入打印编辑窗"按钮，实验曲线进入打印编辑窗，按下"打印编辑窗"按钮，显示 MedLab 打印编辑窗。

⑤MedLab 实验结果的统计、分析：如前述，MedLab 能按"结果处理"计算出一些必要的数据指标，用鼠标在相应的采样时间点拖曳所需测量区域的曲线（如给药或处理前后不同时间点），系统自动地在数据窗的相应位置填写结果数据，这种方式可一次选择多段实验数据。整个实验数据的测量和计算过程可在短时间内完成，并以.xls 文件格式保存。结果数据可用 Excel 打开，由于 Excel 软件可与 SPSS、Prism、SigmaPlot、SigmaStat等许多著名统计和制图软件互传

数据，为实验者进行实验数据的统计和制图提供了便利。在使用 SigmaStat 统计软件对数据进行处理时，将 Excel 中的数据拷贝到 SigmaStat 中，计算均值、标准差和标准误，对数据进行百分比的换算等，以及 t 检验等统计是非常快捷的。而 Prism 是一个极其便捷的制图软件，将 Excel 中的数据拷贝到 Prism 的数据窗中，Prism 的制图窗自动生成图表，并允许方便灵活地修改图表的参数。从此，处理所获得的大量实验数据不再是一个艰巨而枯燥的过程，实验数据的测量、结果的分析亦变得更为准确和快速，大大提高了实验的效率。

7）MedLab 实验报告的导出：为了适应教学自动化、无纸化，MedLab 能方便导出学生个人的实验报告。具体方法：第一步，带教老师维护好每个实验的实验指导，选择菜单"编辑"→"编辑实验指导"，对每个实验的实验指导进行编辑（图3-46）。第二步，从菜单"实验"中选择实验。第三步，实验结束后，选择菜单"文件"→"导出实验报告"（图3-47），即可导出实验报告。在此基础上，利用 Windows 的粘贴板功能，剪贴实验曲线和结果，可快速完成实验报告。

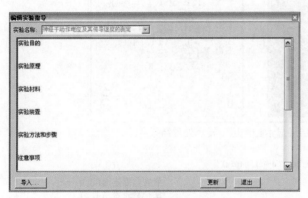

图3-46　编辑实验指导窗

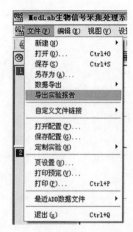

图3-47　选择导出实验报告

8）MedLab 多媒体播放：MedLab 内含微软的多媒体播放器，可选择菜单"窗口"→"MedLab 多媒体播放器"，打开 MedLab 多媒体播放器。MedLab 多媒体播放器能播放常用的媒体文件，如AVI、MPEG、WAV、MID 和 VCD 等视频图像文件。

9）Internet/Intranet 浏览：MedLab 内含微软的 IE 浏览器，可选择菜单"窗口"→"WWW 浏览器"，打开MedLab WWW 浏览器，可在局域网内和 Internet 中浏览 Web 文件。

10）用 NetMeeting 进行网络实验：Microsoft NetMeeting 是微软集成在 Windows中的一个允许在 Internet/Intranet 上进行实时音频、视频和数据通信的软件。它为全球用户或单位部门间提供了一种通过 Internet/Intranet 进行交谈、召开会议、工作及共享程序的全新方式。NetMeeting 具备以下功能：通过 Internet/Intranet 向用户发送呼叫、通过 Internet/Intranet 与用户交谈、看见您呼叫的用户、与其他用户共享同一应用程序、在联机会议中使用白板画图、检查快速拨号列表，看看哪些朋友已经登录、发送在交谈程序中键入的消息、在自己的 Web 页上创建呼叫链接、向参加会议的每位用户发送文件、利用此软件可以在单位内部小型局域网方便地与其他工作人员交谈、下达任务及布置工作等，是一个非常理想的互相联系的工具，特别是对教育部门来说，通过它可以进行网上教学等。NetMeeting的安装步骤和启动请参考有关书籍介绍。

MedLab 是一个真32 位的Windows 程序，可在NetMeeting 中进行MedLab 网络实验。主要利用NetMeeting 的"共享程序"功能，与其他实验组共享MedLab 应用程序，步骤如下：选择 MedLab 菜单"窗口"→"Microsoft NetMeeting"启动 NetMeeting 后，各组链接成功，再启动 "MedLab"，把 MedLab 当成共享的应用程序。单击 NetMeeting工具栏上的"共享"，然后单击应用程序名——MedLab。其他组就也可以看到"MedLab"，但不能对它进行操作。如果希望其他组使用共享程序，单击 NetMeeting 工具栏上的"协作"按钮。希望使用应用程序的这个组都必须单击"协作"，通过单击共享应用程序窗口，每个组都可在某一时刻控制共享的应用程序。如果要在其他组共享的应用程序中工作，要单击 NetMeeting 工具栏上的"协作"按钮。共享应用程序的其他组也必须单击"协作"。如要停止共享应用程序，单击 NetMeeting 工具栏上的"共享"按钮，然后单击要停止共享的应用程序名称——MedLab。

4.MedLab 软件界面功能介绍

（1）菜单栏：对 MedLab 主要功能进行操作，包含文件、编辑、视图、设置、实验（演示实验或模拟实验）、处理、窗口和帮助等主菜单。

1）文件：包括所有的文件操作，如新建、打开、保存、打印、退出等。

新建：建立一个新的数据文件，同时清除原采样窗中的数据文件。

打开：打开已存盘的数据文件（*.add），在数据窗中打开已处理的结果文件（*.xls）。

保存：以当前文件名保存数据或处理结果。

另存为：以自定义文件名保存数据或处理结果。

导出数据：将数据文件转换为二进制或 ASCII 格式文件。

导出实验报告：导出学生本次实验的实验报告。

自定义文件链接：链接、运行各类文件。

打开配置：打开以前保存过的配置文件（*.adc），该配置文件保存了当时仪器的配置，包括采样条件设置的内容（显示方式、采样间隔、刺激方式、通道数目），放大倍数，采样内容，滤波方式及参数，定标值，刺激模式及参数，X、Y 轴压缩比等。一旦打开配置文件，所有配置内容调出，即可开始实验，是简化实验配置的一种重要方法。

保存配置：以自定义配置文件名保存当前的仪器配置：包括采样条件设置的内容（显示方式、采样间隔、刺激方式、通道数目），放大倍数，采样内容，滤波方式及参数，定标值，刺激模式及参数，X、Y 轴压缩比等各项配置参数。可方便将本系统随意设置成各种实验并保存配置，利用好这一功能，是简化实验配置的一种重要方法。

定制实验：在这里可按分类定制各种实验，当前的仪器配置参数保存于 MedLab.adb 中，今后就可在"实验"菜单中直接调用，方便学生操作。

页面设置：设置打印页面。

打印预览：打印前，预览被选波形曲线或相应的处理结果。

打印：打印被选波形曲线或相应的处理结果。

退出：退出 MedLab 系统，结束实验。退出时，系统自动将退出前的各种配置参数存于文件（MedLab.adc）中，下一次启动本系统时，仍为上一次的实验配置。

2）编辑：包括所有对信号图形的编辑功能，如剪切、拷贝、粘贴等。

撤销：撤销上一次（只有一次）剪切或粘贴操作。

剪切：剪切掉所选区间的波形图。

拷贝：将所选区间的数据拷贝到内存。

粘贴：将拷贝到内存的数据粘贴到选定的位置。

编辑实验标记：预先编辑某一实验的标记内容，在打开此实验时，可自动调用这些标记内容。

编辑实验指导：预先编辑某一实验的实验指导，在打开此实验时，可调用这些实验指导，按此内容导出学生的实验报告。

3）视图：对界面上主要可视部分显示与否进行切换（图3-48）。

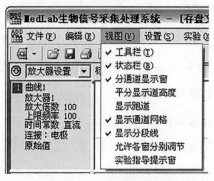

图3-48　"视图"菜单

工具栏："工具栏"显/隐选项。有"√"标记为显选项，否则为隐选项。

状态栏："状态栏"显/隐选项。有"√"标记为显选项，否则为隐选项。

分通道显示窗：选择分通道显示还是合通道显示。

平分显示道高度：使各显示通道的高度相等。

显示跑道：是否显示"跑道"，"跑道"是MedLab的有效采样范围。

显示通道网格：是否显示通道网格。

显示分段线：是否显示分段线。

允许各窗分别调节：是否允许各窗的 X 轴压缩比、时间起点分别可调。

实验指导提示窗：有"√"标记时，选择"实验"菜单时，显示实验指导提示窗。

4）设置：对系统运行有关的设置功能进行选择（图3-49）。

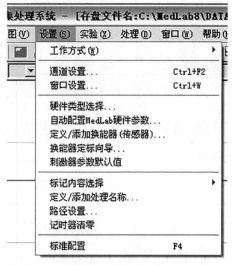

图3-49 "设置"菜单

工作方式：有3种方式可选择。

①信号采集：系统设置为信号采集方式（为系统默认工作方式）。

②演示实验：系统设置为动态回放存盘的数据文件。示教时，可利用它动态演示数据变化。

③模拟实验：系统设置为模拟实验方式。

a.通道设置：进入"通道设置"子菜单，即可打开"通道设置"窗（也可点击通道设置快捷钮 进入）。进行采样条件设置，是 MedLab 做好采样准备的重要步骤。

b.窗口设置：进入"窗口设置"子菜单，即可打开"显示窗口设置"窗（图 3-50），也可点击窗口设置快捷钮进入，或在显示通道上按右键在弹出菜单中选择进入，进行窗口的设置。

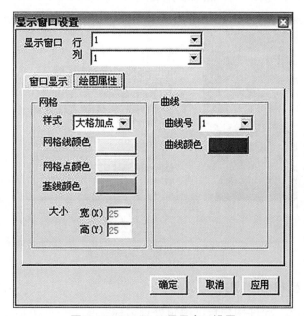

图3-50 MedLab 显示窗口设置

c.硬件类型选择：根据用户的 MedLab 硬件选择相应的硬件类型，这样 MedLab 才能更好地工作。MedLab 硬件有 MedLab–E、MedLab–U/4c、MedLab–U/4cs、MedLab–U/8c 和 MedLab–U/2ce 等（图3–51）。

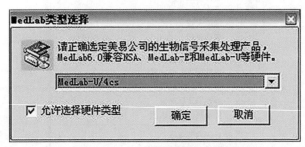

图3–51　MedLab 硬件类型选择

d.自动配置 MedLab 硬件参数：在刚安装MedLab 的计算机中，建议用此功能，使 MedLab 系统软件根据 MedLab 硬件调整合适的参数，并存入MedLab 配置数据库，便于以后调用。用户也可根据实际情况间隔一定时间重新自动设置一次。

e.定义/添加换能器（传感器）：新版的 MedLab6.0 规范了换能器的定义，允许添加、修改换能器，用户只有在添加换能器后才能对该换能器进行定标，并可将定标系数存于数据库中，方便调用（图3–52）。

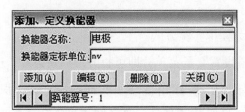

图3–52　添加、定义换能器窗

f.换能器定标向导：方便用户对换能器进行定标（图3–53）。

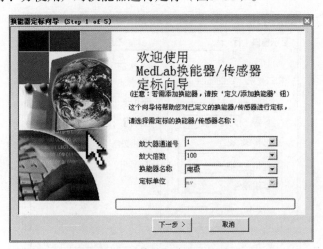

图3–53　换能器定标向导窗

g.标记内容选择：选择标记库内容。

h.定义/添加处理名称：允许用户自己编辑处理名称。

i.路径设置：MedLab 系统的默认文件存盘路径是 C：\Program files\MedLab\data 目录。为了存盘方便和使文件存盘更加灵活，可以使用本功能，按实验人员的要求改变存盘目录，使文件管理更加规范、有序。

j.计时器清零：MedLab 系统设置了一个计时器，记录打开 MedLab 的相对时间。如果需要把计时器清零，选择此子菜单。

k.声音提示：类似"采样过程设置"功能，设置到一定时间时，计算机发出声音提示。

l.标准配置：设置本功能的目的是帮助实验人员在调整通道时，一旦发生混乱，可以借助本功能恢复到 MedLab 的默认配置，然后在此基础上重新调整配置。具体操作方法：进入"标准配置"子菜单，系统提示"重新进行标准配置吗？"，按"确定"按钮，系统自动调整至标准配置界面。

5）实验：对已完成定制实验配置的具体教学与科研实验项目进行选择（图3-54）。

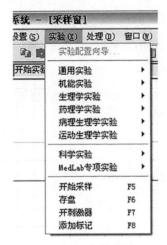

图3-54　实验菜单

6）处理：包括所有对信号图形的采样后计算、处理功能，如 FFT 运算、直方图、数字滤波等（图3-55）。

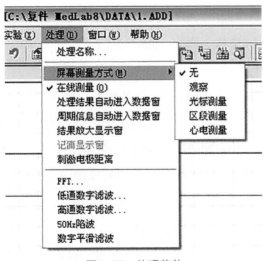

图3-55　处理菜单

处理名称：进入"处理名称设置"窗，选择处理名称。

屏幕测量方式：可选择无、观察、光标测量、区段测量和心电测量。

刺激电极距离：设置神经干动作电位传导速度测量时，两对引导电极间的距离。

FFT：对当前所选波形曲线进行 FFT 运算，绘出频谱分析图形。

低通数字滤波：对所选中的波形数据进行巴特沃兹低通数字滤波。可滤掉采样波形数据中的高频干扰成分，而保留低频成分。滤波参数可根据具体情况选择。

高通数字滤波：对所选中的数据进行巴特沃兹高通数字滤波。可滤掉采样波形数据中的低频干扰成分，而保留高频成分。滤波参数可根据具体情况选择。

50 Hz 陷波：对被选波形数据进行 50 Hz 滤波，可去掉 50 Hz 干扰信号。

数字平滑滤波：对被选波形数据进行平滑滤波，可去掉信号波形中的高频毛刺，使曲线平滑美观。滤波参数可根据具体情况选择。

7）窗口：提供一些有关窗口操作的功能。

8）帮助：包括在线帮助、版权信息与公司网址链接。在线帮助可以让实验人员在使用 MedLab 时得到实时的帮助（图3-56）。

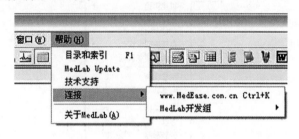

图3-56　帮助菜单

（2）快捷工具栏：提供7组25个最常用的快捷工具按钮，只要鼠标箭头指向该按钮，单击鼠标左键，即可进入操作。从左至右分别是：

第一组为新建文件按钮：新建记录仪、示波器或慢波扫描。

第二组为文件操作按钮：打开、存盘、打印、打印预览。

第三组为编辑操作按钮：剪切、拷贝、粘贴、撤销。

第四组为采样条件按钮。

第五组为相关数据处理按钮：在线测量、屏幕测量、处理结果入表和结果放大提示等。

第六组为窗口切换按钮：采样窗、处理窗和数据窗之间的窗口切换等。

第七组为应用程序链接按钮：如链接 Word、Excel 等。

（3）通道采样窗：可以自由设置采样通道的数量，新版 MedLab6.0 采用虚拟通道设置，显示通道与采样通道无关，显示通道可显示任何一个或多个采样通道数据，采样通道的数据来源可以是任意放大器或是各类数据的计算、处理结果。

通道控制区：位于最左侧，显示通道号、放大倍数及滤波情况等。通道控制区可设置曲线颜色、通道放大倍数和数字滤波。

波形显示区：位于采样窗中部，采样时动态显示信号波形，处理时静态显示波形曲线。中部灰线为零线。在波形显示区中拖曳，可选定一部分波形做进一步分析处理。

结果显示控制区：位于最右侧，用来显示 Y 轴刻度、处理名称（采样通道内容）、单位和处理结果等。此控制区域可进行基线调节、Y 轴方向波形压缩扩展、波形上下移位、定标、处理名称、单位修正和零点设置等操作。

（4）X 轴显示控制区：用来动态显示采样时间（X 轴），拖动波形曲线的 X 轴，X 轴方向波形压缩、扩展控制，标记显示。

（5）采样控制开关：用于开始采样、停止采样及采样存盘控制。

第四节　分光光度计

一、基本原理

分光光度计是指能从含有各种波长的混合光中将每一单色光分离出来，并可测量其强度的仪器。其基本原理依据Beer–Lambert定律，说明物质对单色光吸收的强弱与吸光物质的浓度和厚度间关系的定律。Beer 定律说明吸光与浓度的关系，Lambert定律说明吸光与厚度间的关系。数学表达为

$$I = I_0 10^{-\varepsilon LC}。 \tag{3-1}$$

其中，I 是光透过一个厚度为 1 cm、内含浓度为 1 mol/L 溶液的吸收池的浓度；I_0 为入射光强度；ε 是摩尔消光系数，单位为 L/（cm·mol），表示物质对光的吸收特性，因物质不同而异；L表示液层的厚度，单位为cm；C表示溶液的浓度，单位为mol/L。

二、结构简介

分光光度计主要由光源、单色器、狭缝宽度、样品池和检测系统组成。

1.光源　可见光区的光源一般是钨灯或卤素灯（250～320 nn），紫外线区主要采用氢灯或氖灯（165～350 nm）。两者均需要专用的电源装置。

2.单色器（分光系统）　单色器是指从混合光波中分解出所需单一波长光的装置，由棱镜或光栅构成。用玻璃制成的棱镜色散强，但只能在可见光区工作。石英棱镜工作波长范围为185～4000 nm，在紫外线区有较好的分辨力，适用于可见光区和近红外线区。棱镜的特点是波长越短，色散程度越好，越向长波一侧越差。有的分光系统是衍射光栅，即在石英或玻璃的表面上刻画许多平行线，刻线处不透光。通过光的干涉和衍射现象，出现较长的光波偏折的角度大，较短的光波偏折的角度小，因而形成光谱。

3.狭缝宽度　直接影响分光质量，狭缝过宽，单色光不纯，可使吸光度改变；狭缝太窄，

光通量少而降低灵敏度。若增大放大倍数而使噪声增大，则影响准确度，所以狭缝宽度要恰当，一般以减少狭缝宽度时样品吸光度不再改变的宽度为合适。

4.样品池（吸收池）　可见光区用玻璃吸收池，紫外线区用石英吸收池。用作盛空白溶液的吸收池应与盛试样溶液的吸收池互相匹配，即有相同的厚度与相同的透光性。在测定吸光系数或利用吸光系数进行定量测定时，还要求吸收池有准确的厚度（光程），或用同一个吸收池。吸收池两光面易损蚀，应注意保护。

5.检测系统　是测量透过吸收池光能量的装置，其中最主要的元件是能产生光电效应的光敏器件，产生光电流随强度增加成正比例的增加。采用的光电检测器有光电管和光电倍增管，光电管因敏感的光谱范围不同而分为紫敏（210～625 nm）和红敏（625～1000 nm）两种。光电倍增管比普通光电管更灵敏，因此，可使用较窄的单色器狭缝，从而对光谱的精细结构有较好的分辨能力。

三、分光光度技术的应用

1.测定溶液中物质的含量　可见或紫外分光光度法都可用于测定溶液中物质的浓度。测定标准样品（浓度已知的溶液）和待测样品（浓度未知的溶液）的吸光度，用下面的公式进行比较，可计算出溶液中物质的含量：

$$Cx = \frac{Ax}{As} \times Cs。$$

（3-2）

其中，Cx 代表未知液的浓度，Cs 代表已知液的浓度，Ax 与 As 分别代表未知液和已知液所测得的吸光度，式中只有 Cx 是未知的，可由上述公式计算得之，也可以先测出不同的浓度液的吸光度，绘制出标准曲线，在选定的浓度范围内标准曲线应该是一条直线，然后测定出未知液的吸光度，即可从标准曲线上查到其相对应的浓度。

由于紫外吸收光谱的灵敏度较高，故可用来鉴定某些杂质的存在。在检验某一化合物中是否含有杂质时，可根据其光谱特征的不同来判断。如当某一化合物在一定波长范围内无吸收，而杂质显示出特征吸收，那么由杂质吸收带的特征就可检验该化合物中是否含有杂质。当某化合物与杂质均在同一波长范围内产生吸收时，则可根据它们各自吸收光谱特征的不同和该化合物的吸收曲线是否改变，确定有无杂质的存在。含量测定时所用波长通常要选择被测物质的最大吸收波长。其优点是：①灵敏度大，物质在含量上的细微变化将引起较大的吸光度差异。②可以避免其他物质的干扰。

2.用紫外光谱鉴定化合物　各种物质均有自己一定的吸收光谱曲线，用分光光度计可以绘制吸收光谱曲线。方法是用各种波长不同的单色光分别通过某一浓度的溶液，测定此溶液对每一种单色光的吸光度，然后以波长为横坐标、吸光度为纵坐标绘制吸光度—波长曲线，即吸收光谱曲线。用吸收光谱曲线图可以进行物质种类的鉴定。当一种未知物质的吸收光谱曲线和某一已知物质的吸收光谱曲线形状一样时，则很可能它们是同一物质。如果两者吸收光谱曲线形状不一样，则肯定不是同一种物质。一种物质在不同浓度时，吸收光谱曲线中峰值的大小不同，但形状相似，即吸收峰的波长值是不变的。

紫外线吸收是由不饱和的结构造成的，分子中含有发色团、助色团的化合物都能表现出吸收峰。紫外吸收光谱比较简单，同一种物质的紫外吸收光谱应完全一致，但具有相同吸收光谱的化合物其结构不一定相同。除特殊情况外，单独依靠紫外吸收光谱不能决定一个未知物结构，必须与其他方法配合。紫外吸收光谱分析主要用于已知物质的定量分析和纯度分析，还可用来研究分子结构。

四、方法与步骤

1.721型分光光度计　是一种在可见光区进行一般比色分析用的精密仪器（图3-57），波长范围为360～800 nm，但在410～710 nm的灵敏度较好。

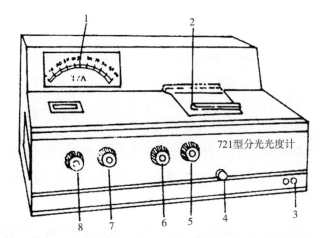

1—读数表示；2—比色皿暗箱；3—电源开关；4—比色皿座架拉杆；
5—光量调节器；6—0电位计；7—波长选择钮；8—灵敏度档。

图3-57　721型分光光度计

使用方法如下所述。

（1）打开电源开关，使仪器预热20 min。

（2）根据实验要求，转动波长选择钮，选用所需的波长。

（3）调节"0"点，轻轻旋动"0电位计"，使表头指针读数恰好在透光度为"0"处（此时比色皿暗箱盖是打开的）。

（4）将盛空白溶液的比色皿放入比色皿架中的第一格内，把比色皿暗箱盖轻轻盖上，转动光量调节器，使表头指针指在透光度为"100"处。

（5）将盛有待测溶液的比色皿放入比色皿架中的其他格内，盖上比色皿暗箱盖，拉动比色皿架的拉杆，使测定杯进入光路，此时，表头指针所示即为该待测溶液的吸光度A。读数后，打开比色皿暗箱盖切断光路。重复上述测定操作1次或2次，读取相应的吸光度，取其平均值。

（6）比色完毕后，关上电源开关，取出比色皿，将比色皿暗箱盖盖好，清洗比色皿并晾干。

2.722S型分光光度计　是一种简单易用的分光光度法通用仪器（图3-58），用卤素灯作光源，衍射光栅C-T单色器，自动调零、自动调整100%T，能在340～1000 nm波长范围内执行透射比、吸光度和浓度的直接测定，适用于医疗卫生、临床检验、生物化学等部门做定性定量分析。

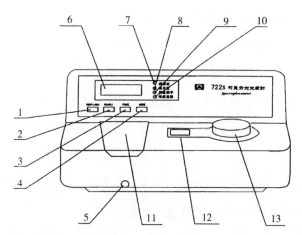

1—自动调整100%T键；2—自动调零键；3—功能键；4—模式键；5—试样槽架拉杆；
6—显示窗；7—透射比指示灯；8—吸光度指示灯；9—浓度因子指示灯；10—浓度直读指示灯；
11—样品室；12—波长指示窗；13—波长调节钮。

图3-58　722S型分光光度计

使用方法和步骤如下所述。

（1）预热：打开仪器电源开关，使之预热30 min。

（2）设定波长：根据实验要求轻轻转动波长调节钮，由波长指标窗显示所设定的波长。

（3）选择标尺：根据所测样品及所需数据类型，按模式键选择不同标尺模式（如透射比、吸光度等模式）。

（4）调零：打开仪器试样盖（关闭光门），然后按自动调零键，即能自动调整零位，如有误差可重调一次。

（5）调整100%T：将盛空白溶液的比色皿放入样品室试样槽架上的"0"格位置（最靠近被测者一端）。盖下仪器试样盖（打开光门）同时按下自动调整100%T键，即能自动调整100%T（一次有误差可加按一次）。

（6）检查结果：将盛有待测溶液的比色皿依次放入样品室"1""2""3"格位置，盖下仪器试样盖，拉动试样槽架拉杆使待测杯置入光路，此时，显示窗所显数据即为该待测溶液的吸光度。

（7）清理实验用品：依次测试完毕后，取出比色皿关闭仪器试样盖，然后切断电源。洗净比色皿，并用镜头纸或干净柔软的绸布轻拭干净，放回比色皿盒内备用。

（8）仪器表面清洁：仪器表面宜用温水擦拭，不能使用酒精等有机溶剂清洁。

五、注意事项

①使用仪器时要认真、谨慎，严格按照操作要求进行。

②分光光度计必须放置在固定且不受振动的仪器台上，不得随意挪动，严防振动、潮湿和强光直射，进行测量、校正样品溶液时，严禁随意打开暗箱盖。

③比色皿盛液量以达到容积的2/3左右为宜。若不慎使溶液流出比色皿外，须先用滤纸吸干，再用擦镜纸或绸布擦净才能放入比色皿槽内。移动比色皿架要轻，以防溶液溅出腐蚀机件。

④一般制成的溶液应尽量使吸光度读数在 0.1～0.7 的范围内进行测定。这样所测得的读数误差较小。如吸光度不在此范围内，可调节比色液浓度，适当稀释或加浓，使其在仪器准确度较高的范围内进行测定。

⑤用完比色皿后应立即用自来水冲洗，再用蒸馏水洗净。若上法洗不净时，用 5% 的中性皂溶液或洗衣粉稀溶液浸泡，也可用新配制的重铬酸钾—硫酸液短时间浸泡，立即用水冲洗干净。洗涤后比色皿倒置晾干或用滤纸将水吸去，再用擦镜纸轻轻揩干。

⑥严禁用手拿比色皿光滑面，不能用毛刷等物摩擦比色皿的光滑面。

⑦仪器连续使用时间不要超过 2 h，每次使用后需要间歇半小时以上才能再用。

⑧暂停测试或读取数据时应及时关闭光电管闸门，以保护光电管免受强光或长时间照射而损坏。

⑨每套分光光度计上的比色皿及比色皿槽不得随意更换。

⑩分光光度计内放有硅胶干燥袋，需定期更换。

第五节　血气分析仪

血气分析仪用于测定血液的酸碱度（pH）、二氧化碳分压（PCO_2）、氧分压（PO_2）3 项基本指标，参考血红蛋白（Hb）的数据可以计算出其他诊断指标，如 HCO_3^-、碱剩余（BE）、氧饱和度（SO_2）等。

各种型号仪器基本组成均相同、性能类似，其核心部分是组装在血样通道上依次排列的pH、PCO_2、PO_2 电极，以及电信号的测量仪器、恒温设备、进样和清洗装置。电极的定标除了pH 标准液，还应有两种不同浓度的 CO_2（5% 及 10%）。因此，需供应经过严格鉴定的 CO_2。有的仪器备有气体混合器及空气压缩机，只要备有纯 CO_2 即可自动配气。此外，就是微处理机部分，有的可以储存数据。最新的血气分析仪均配有键盘、显示器、打印机及计算和控制操作程序，能全自动化操作，使用很方便。

第六节　心电图机

一、基本原理

心脏活动时，心肌细胞产生的生物电信号，通过特殊的仪器将其记录下来的综合性曲线称为心电图。心电图反映的是心肌细胞电活动的变化，而与心脏的机械收缩、舒张活动无直接关系。心电图机可以将微弱的心电信号引导出来并加以放大，然后通过热笔式电极记录在纸上，供临床医生和研究者参考。在临床上对预测心肌梗死等疾病的发生发展、心律失常的鉴别有积极的辅助诊断作用。

二、基本组件

心电图机种类多、结构复杂，但都具有以下基本结构。

（1）电极导联线：①肢体导联线；②胸前导联线。

（2）电源系统：220 V。

（3）信号放大系统传入、放大装置。

（4）描记系统。

ECG-6511型心电图机正面板结构如图3-59所示。

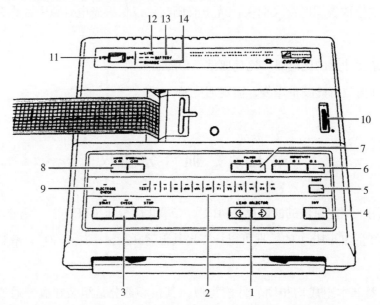

1—导联选择键；2—导联显示灯；3—记录开关；4—1 mV定标键；5—复位键；6—灵敏度选择键；7—滤波器选择键；8—走纸速度选择键；9—电极异常指示灯；10—基线位置调节器；11—供电方式选择开关；12—交流电指示器；13—电池指示器；14—充电指示器。

图3-59 ECG-6511型心电图机正面板结构

三、操作方法与步骤

（1）将电源开关置于"OFF"位置，连接地线、导联线和电源线。

（2）接通220 V电源，按导联选择键"LEAD SELECTOR"选"TEST"；记录开关选"STOP"；灵敏度选择键"SENSITIVITY"选"1"；走纸速度选择键"PAPER SPEED"选"25"（即25 mm/s）。

（3）将电极分别放于四肢、胸前（图3-60），导联线各插头依据颜色（或字母标示）与相应的电极连接，连接方法如下。

肢体导联：红（R）—右手（右前肢），黄（L）—左手（左前肢），绿（F）—左腿（左后肢），黑（RF）—右腿（右后肢）。

胸导联（白线）：红（C1）—V1，黄（C2）—V2，绿（C3）—V3，棕（C4）—V4，黑（C5）—V5，紫（C6）—V6。

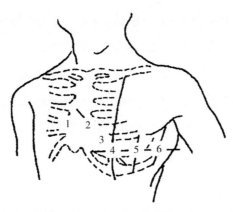

1—胸骨右缘第4肋间；2—胸骨左缘第4肋间；3—2与4连接的中点；4—左锁骨中线与第5肋间交点；
5—4水平与左腋前线交点；6—4水平与左腋中线交点。

图3-60　导联探测电极安装

（4）按下记录开关的观察键"CHECK"，调节"基线位置调节器"，使热笔调至心电图纸的中线偏下5 mm处，按下记录开关的走纸键"START"，走纸后再按下1 mV定标键，描记1 mV方波。检查方波是否为 10 mm，若过大或过小，可调整"增益"进行校正。此时心电图纸的纵坐标为 0.1 mV/小格，横坐标为0.04 s/小格，同时检查方波描迹，看笔温、阻尼是否适当。

（5）ECG记录：按"LEAD SELECTOR"键选"Ⅰ"导联。按下"CHECK"键观察热笔摆动范围，若不在心电图纸的中央，可调节"基线位置调节器"调之。按下"START"键即可记录Ⅰ导联心电图。

（6）按下"CHECK"键，停止走纸。按"LEAD SELECTOR"键选"Ⅱ"导联。继续如前述操作可记录Ⅱ导联心电图。如此反复操作，直到完成V6胸导联后，按下记录开关的"STOP"键，停止描记。

四、操作注意事项

（1）被测对象为人体时，安放电极部位要涂导电膏或者先用酒精棉球脱脂，再涂生理盐水。

（2）若被测对象心率过快，按"PAPER SPEED"键选"50"（每小格代表0.02 s）。

（3）若被测对象心电图 QRS 波电压过高或过低，分别使"SENSITIVITY"键处于"1/2"或"2"位置。

（4）测试时所需环境的温度不能太低，避免寒冷刺激，否则容易引起肌肉震颤，引发肌肉电流干扰。若有肌肉电流干扰，按下滤波器选择键"FILTER"的"EMG"，若有交流干扰则按下"FILTER"键的"HUM"。此外，还应避免外界磁场干扰。

（5）心电图机用以控制记录器产生自身振荡的作用力叫阻尼。心电图机的阻尼必须适当，否则会产生图形失真、变形，出现伪差。阻尼调节的一般方法为增加或减小描笔在记录纸上的压力，调节"阻尼"，使其达到规定要求。

标准导联（Ⅰ、Ⅱ、Ⅲ）为常用导联：Ⅰ导联为右臂（-）—左臂（+），Ⅱ导联为右臂

（-）—左足（+），Ⅲ导联为左臂（-）—左足（+），分别引导记录。胸（V）导联的接法是由右臂、左臂、左足三联线各接一个5 kΩ的电阻，然后连接在一起作为参考电极，探测电极分别置于 V1～V6 各部位（V1：胸骨右缘第 4 肋间；V2：胸骨左缘第 4 肋间；V3：V2 与 V4 的中点；V4：左锁骨中线与第 5 肋间交点；V5：V4 水平与左腋前线交点；V6：V4 水平与左腋中线交点）。教学实验中，常用标准Ⅱ导联监测心率，连续测量 3～5 个 R-R 间期，求平均值，再换算为每分钟心跳次数（次/分）。

五、图形的测量

1.基本图形　正常人的心电图中每一个心动周期有 6 个波，各为 P、Q、R、S、T、U 波。这些波形的电位值、时间间隔都有一定的范围（图3-61）。

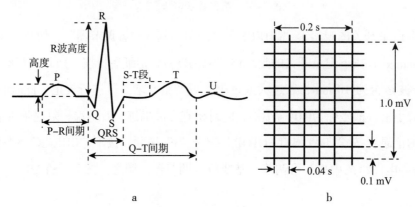

图3-61　心电图正常波形

P 波：代表两心房激动时所产生的电压变化。

P-R 间期：代表窦房结激动经心房、房室结、房室束到心室所需的时间。

QRS 波群：Q 波是 QRS 波群第一个向下的波，其前面无向上的波；R 波是 QRS 波群第一个向上的波，其前面可以无 Q 波；S 波是 P 波之后的向下波；QRS 波群代表心室激动的电压变化与所需时间。

S-T 段：起自 QRS 波群终点至 T 波起点。这段时间内，心室处于完全除极状态但又尚未复极，所以 S-T 段应在零电位基线上。

T 波：代表心室复极时电压变化。

Q-T 间期：QRS 波群起点至 T 波终点所占的时间。

U 波：在 T 波后一个较低的波，方向与 T 波一致。

2.测量　心电图记录纸上有两种粗细不同的纵线和横线，纵向小格代表电压毫伏数，横向小格表示时间。因此，可以在记录纸上测量出心电图各波的幅值和经历时间。

（1）心率的测定：测量 P-P 或 R-R 间隔，每分钟心房率或心室率按下列公式计算：心率=60/P-P 或 R-R 间隔。

（2）波形振幅的测量：向上的波幅应从基线的上沿量到波的顶点，向下波幅应从基线的下沿量到波的最低点，由幅值可以推算出电位值。从纵格数的变化上确定电压的数据值。

第四章　医学机能实验学基础性实验

实验一　实验常用蛙标本的制备

【实验目的】

掌握蛙坐骨神经-腓肠肌标本和坐骨神经干标本的制备方法。

【实验原理】

蛙属两栖类动物，生存环境简单，离体组织活动所需条件较低，易于控制和掌握。在机能实验中，坐骨神经-腓肠肌标本和坐骨神经干标本是研究神经肌肉生理最常用的对象，经常用来研究神经肌肉的兴奋性、刺激与反应的规律、肌肉收缩的特点、兴奋性的周期性变化等。

【实验对象】

牛蛙。

【实验器材和药品】

蛙类手术器械（粗剪刀、组织剪刀、眼科剪刀、镊子、探针、玻璃分针、大头针）、蛙板、培养皿、手术线、锌铜弓、任氏液。

【实验方法和步骤】

1.破坏脑和脊髓　取牛蛙一只，左手握住躯干，用食指下压头部前端，拇指按压背部，使头尽量前俯（图4-1）。右手持探针自枕骨大孔处垂直刺入，到达椎管，再将针折向前方插入颅腔并左右移动彻底捣毁脑组织；然后将探针退至枕骨大孔处，将探针向后刺入椎管捣毁脊髓。待蛙四肢松软，呼吸消失，无自发运动，即表示脑、脊髓已完全破坏。

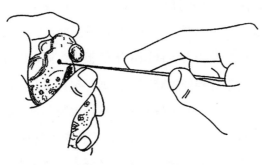

图4-1　破坏脑和脊髓

2.剪除躯干上部及内脏　左手握住蛙后肢，此时躯干上部及内脏即全部下垂。右手持粗剪刀在骶髂关节水平以上2 cm 处剪断脊柱，将头、前肢和内脏一并弃去，仅保留部分腰骶部脊柱及后肢（图4-2），在腹侧脊柱两旁可见到坐骨神经。剪除过程中注意勿损伤坐骨神经。

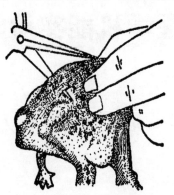

图4-2　剪除躯干上部及内脏

3.剥皮　左手用大镊子捏住脊柱断端（勿压迫神经），右手捏住断端皮肤边缘，逐步向下牵拉剥掉全部后肢皮肤（图4-3），将标本置于盛有任氏液的培养皿中备用。

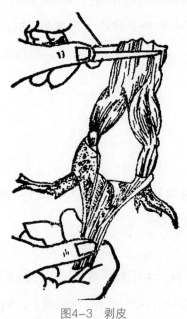

图4-3　剥皮

4.清洗用过的器械　洗净双手及用过的全部手术器械。

5.分离两腿　避开坐骨神经，用粗剪刀从背侧剪去骶骨，然后沿中线将脊柱剪成左右两半，再从耻骨联合中央剪开两腿（避免偏斜），将已分离的后肢浸入盛有任氏液的培养皿中备用。

6.游离坐骨神经　取一侧后肢用大头针固定于蛙板上，固定时注意使坐骨神经和腓肠肌朝上。先用玻璃分针沿脊柱游离坐骨神经腹腔部，再划开梨状肌及其附近的结缔组织，循股二头肌和半膜肌之间的坐骨神经沟，纵向分离暴露坐骨神经大腿部直至腘窝，然后用粗剪刀将与坐骨神经连接的脊柱下部多余部分剪去，但须保留小块脊柱与坐骨神经相连（图4-4）。用镊子夹住这小块脊柱，将坐骨神经轻轻提起，逐一剪去神经分支，游离出坐骨神经。分离过程中注意不要用金属器械碰触神经，不能过度牵拉神经，并且要不断滴加任氏液保持标本湿润。

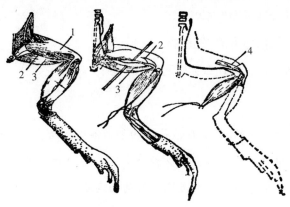

1—股三头肌；2—股二头肌；3—半膜肌；4—股骨。

图4-4　游离坐骨神经

7.完成坐骨神经-腓肠肌标本　在腓肠肌的跟腱处穿线结扎，在结扎处远端剪断并游离腓肠肌至膝关节处，然后把游离的坐骨神经向下搭在腓肠肌上，在膝关节周围剪断肌腱以去掉大腿全部肌肉，并用粗剪刀将股骨刮干净，在距膝关节1～1.5 cm处剪断股骨，弃去上段，保留与膝关节相连股骨，然后在膝关节以下将小腿其余部分全部剪除。所保留部分即为附着于股骨之上的、具有坐骨神经支配的腓肠肌标本（图4-5）。将标本置于盛有任氏液的培养皿中备用。

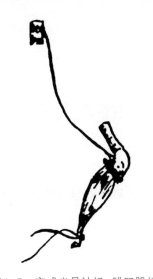

图4-5　完成坐骨神经-腓肠肌标本

8.检查标本兴奋性　用浸有任氏液的锌铜弓触及坐骨神经，如腓肠肌收缩，则表示标本的兴奋性良好。将标本放入任氏液中，待其兴奋性稳定后再进行其他实验。

9.完成坐骨神经干标本　标本制备方法与坐骨神经-腓肠肌标本制备方法基本相同，但无须保留股骨与腓肠肌。神经干应尽可能分离得长一些，要求上自脊髓附近的主干，下沿腓总神经或胫神经一直分离至踝关节附近为止。坐骨神经在腘窝处分为腓总神经和胫神经，仔细分离膝关节处的肌肉和筋膜，并沿腓肠肌两侧肌沟分离胫神经和腓神经，剪断其中任何一支，分离留下的一支直至跟腱，用任氏液浸泡过的缝合线结扎脊髓侧坐骨神经起始处和跟腱处，在结扎的外侧剪断，制成神经干标本。将分离好的标本置于任氏液中备用。实验中注意勿损伤神经。

【注意事项】

（1）破坏脑、脊髓要完全，以蛙四肢松弛、无自发运动为准。

（2）制作标本过程中，应经常用任氏液湿润标本，以防标本干燥或丧失活性。

（3）分离神经须用玻璃分针，不可用金属器械，操作过程中应避免过度牵拉及损伤神经。

（4）股骨保留不可过短，否则标本不易固定。

【思考题】

（1）为什么要用任氏液湿润标本？

（2）如何检验神经肌肉标本的兴奋性？

（3）用锌铜弓刺激神经，为什么会引起肌肉收缩？

【知识拓展】

世界实验动物日为每年的4月24日，是1979年由英国反活体解剖协会（NAVS）发起的重要的实验动物保护节日，呼吁人类减少和停止不必要的动物实验。其前后一周则被称为"实验动物周"，是在倡导科学、人道地开展动物实验，严格遵守 3R 原则，积极宣传使用动物实验的替代办法，最终完全取消动物实验。

实验动物是生命科学研究中必备的"动物、设备、信息和试剂"四大要素之一，生命科学领域的科研、教学、生产等都离不开实验动物，被称为"活的精密仪器"，特别是在医学领域，实验动物作为"人类的替身"有着不可替代的作用。

结合知识拓展请思考：

（1）在动物实验过程中如何珍爱动物？

（2）检讨一下以往在其他实验中有哪些"危险"操作？

实验二　不同刺激强度和频率与骨骼肌收缩的关系

【实验目的】

学习MedLab生物信号采集处理系统的使用，观察不同的刺激强度和频率与骨骼肌收缩幅度、形式之间的关系。

【实验原理】

肌肉组织具有兴奋性，受到刺激后会发生反应，表现为肌肉收缩。坐骨神经干由许多兴奋性不同的神经纤维组成，而腓肠肌也由许多兴奋性不同的肌纤维组成，因此，引起不同神经纤维和肌纤维兴奋的刺激强度也不一样。在实验中，固定刺激时间和强度-时间变化率，给予不同刺激强度的单刺激时，刚刚能引起其中兴奋性最高的神经纤维发生兴奋，进而引起该神经纤维支配的肌纤维收缩的刺激强度称为阈强度（阈值），强度等于阈强度的刺激称为阈刺激。随着刺激强度的增加，发生兴奋的神经纤维数目增加，参与收缩的肌纤维数目也相应增加，整块肌肉的收缩程度相应增强。强度超过阈值的刺激称为阈上刺激。当刺激强度增大到某一临界强度时，神经干中所有神经纤维均发生兴奋，此时肌肉发生最大程度的收缩，此时的刺激称为最大刺激。再增大刺激强度，肌肉收缩程度不再继续增大。

给予不同的刺激频率时，肌肉会发生不同形式的收缩。肌肉受到一次短促的刺激时，引起一次机械性的收缩和舒张的过程称为单收缩。当给肌肉适当强度的连续电刺激时，若刺激频率较低，在前一次收缩的舒张期结束前又开始新的收缩，发生单收缩的复合，收缩曲线呈锯齿状，则称为不完全强直收缩。若刺激频率增加到临界融合频率，使肌肉在前一次收缩期内就开始新的收缩，肌肉收缩完全融合，表现为一平滑曲线，则称为完全强直收缩，其收缩幅度较单收缩大得多。所以，有效刺激的频率决定了肌肉收缩的形式。在正常机体内骨骼肌的收缩几乎全是强直收缩。

【实验对象】

牛蛙。

【实验器材和药品】

蛙类手术器械、蛙板、培养皿、手术线、任氏液、铁支架、肌槽、张力换能器、MedLab生物信号采集处理系统。

【实验方法和步骤】

1.制备坐骨神经-腓肠肌标本　同实验一。

2.标本放置　将标本的股骨残端插入肌槽的螺丝孔内使其固定，坐骨神经轻放在肌槽的刺激电极上，保持神经与电极的接触良好。将腓肠肌跟腱的结扎线连于张力换能器的簧片上，调整固定器的旋钮，使连线保持一定张力又不过紧。注意张力换能器应与肌槽平行，连线应与张力换能器垂直（图4-6）。

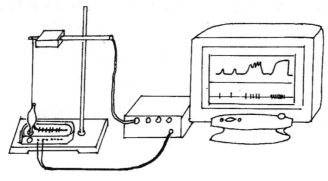

图4-6　标本放置

3.连接实验装置

（1）MedLab生物信号采集处理系统的刺激输出连接肌槽的刺激电极，选择1通道接口连接张力换能器。

（2）打开计算机，启动MedLab生物信号采集处理系统。

4.观察项目

（1）不同刺激强度对腓肠肌收缩的影响

1）点击MedLab菜单"实验"，选择"生理学实验"中的"刺激强度对骨骼肌收缩的影响"。

2）点击屏幕右下角"开始"按钮，再点击左下角"刺激器"按钮，选择"单刺激"，将幅度调至最小，点击"刺激器"按钮给予刺激，开始实验。

3）逐渐增加刺激强度，直到刚能描出收缩曲线，此时的刺激强度为阈强度，低于此强度的刺激为阈下刺激。增加刺激强度，观察收缩幅度是否随之相应增大。继续增加刺激强度，直至收缩幅度不再随刺激强度增加而增大，此时的刺激强度就是最大刺激强度，而介于阈刺激和最大刺激之间的刺激为阈上刺激。记录阈强度和最大刺激强度。

（2）不同刺激频率对腓肠肌收缩的影响

1）点击MedLab菜单"实验"，选择"生理学实验"中的"刺激频率对骨骼肌收缩的影响"。

2）点击屏幕右下角"开始"按钮，再点击左下角"刺激器"按钮，选择"单刺激"，将幅度调至最大，点击"刺激器"按钮给予刺激，开始实验。

3）用最大刺激强度的不同频率刺激，使刺激频率按1 Hz、6 Hz、11 Hz、16 Hz逐渐增加，观察不同频率刺激时肌肉收缩形式的变化，并记录单收缩、不完全强直收缩和完全强直收缩曲线。

【注意事项】

（1）经常用任氏液湿润标本，以防标本干燥，丧失活性。

（2）标本制成后放入任氏液内浸泡数分钟，使标本兴奋性稳定。

（3）每次连续刺激一般不要超过5 s，以防标本疲劳。且每次刺激后须让标本有一定的休息时间。

（4）实验中，保持张力换能器与标本连线的张力不变。

【思考题】

（1）为何神经肌肉标本中肌肉收缩力量随刺激强度的增加而增强？

（2）简述刺激坐骨神经引起腓肠肌收缩的过程。

（3）随刺激频率的改变，肌肉收缩形式有何变化？

【案例拓展】

王同学，今年19岁。3个月前参加学生夏令营登山活动过度疲劳后出现全身乏力、易疲劳、梳头困难症状，同时伴有眼睑下垂、复视表现，上楼时也多次跌倒在地，但上述症状休息后可部分缓解，早晨起床后症状轻，午后症状较重。新斯的明试验呈阳性，诊断为"重症肌无力"，给予口服新斯的明60 mg。既往无肝病、结核等传染病史，也无高血压、糖尿病及药物过敏史，家族中无同类疾病患者。

请结合案例思考：

（1）请谈一谈重症肌无力的发病机制是什么？

（2）请思考影响人体骨骼肌收缩的主要因素有哪些？

实验三　神经干动作电位的引导及与刺激强度的关系

【实验目的】

学习神经干动作电位的记录方法，观察动作电位的波形、时程、幅值及其与刺激强度的关系，加深对生物电现象的理解。

【实验原理】

神经纤维的动作电位是神经兴奋的客观标志。当神经干受到有效刺激时，会产生动作电位，细胞膜外电位会因动作电位的产生和传导而出现一系列的变化：兴奋部位的膜外电位负于静息部位，当神经冲动通过后，该部位的膜外电位又恢复到静息水平。在神经干兴奋过程中所发生的这种膜外电位变化称为神经干动作电位。

本实验采用细胞外记录方法，将两个引导电极置于正常完整的神经干表面，当神经干一端兴奋后，兴奋波先后通过两个引导电极，可记录到两个方向相反的电位偏转波形，称为双相动作电位。如果两个引导电极之间的神经组织有损伤，兴奋波只通过第一个引导电极，不能传导至第二个引导电极，则只能记录到一个方向的电位偏转波形，称为单相动作电位。

神经干由很多兴奋性不同的神经纤维组成，故神经干动作电位不同于单根神经纤维的动作电位，它是由许多兴奋性不同的单根神经纤维的动作电位综合成的复合性电位变化，称为复合动作电位，其电位幅度在一定范围内可随刺激强度的变化而变化，不具有单个神经细胞动作电位的"全或无"现象。

【实验对象】

牛蛙。

【实验器材和药品】

蛙类手术器械、蛙板、培养皿、手术线、任氏液、标本屏蔽盒、带电极的接线若干、MedLab生物信号采集处理系统。

【实验方法和步骤】

1.制备坐骨神经干标本　标本制备方法与坐骨神经-腓肠肌标本制备方法基本相同，但无须保留股骨与腓肠肌。要求上自脊髓附近的主干，下沿腓总神经或胫神经一直分离至踝关节附近为止。坐骨神经在腘窝处分为腓总神经和胫神经，仔细分离膝关节处的肌肉和筋膜，并沿腓肠肌两侧肌沟分离胫神经和腓神经，剪断其中任何一支，分离留下的一支直至跟腱，用任氏液浸泡过的缝合线结扎脊髓侧坐骨神经起始处和跟腱处，在结扎的外侧剪断，制成神经干标本。分离好的标本置于任氏液中备用。

2.连接实验装置　按图4-7所示用导线连接实验仪器。打开MedLab生物信号采集处理系统软件，刺激信号输出口与标本屏蔽盒的刺激电极（S1S2）相连。两对引导电极（r1r1′、r2r2′）任选一对连接 MedLab 的任一通道，地线接地。避免连接错误或接触不良。

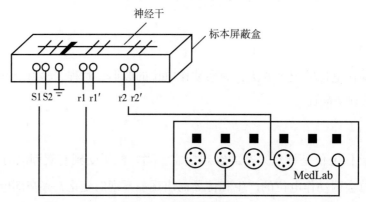

图4-7　连接实验装置

3. 神经干标本的放置　将标本屏蔽盒内所有电极用浸有任氏液的棉球擦净。将已制备好的坐骨神经干放置于电极上，神经的粗端（中枢端）放在刺激电极侧，细端（外周端）放在记录电极侧，用滤纸片吸去标本上过多的任氏液。注意电极间不能有液体，以免短路。

4. 调试仪器　点击 MedLab 菜单"实验"，选择"生理学实验"中的"神经干动作电位引导与传导速度测定"。

5. 观察项目

（1）观察双相动作电位：调节刺激强度，从0.1 mV开始逐渐增加刺激强度，在屏幕上可看到跟着伪迹之后有一个双相动作电位。观察动作电位上升相和下降相的方向、两者波形和幅值是否对称。如将神经干标本放置方向倒换，观察波形的变化。把引导电极调换位置，观察动作电位波形变化。

（2）测定阈强度和最大刺激强度：调节刺激强度，从0 mV开始逐渐增加刺激强度，直至刚好可以见到一个动作电位，此时的刺激强度即阈强度。然后再逐渐增大刺激强度，观察动作电位的幅值是否随着刺激强度的递增而加大。并且注意刺激伪迹有何变化。记录动作电位幅度不再增大时的最小刺激强度，即为最大刺激强度值。测量最大刺激时双相动作电位的潜伏期、上下相的幅度和时程。

（3）单相动作电位：上述刺激及记录条件不变，用镊子将两个记录电极之间的神经干夹伤或用药物（3 mmol/L KCl溶液）阻断，再刺激神经标本，将呈现单相动作电位。观察其波形变化，记录潜伏期、幅度和时程，与双相动作电位数值进行比较。

【注意事项】

（1）制作坐骨神经干标本时，神经干的分离愈长愈好，分离时应尽量避免牵拉，其分支可用眼科剪刀剪断。

（2）制备标本过程中要经常用任氏液湿润神经，记录前神经要在任氏液中浸泡数分钟。

（3）标本屏蔽盒在使用前需用任氏液棉球轻轻拭擦盒内的记录电极，以去除表面的氧化物。并在盒底放置一湿纱布条，以保持盒内湿度，防止标本干燥。

（4）神经干应与每一电极密切接触，神经干的两端也不能接触标本屏蔽盒。

（5）尽可能使刺激电极与记录电极的距离大些。

【思考题】

（1）双相、单相神经干动作电位的产生机制是什么？

（2）刺激强度改变时，神经干动作电位的幅度有何改变？为什么？

（3）在一定范围内，神经干动作电位的幅度随刺激强度的改变而改变，是否与单根神经纤维动作电位的"全或无"定律相矛盾？

（4）记录神经干动作电位时常在中枢端给予刺激，在外周端引导动作电位，为什么？若改变神经干方向，动作电位波形会有什么变化？为什么？

（5）若引导电极置换后，动作电位波形如何变化？为什么？

（6）神经组织在一次兴奋过程中兴奋性的周期性变化是什么？

（7）高浓度 KCl 作用于神经干对神经的兴奋传导有何影响？为什么？

【案例拓展】

　　小强是某高校刚毕业的一名大学生，主学软件设计专业，毕业后在北京一家上市IT公司工作。在实习期间小强就了解到IT行业竞争很大，淘汰率高，因此，他特别努力工作，每天在电脑前工作超过12 h，手不停地在键盘和鼠标间游走。有一天，小强偶感右手、腕部疼痛，呈间歇性感觉迟钝，但认为是疲劳所致，并未在意。3个月后某一天，小强突感右手手指麻木伴疼痛，以食指和中指明显，控制鼠标能力下降，打字出现障碍，症状持续1周，休息后也不见好转，已严重影响工作。随后小强到医院就诊，医生查体发现右手桡侧三个半手指麻木，右手指活动不灵活，右手握力减退，右腕部Phalon征及Tinel征阳性。进一步电生理学检查显示，正中神经感觉潜伏期延长，传导速度减慢，伴正中神经运动末端潜伏期延长，动作电位幅度下降，EMG出现失神经电位，提示右侧正中感觉神经及运动神经损伤，以感觉神经为主。

　　综合患者表现及检查结果，临床诊断为右侧腕管综合征，行右侧腕管切开减压术及正中神经松解术治疗。

　　请结合案例思考：

　　（1）请结合相关学科及本次实验内容谈一下你对该案例中电生理学检查结果的认识。

　　（2）随着社会的发展，腕管综合征已成为一种很常见的文明病，键盘，特别是鼠标已成为我们最常见的"腕管杀手"，请结合自身谈谈生活中该如何防止腕管综合征的发生。

实验四　神经干动作电位不应期与传导速度的测定

【实验目的】

学习神经干动作电位传导速度的测定方法，观察神经在发生一次兴奋后的兴奋性变化，并测定其不应期。

【实验原理】

可兴奋细胞（如神经细胞、肌细胞和腺细胞）受刺激后产生动作电位的能力称为兴奋性。细胞在发生一次兴奋后，由于膜电位发生相应的变化，分为绝对不应期、相对不应期、超常期和低常期。调节双脉冲刺激之间的间距，可对不应期进行测定。神经兴奋的标志是产生动作电位，传播速度与神经纤维的粗细、髓鞘的有无及环境温度等因素有关，通过测量神经冲动经过的路径和所需要的时间，可知兴奋传导速度的快慢。

【实验对象】

牛蛙。

【实验器材和药品】

MedLab 生物机能实验系统、神经标本屏蔽盒、蛙类手术器械、蛙板、废物缸、滴管、培养皿、棉花、手术线、任氏液。

【实验方法和步骤】

1.制备坐骨神经干标本　制备方法同实验三，标本制备好后放置于盛有任氏液的培养皿中备用。

2.连接实验装置　将 MedLab 生物机能实验系统和神经标本屏蔽盒连接好。再将标本置于神经标本屏蔽盒内的电极上，盖好盒盖。

3.调试仪器　打开计算机，进入MedLab生物机能实验系统操作界面，选择菜单栏实验项目→肌肉神经实验→神经干不应期的测定（或神经干兴奋传导速度的测定）。

4.观察项目

（1）观察神经干的不应期：选择双刺激，并逐步调节双刺激的间隔，可观察神经干的不应期。

（2）测定传导速度：用两个通道同时记录时，可较准确地测定动作电位传导的速度。

（3）通过相应的按键完成测量、存盘、打印等操作。

【注意事项】

（1）制备标本时应仔细去除附着在神经干上的结缔组织和血管，不可过度牵拉。

（2）刺激电极与引导电极尽可能远些，并接好地线，调节刺激波宽，以防止刺激伪迹与动作电位融合而影响测量。

（3）神经标本屏蔽盒用毕应清洗擦干，防止电极生锈。

【思考题】

（1）本实验测得的不应期、传导速度与单根神经纤维是否一样？为什么？

（2）不同组织的不应期是否相同？有何意义？

（3）若坐骨神经标本足够长，增大刺激电极与引导电极之间的距离，动作电位的波形将有何变化？为什么？仅用一对引导电极能否测定传导速度？应注意什么？

【知识拓展】

> 长久以来，康复医学诊室一直被认为是一个"辅助科室"，是在其他科室解决了"事关生死"的疾病问题后，一个可以改善生活的"选择项"。但随着人们对美好生活的需求不断提升，对优质康复医学服务的需求也越来越迫切。
>
> 一直以来，科学家们就希望通过神经电刺激，恢复瘫痪患者的运动神经元信号连接，从而实现患者的行走康复。2018年9月，梅奥诊所物理医学与康复系的研究人员在*Nature Medicine*上发表文章，通过43周的神经电刺激和康复训练，帮助一位脊髓损伤部位以下完全瘫痪的患者恢复了行走。

请思考：

（1）脊髓损伤患者的神经传导状态。

（2）康复医学在神经系统疾病中的作用。

实验五　红细胞比容的测定

【实验目的】

学习红细胞比容的测定方法。

【实验原理】

将定量的抗凝血灌注于特制的毛细玻璃管中，定时、定速离心后，将血液的有形成分和血浆分离，上层呈淡黄色的液体是血浆，中间很薄一层为灰白色，即白细胞和血小板（或栓细胞），下层为暗红色的红细胞，彼此压紧而不改变细胞的正常形态。根据红细胞柱及全血高度，可计算出红细胞在全血中的容积比值，即为红细胞比容。健康成年人的红细胞比容为40%～50%。严重贫血时可下降至15%，红细胞增多症患者则上升到70%。

【实验对象】

人血。

【实验器材和药品】

草酸盐抗凝剂或肝素、橡皮泥或半融化状态石蜡、75%乙醇溶液、毛细管、酒精灯、大试管、采血针、水平式毛细管离心机、刻度尺、温氏分血管、注射器。

【实验方法和步骤】

1.配制抗凝剂　测定红细胞比容需注意选择抗凝剂，一般采用草酸盐抗凝剂，配制方法如下：草酸铵1.2 g、草酸钾0.8 g、40%甲醛溶液（防止霉菌生长）1 mL，加蒸馏水至100 mL。将抗凝剂溶液0.1 mL吸入毛细管中，待溶液水分自然蒸发或稍加温烘干后使用。

2.红细胞比容的测定

方法一：微量毛细管比容法。

以抗凝剂湿润毛细管内壁后吹出，让壁内自然风干或于60～80 ℃干燥箱内干燥后待用。

取血：常规消毒，穿刺指（或尾）尖，让血自动流出，用棉球擦去第一滴血，待第二滴血流出后，将毛细管的一端水平接触血液，利用虹吸现象使血液进入毛细管的2/3（约50 mm）处。

离心：用酒精灯进行熔封或橡皮泥、石蜡封堵未吸血端，然后封端向外放入专用的水平式毛细管离心机，以12 000 r/min的速度离心5 min。届时用刻度尺分别量出红细胞柱和全血柱高度（单位：mm）。计算比值，即得出红细胞比容。

方法二：温氏分血管比容法。

取大试管和温氏分血管各一支，用抗凝剂处理后烘干备用。

取血：可采取静脉取血或心脏取血，将血液沿大试管壁缓慢放入管内，用涂有凡士林的大拇指堵住试管口，缓慢颠倒试管2～3次，让血液与抗凝剂充分混匀，并且不能使血细胞破碎，制成抗凝血。用带有长针头的注射器，取抗凝血2 mL插入分血管的底部，缓慢放入，边放边抽出注射针头，使血液精确到10 cm刻度处。

离心：将分血管以3000 r/min的速度，离心30 min，取出分血管，读取红细胞柱的高度，再以同样的转速离心5 min，再读取红细胞柱的高度，如果记录相同，该读数的1/10即为红细胞比容。

【注意事项】

（1）选择抗凝剂必须考虑到不能使红细胞变形、溶解。草酸钾使红细胞皱缩，而草酸铵使红细胞膨胀，二者配合使用可互相缓解。鱼类多用肝素抗凝。

（2）血液与抗凝剂混合、注血时应避免动作剧烈引起红细胞破裂。

（3）用抗凝剂湿润毛细玻璃管（或温氏分血管）内壁后要充分干燥。血液进入毛细管内的刻度读取要精确，血柱中不得有气泡。

【思考题】

（1）测定红细胞比容有哪些实际意义？

（2）吸血入毛细管时，如何防止气泡？

【案例拓展】

一日上午，某高校实验室内教师正在进行操作示教。示教台旁围满了学生。正当大家聚精会神学习基本操作技能时，站在示教桌旁的一位女生突然向后晕倒，摔在地上。在场师生迅速将该女生送往医院检查。

经检查，该女生被诊断为缺铁性贫血。

醒来后，女生自诉最近在减肥，经常出现倦怠无力、头晕气喘、精神萎靡、耳鸣等症状。

请结合案例思考：

（1）缺铁性贫血患者的血红细胞比容会发生什么变化？请简述其机制。

（2）作为年轻人，如何正视自己的身材，如何科学减肥？

实验六　红细胞渗透脆性的测定

【实验目的】

学习测定红细胞渗透脆性的方法，并加深对细胞外液渗透张力在维持红细胞正常形态与功能方面重要性的理解。

【实验原理】

将红细胞悬浮于等渗NaCl溶液中形态不变，若置于低渗NaCl溶液中则发生膨胀破裂，此现象称为红细胞渗透脆性。但红细胞对低渗NaCl溶液具有一定抵抗力，其大小可用NaCl溶液浓度的高低来表示。将血液滴入不同浓度的低渗NaCl溶液中，开始出现溶血现象的NaCl溶液浓度为该血液红细胞的最小抵抗力（正常为0.42%～0.46%NaCl溶液）。出现完全溶血现象时的NaCl溶液浓度为该红细胞的最大抵抗力（正常为0.28%～0.32%NaCl溶液）。前者代表红细胞的最大脆性（最小抵抗力），后者代表红细胞最小脆性（最大抵抗力）。生理学上将能使悬浮于其中的红细胞保持正常形态的溶液称为等张溶液，不能跨过细胞膜的微粒所形成的力，但等渗溶液并不一定是等张溶液（如1.9%尿素溶液）。

【实验对象】

人血。

【实验器材和药品】

试管架、小试管15支、2 mL吸管4支、载玻片、盖玻片、消毒的5 mL注射器及8号注射针头、棉签、1%NaCl溶液、0.85%NaCl溶液、蒸馏水、1.9%尿素溶液、酒精、碘伏。

【实验方法和步骤】

1.配制不同浓度的低渗NaCl溶液　取口径相同的干洁小试管12支，分别编号排列在3个试管架上，分别用2支2 mL吸管向各小试管内加入1%NaCl溶液，并和蒸馏水混匀，配制12种不同浓度的低渗NaCl溶液（表4-1）。

表4-1　不同浓度低渗 NaCl 溶液的配制试管编号

试剂	试管编号											
	1	2	3	4	5	6	7	8	9	10	11	12
1%NaCl/mL	1.7	1.6	1.5	1.4	1.3	1.2	1.1	1.0	0.9	0.8	0.7	0.6
蒸馏水/mL	0.8	0.9	1.0	1.1	1.2	1.3	1.4	1.5	1.6	1.7	1.8	1.9
NaCl浓度/%	0.68	0.64	0.60	0.56	0.52	0.48	0.44	0.40	0.36	0.32	0.28	0.24

另取3支小试管，编号13～15，分别用2 mL吸管加入0.85%NaCl溶液、1.9%尿素溶液和蒸馏水各2.5 mL。

2.采血　先用碘伏、酒精消毒皮肤，再用灭菌干燥的注射器从肘正中静脉取血1 mL；如用兔血，可由心室或耳缘静脉取血。取血后依次向15支试管内各加血1 滴，轻轻颠倒混匀，切忌用力振荡。先观察编号13～15的变化，其他12支在室温下放置1小时。

3.观察指标　血液溶血情况可分为以下3种：

①试管内液体完全变成透明红色，说明红细胞完全破裂，称为完全溶血；②试管内液体下层为混浊红色，上层为透明红色，表示部分红细胞破裂，称为不完全溶血；③试管内液体下层为混浊红色，上层为无色透明，说明红细胞完全没有破裂。

4.观察项目　观察不同浓度低渗NaCl混合液的颜色和透明度。

比较第一个试管架编号13～15的溶血情况及第二、第三个试管架中对应试管的溶血情况，并分析其原因。

【注意事项】

（1）每支试管内血液滴入量应准确无误（只加一滴）。

（2）确保每支试管中NaCl溶液的浓度准确、容量相等。

（3）试管必须清洁、干燥。

（4）观察结果时应以白色为背景。

（5）抽取静脉血时速度应缓慢；向试管滴加血液时要靠近液面，使血轻轻滴入溶液中，避免人为造成红细胞破裂而出现假溶血现象。

【思考题】

（1）为什么红细胞在等渗的尿素溶液中迅速发生溶血？

（2）测定红细胞渗透脆性有何临床意义？

（3）同一个体的红细胞渗透脆性不一样，为什么？

【案例拓展】

> 5岁的小南是一名遗传性球形红细胞增多症患者，长期受到贫血及黄疸的困扰，甚至小小的感染也有可能危及生命。其母亲张女士放弃工作带着小南辗转于国内各大医院就诊。据医生介绍，遗传性球形红细胞增多症是红细胞膜有先天缺陷的一种溶血性贫血，患儿红细胞渗透脆性增高，造成贫血、黄疸、脾肿大，患儿可能常需输血治疗，影响正常的生长和智力发育。某次就诊时，张女士碰到了某高校附属医院的医生，医生利用腹腔镜技术切除了患儿脾脏，手术结束后小南脸色不黄了，眼睛亮了，家里笑声也多了。
>
> 该医生表示自团队开展单孔腹腔镜手术以来，一年有近30例与小南一样的患儿来院做手术。追踪显示，所有小于6岁切除脾脏的孩子均没有出现严重免疫缺陷和相关感染性疾病。该技术既提高了手术成功率，也降低了感染发生率，同时花费不多，给许多家庭带来了福音。

请结合案例思考：

（1）结合已学知识，分析患儿脾脏为何发生肿大？

（2）作为一名医学生，大学学习生涯中应该如何更好地提高自身知识的广度与深度？

实验七　红细胞沉降率试验

【实验目的】

学习测定红细胞沉降率的方法（魏氏法），理解红细胞沉降率变化的意义。

【实验原理】

将与抗凝剂混匀的血液置于一垂直的带有刻度的玻璃管中，红细胞由于重力作用而逐渐下沉。通常以在第一小时末红细胞下降的距离来表示红细胞沉降的速度，称为红细胞沉降率。沉降率测定具有临床诊断意义。

【实验对象】

人血。

【实验器材和药品】

魏氏沉降管、固定架、1 mL吸管、小试管、试管架、消毒的5 mL注射器及8号针头、棉签、3.8%枸橼酸钠溶液、75%乙醇溶液、碘酒。

【实验方法和步骤】

（1）取3.8%枸橼酸钠溶液0.4 mL加入小试管中，用碘酒、75%乙醇溶液消毒皮肤，用消毒注射器和针头从肘正中静脉抽取血液2 mL，准确地将1.6 mL血液注入小试管中，颠倒小试管3~4次，使血液与抗凝剂充分混匀，但避免剧烈振荡，以免红细胞破坏。

（2）取干燥的魏氏沉降管一支，从小试管内吸取血液至刻度为"0"点为止，拭去管口外面的血液，将其竖立在固定架的橡皮垫上，管的上端由一弹簧铁片固定起来，勿使血液从管下端漏出。注意沉降管不能倾斜，管内不应有凝血块和气泡，如有这些现象应重做。

（3）将沉降管竖立在固定架上静置，并记录时间。1小时末，观察沉降管内血浆层的高度，并记下毫米数，该值即红细胞沉降率（mm/h）。

（4）标明受试者的姓名、性别、年龄及红细胞沉降率数值。

（5）小心取下沉降管，用水洗涤并晾干。

【注意事项】

（1）抗凝剂应新鲜配制，用量应为血液量的1/4。

（2）自采血时起，整个试验应在2 h内完成，否则会影响结果的准确性。

（3）实验时所用的器材均应清洁、干燥。

（4）若沉降的红细胞上端成斜坡形或尖峰形，应选择斜坡部分的中点读数。

（5）沉降率与温度有关，在一定范围内温度越高，红细胞沉降率越大，故应在20～22 ℃下进行。

（6）魏氏法测定红细胞沉降率的正常值范围，男性为0～15 mm/h，女性为0～20 mm/h。

【思考题】

（1）什么是红细胞悬浮稳定性？其测定原理如何？

（2）影响红细胞沉降率的因素有哪些？为什么？

（3）红细胞沉降率为什么可以保持相对稳定？红细胞下沉显著加快常见于哪些疾病？

【案例拓展】

　　某医院的检验科像往常一样忙碌，李医生发现患者张大爷的血沉指标出现异常：血沉在30 min左右迅速下降到某一水平后不再改变。后经了解得知张大爷刚被确诊为非霍奇金淋巴瘤中晚期。基于多年的临床经验，李医生总结了发现的6例类似张大爷的血沉异常的患者（表4-2）。

表4-2　6例患者血沉测定结果

单位：mm

疾病	数量	时间		
		30 min	60 min	120 min
自身免疫性溶血性贫血	1例	98	175	175
肺癌	1例	57	100	100
尿毒症	2例	86	172	172
		84	175	175
淋巴瘤	1例	174	174	174
急性淋巴细胞性白血病	1例	124	178	178

请结合案例思考：

（1）请选择一种疾病（溶血性贫血、肺癌、尿毒症）分析血沉异常的可能原因。

（2）如果你是一名检验科医生，发现异常的检验结果后会怎么做？

实验八　ABO血型的鉴定与交叉配血

【实验目的】

学习ABO血型鉴定的原理、方法及交叉配血的方法。

【实验原理】

血型就是红细胞膜上特异性抗原（又称凝集原）的类型。在ABO血型系统中，红细胞膜上抗原分A抗原和B抗原两种，而血清抗体分抗A和抗B两种。A抗原加抗A抗体或B抗原加抗B抗体，则产生凝集现象。血型鉴定是将受试者的红细胞加入标准A型血清（含有抗B抗体）与标准B型血清（含有抗A抗体）中，观察有无凝集现象，从而测知受试者红细胞膜上有无A抗原或/和B抗原。在ABO血型系统，根据红细胞膜上是否含A、B抗原将血型分为A、B、AB、O这4种。

交叉配血是将受血者的红细胞与血清分别与供血者的血清与红细胞混合，观察有无凝集现象。在血型确定后，尚须将同型血进行交叉配血，如无凝集现象，方可进行输血。

【实验对象】

人血。

【实验器材和药品】

显微镜、离心机、消毒棉签、采血针、消毒注射器及针头、双凹玻片、小试管、竹签、棉球、蜡笔、A型标准血清、B型标准血清、生理盐水、75%乙醇溶液、碘伏。

【实验方法和步骤】

1. ABO 血型鉴定

（1）取双凹玻片一块，用干净纱布轻拭使之洁净，在玻片两端用蜡笔标明 A 及 B，并分别各滴入A型标准血清及B型标准血清一滴。

（2）细胞悬液制备：从指尖或耳垂取血一滴，加入含1 mL生理盐水的小试管内，混匀，即得约5%红细胞悬液。采血时应注意先用75%乙醇溶液消毒指尖或耳垂。

（3）用滴管吸取红细胞悬液，分别各滴一滴于玻片两端的血清上，注意勿使滴管与血清相接触。

（4）用竹签将两头的红细胞悬液及血清分别混合，搅匀。

（5）10～30 min后观察结果。如有凝集反应可见到呈红色点状或小片状凝集块浮起。先用肉眼看有无凝集现象，肉眼不易分辨时，则在低倍显微镜下观察，如有凝集反应，可见红细胞聚集成团。

（6）根据被试者红细胞是否被 A、B 型标准血清所凝集，判断其血型。

2. 交叉配血

（1）玻片法：用碘伏、75%乙醇溶液消毒皮肤后，用注射器抽取受血者静脉血2 mL。将其中1～2滴加入装有2 mL生理盐水的小试管中制成红细胞悬液；其余血液装入另一小试管中，待其凝固后离心析出血清备用。

以同样方法制成供血者的红细胞悬液与血清。

于玻片的两端用蜡笔分别注明"主""次"字样，在主侧分别滴入受血者的血清及供血者的红细胞悬液各一滴；在次侧分别滴加受血者的红细胞悬液及供血者的血清各一滴。分别用竹签混匀。15 min后观察结果，如果两侧均无凝集现象则表示配血相合，即可输血（图4-8）。

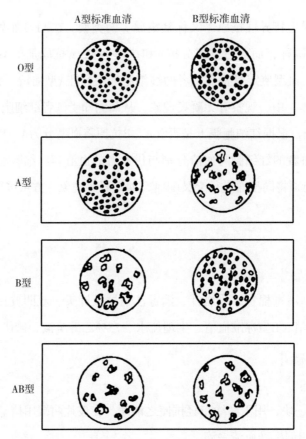

图4-8　玻片法鉴定ABO血型

（2）试管法：取试管2支，分明注明"主""次"字样，各管按玻片法加入相应内容物，混匀后离心1 min（1000 r/min），取出观察结果。此法较玻片法迅速。

【注意事项】

（1）所用双凹玻片和试管实验前必须清洗干净，以免出现假凝集现象。

（2）A型标准血清及B型标准血清绝对不能相混，所用滴管上贴橡皮膏标明A及B、红细胞悬液滴管头不能接触标准血清液面，竹签一端混匀一侧就不能去接触另一侧。

（3）注意区别红细胞叠连现象与凝集现象。

（4）标准血清及红细胞悬液须保持新鲜；冬季实验须保持一定室温，室温过低可产生冷凝现象而易误认为红细胞凝集。

【思考题】

（1）在无标准血清情况下，已知某人的血型为A或B型，能否用其血去检查未知血型？如何做？

（2）根据你的血型，判断你能接受哪种血型并且能够给哪种血型供血？

（3）O型血人又被称为"万能供血者"，试根据ABO血型分型做出你对这一说法的理解。

【案例拓展】

骨外科王医生准备给患者李大爷行双髋关节置换术。术前备血时，在做常规术前血型检查的过程中，护士发现李大爷ABO血型正反定型不符（表4-3）。经详细询问病史，得知李大爷28年前因患"白血病"于外院行"造血干细胞移植及大剂量激素治疗"。李大爷自述为AB型，而移植骨髓为B型，并且在3年前因甲状腺癌行甲状腺全切及左侧淋巴结清扫术，输注过B型去白悬浮红细胞（表4-4）。

表4-3　患者ABO血型正反定型鉴定结果

项目	正定型			反定型	
	抗-A	抗-B	抗-A，B	A1细胞	B细胞
患者标本	0	4+	2+/mf	0	0

注：mf为混合凝集外观。

表4-4　患者吸收放散试验结果

项目	抗A血清（效价）			抗B血清（效价）		
	吸收前	吸收后	放散液	吸收前	吸收后	放散液
患者标本	1:32	1:16	1:4	1:32	1:4	1:8

请结合案例思考：

（1）请根据ABO血型正反定型结果帮助王医生判断患者李大爷的血型，并分析可能的原因。

（2）从上述案例中，你受到哪些临床启示？

实验九　出血时间和凝血时间的测定

【实验目的】

学习出血时间和凝血时间的测定方法。

【实验原理】

出血时间是指从小血管破损出血后，至自行停止出血所需的时间。出血时间的长短与小血管的收缩，血小板的黏着、聚集、释放及收缩功能等有关。出血时间的测定可检查生理性止血过程是否正常及血小板的数量和功能状态。凝血时间是指血液流出血管到出现纤维蛋白细丝所需的时间。测定凝血时间主要是为反映凝血因子的缺乏或减少。

【实验对象】

人血。

【实验器材和药品】

采血针、酒精棉球、干棉球、秒表、滤纸条、玻片及大头针等。

【实验方法和步骤】

1. 出血时间测定　以酒精棉球消毒耳垂或指端后，用消毒后的采血针快速刺入皮下2～3 mm深，让血自然流出。立即记下时间，每隔30 s用滤纸条轻触血液吸去流出的血液，使滤纸上的血点依次排列，直到无血液流出为止，记下开始出血至停止出血的时间，或以滤纸条上血点数除以2，即为出血时间。正常人约为14 min。

2. 凝血时间测定　操作同上，刺破耳垂或指端后，用玻片接下自然流出的第一滴血，立即记下时间，然后每隔30 s用针尖挑血一次，直至挑起细纤维丝为止。从开始流血到挑起细纤维丝的时间即为凝血时间。正常人为2～8 min。

【注意事项】

（1）严格消毒。

（2）采血针应锐利，让血自然流出，不可挤压。刺入深度要适宜，如果过深，组织受损过重，反而会使凝血时间缩短；如果深度不够，流血量少，应重新针刺，不可用力挤压局部。

（3）用滤纸吸血时注意不要接触伤口，以免影响结果的准确性。

（4）用针挑血时应沿一定方向和顺序（自血滴边缘向内）轻挑，每30 s一次，切忌多方向不停挑动，以免破坏纤维蛋白网状结构，造成不凝血的假象。

【思考题】

（1）出血时间和凝血时间延长的临床意义。

（2）服用阿司匹林后，出血时间有何变化？为什么？

（3）出血时间和凝血时间有何区别？

【知识拓展】

血栓的预防：抗血小板聚集

血栓形成的核心是血小板的凝集，因此，国内外都把长期服用具有抗血小板聚集作用的药物放在了预防血栓形成的重要位置。其中，首选药物就是已应用多年的阿司匹林。它通过抑制血小板的环氧酶-1途径，使TXA_2合成减少，不仅能够抑制血小板的聚集，而且性价比高。大量临床研究证明，每天服用75～150 mg阿司匹林可以有效地预防多数血栓性疾病。对于高危患者，阿司匹林可以减少动脉血栓发生率的1/4；对于深静脉血栓，配合弹力袜等机械性预防措施也能起到较好的预防作用。临床上常用的抗血小板聚集药物还有氯吡格雷、双嘧达莫和西洛他唑等。

实验十 蛙心起搏点分析

【实验目的】

通过结扎阻断窦-房兴奋传导或房-室兴奋传导,观察蛙心起搏点和心脏不同部位自律细胞自律性高低,以及温度对它们的影响。

【实验原理】

心脏的特殊传导系统具有自律性,不同部位的自律细胞的自律性不同。哺乳类动物窦房结自律性最高,房室交界次之,心肌传导细胞最低。窦房结主导整个心脏的节律性兴奋和收缩,称为正常起搏点。两栖类动物心脏的正常起搏点是静脉窦,由于两栖类动物心脏对环境的要求低,故常选作实验动物。

【实验对象】

牛蛙。

【实验器材和药品】

一套蛙类手术器械、蛙心夹、小试管、试管夹、酒精灯、水温计、滴管、任氏液。

【实验方法和步骤】

(1)取蛙一只,用探针破坏脑和骨髓,仰位固定在蛙板上。用粗剪刀剪开胸部皮肤并沿中线剪开胸骨,将胸骨向两侧牵拉,充分暴露心包和心脏。

(2)用眼科剪剪开心包膜,暴露心脏,识别左心房、右心房、心室、动脉圆锥、主动脉干。

(3)用玻璃分针将心脏向上翻转,在背面可见搏动的静脉窦、心房和心室。注意在静脉窦与心房交界处有一半月形白线,即窦房沟。

(4)观察静脉窦和心房、心室的跳动,并记录其跳动次数。

(5)用盛有35～40 ℃温水的小试管依次接触心室、心房和静脉窦以提高它们的温度,同时分别观察、记录心跳频率的变化。

(6)在静脉窦和心房之间穿一丝线,在窦房沟部结扎以阻断窦-房传导,观察心房和心室跳动是否暂时停止。待心房和心室恢复跳动后,观察静脉窦、心房和心室跳动频率的变化。

(7)在房室沟处穿一丝线,将房室沟结扎,以阻断房-室兴奋传导,观察心室是否暂时停止跳动,待心室恢复跳动后,分别记录静脉窦、心房、心室的跳动频率。

【注意事项】

(1)破坏中枢应彻底,防止上肢肌紧张,影响视野。

(2)剪开心包应仔细,勿伤及心脏和大血管。

（3）实验中随时用任氏液润湿心脏表面。

（4）局部加温时温度不宜过高，以防损伤心肌。

（5）沿静脉窦边缘结扎时，扎线应尽量靠近心房端，以免损伤静脉窦或将部分静脉窦残留，影响实验结果。

（6）结扎后如心房和心室停跳时间过长，可用玻璃分针给心房和心室机械刺激，或对心房、心室加温，促进心房和心室恢复跳动。

【思考题】

（1）根据蛙心静脉窦、心房、心室三者的不同收缩频率，说明蛙心起搏点位于何处？

（2）为什么在刚结扎的时候，结扎下方的部分停止收缩，而后又会重新恢复跳动？

【案例拓展】

> 邓某，70岁，女性。因心悸、乏力后黑蒙、晕厥、意识不清，几分钟后自行清醒，但仍感心悸不适就诊。入院后，医生根据彩超结果，建议进行动态心电图监测。监测48 h后，结果显示：大于1.50 s的长R-R间期3561次，有窦性停搏现象，最长R-R间期为5.87 s。
>
> 诊断为：病态窦房结综合征。建议植入永久性心脏起搏器。
>
> 请结合案例思考：
>
> （1）窦房结有哪些生理作用？
>
> （2）什么是病态窦房结综合征？能否根据所学知识描绘"病态窦房结综合征"的心电图？
>
> （3）如果患者拒绝植入永久性心脏起搏器，你会如何与患者及家属进行沟通？

实验十一 心脏收缩与电兴奋的关系

【实验目的】

掌握心脏的电活动与机械收缩活动的相关性与时相关系。

【实验原理】

心脏收缩的机械活动可以通过心搏曲线记录，心脏的电生理活动是通过心电图表现出来的。同时记录心脏的机械活动与电变化，可以清楚地分析心脏收缩与电兴奋之间的联系。

【实验对象】

牛蛙。

【实验器材和药品】

蛙类手术器械、蛙板、BL-420N生物信号采集与处理系统、心电引导电极、张力传感器、支架、双凹夹、培养皿、滴管、任氏液、手术线、滑轮、棉球、大头针。

【实验方法和步骤】

（1）打开BL-420N生物信号采集与处理系统，接通张力传感器输入通道。

（2）取蛙并破坏脑和脊髓，取仰卧位固定在蛙板上。用粗剪刀剪开胸部皮肤并沿中线剪开胸骨。将胸骨向两侧牵拉，以充分显露心包和心脏。用小镊子夹起心包膜，用眼科剪小心剪开心包，暴露心脏。用蛙心夹夹住心尖部，将蛙心夹通过手术线与张力换能器相连，调节双凹夹上滑轮位置，使心脏沿水平向拉伸，既不离开体腔又能记录心搏曲线。调节扫描速度与心搏曲线的幅度适中。

（3）将引导心电的5个电极夹，分别夹住刺入上下肢皮下的大头针与胸部组织。左下肢接绿色引导电极，右下肢接黑色引导电极，左上肢接黄色引导电极，右上肢接红色引导电极，白色引导电极夹在蛙胸部皮肤或肌肉上。在软件"信号选择"中选择通道LEAD Ⅰ、LEAD Ⅱ，观察心电信号。

（4）调节两个通道的扫描速度一致，同时显示两条曲线，仔细观察心搏曲线和心电图的P波、QRS波在时间上的相关性。

【注意事项】

（1）破坏蛙脑和脊髓要完全，以免实验中动物活动妨碍曲线记录。

（2）连接仪器前应检验刺激的有效性，一般可刺激动物的肌肉，观察有无收缩反应。

（3）实验中应经常滴加任氏液湿润心脏。

【思考题】

（1）分析实验结果，P波早于心房收缩波、QRS波群早于心室收缩波说明什么？

（2）根据学过的理论，说明心脏收缩之前的生理过程。

【案例拓展】

　　某日，60岁的韩先生在活动室打乒乓球时，突然倒地，出现叹息状呼吸，无意识。社区卫生服务站杨站长发现这一情况后，紧急呼叫现场人员拨打120急救电话，并立即对韩先生实施心肺复苏。工作人员紧急拿取放置在社区卫生服务站的除颤仪（AED），开机、贴片、自动分析患者心律。杨站长继续实施心肺复苏，同时按照AED语音提示，对韩先生实施除颤。120急救人员赶到现场后，杨站长与120急救人员交替实施心肺复苏。在实施第4次除颤后，韩先生恢复自主呼吸和心跳，抢救成功。

　　请结合案例思考：

　　（1）结合上述案例思考电流对心脏活动的影响。

　　（2）面对特殊情况，作为医学生要如何进行急救或自救？

实验十二　期前收缩和代偿间歇

【实验目的】

学习记录在体蛙心心跳曲线的方法，并通过观察记录期前收缩和代偿间歇，了解心肌兴奋性的特征。

【实验原理】

心肌在一次兴奋过程中，兴奋性发生周期性变化。心肌兴奋性的特点之一是有效不应期特别长，占据了整个收缩期和舒张早期，此时，任何强度的刺激均不能使心肌再次兴奋和收缩。在心肌有效不应期之后，正常窦性兴奋传来之前，心室肌受到一次人工或病理性的刺激，便会产生一次提前的兴奋和收缩，分别称为期前兴奋和期前收缩。期前兴奋也有有效不应期，随后到达的正常窦性兴奋往往落位于期前兴奋的有效不应期中，不能引起心室兴奋和收缩，必须等到下一次窦性兴奋传来时才能引起心室兴奋和收缩。因此，在期前收缩后往往出现一段较长的心室舒张期，称为代偿间歇。

【实验对象】

牛蛙。

【实验器材和药品】

MedLab生物信号采集处理系统、张力换能器、刺激电极、铁支架、双凹夹、蛙类手术器械、蛙心夹、手术线、任氏液和滴管。

【实验方法和步骤】

（1）取蛙一只，破坏脑和脊髓，取仰卧位固定在蛙板上。用粗剪刀剪开胸部皮肤并沿中线剪开胸骨。将胸骨向两侧牵拉，以充分显露心包和心脏。用小镊子夹起心包膜，用眼科剪小心剪开心包，暴露心脏。

（2）用蛙心夹在心室舒张期夹住心尖，该蛙心夹通过手术线与张力换能器的金属弹片相连，将心脏机械活动转换为电信号输入MedLab生物信号采集处理系统。固定刺激电极，使其两极与心室相接触。

（3）将张力换能器输出线接入MedLab 生物信号采集处理系统的第1通道（也可选用其他通道）。刺激电极与MedLab生物信号采集处理系统的刺激输出端连接。

（4）点击"实验"菜单，选择"常用生理学实验"或"文件"菜单"打开配置"中的"期前收缩–代偿间歇"，系统进入该实验信号记录状态。仪器参数：1通道、放大倍数200、直流耦合（DC）、上限频率40 Hz；刺激输出：单刺激方式、阈上刺激强度2～5 V、波宽1～5 ms。单击"采样"命令开始启动波形记录，可根据波形适当调整参数获得最佳波形。

（5）观察项目

①描记正常心脏搏动曲线，调整张力换能器，使曲线上升支代表心缩期，下降支代表心

舒期。

②选择一适当的刺激强度，分别在心室收缩期，舒张早期、中期、晚期对心室施加同样的电刺激，观察心搏曲线有何变化。注意每刺激一次，须等心室恢复正常跳动几次后再给下一次刺激。

【注意事项】

（1）破坏脑和脊髓要完全，以免实验中动物活动妨碍曲线记录。

（2）连接仪器前应检验刺激的有效性，一般可刺激动物的肌肉，观察有无收缩反应。

（3）实验中应经常滴加任氏液湿润心脏。

【思考题】

（1）在心室收缩期和舒张早期给心室一个阈上刺激能否引起期前收缩？为什么？

（2）在舒张早期之后给心室一个阈上刺激能否引起期前收缩？为什么？

（3）期前收缩后为什么有一个代偿间歇？在什么情况下期前收缩后不出现代偿间歇？

【知识拓展】

　　48岁的张某是一名货车司机，长年跑长途运货，为了将货物尽快运输至目的地，经常熬夜开车，在开车时常通过吸烟来提神。某日，张某像往常一样开车运输，突然感觉心跳加快、呼吸困难、喘不过气。张某赶紧采取紧急停车，并拨打120急救电话。在等待中，张某症状有所缓解。但为了安全起见，张某随急救人员入院进行了检查。经询问，张某此次心悸症状持续不到3 min，休息便缓解，无心动过速史，但经常有熬夜和吸烟情况。

　　经医生查体：张某心率78次/分，血压110/70 mmHg，双肺无异常，可及偶发心律不齐，心界不大，心音正常。心电图检查显示：QRS波群提前出现，前无P波，形态宽大畸形，时限≥0.12 s，ST段与T波的方向常与QRS波群的主波方向相反，且出现完全性代偿间歇（图4-9）。张某经临床诊断为心室性期前收缩（室性早搏）。

　　请结合案例思考：

　　（1）结合心肌细胞生物电，分析室性早搏心电图的特点。

　　（2）根据此案例，你对预防室性早搏有哪些建议？

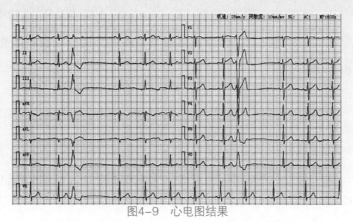

图4-9　心电图结果

实验十三　人体心电图的描记和分析

【实验目的】

学习人体心电图的描记和测量方法。了解正常人体心电图各波形及其生理意义。

【实验原理】

心肌兴奋期间，兴奋部位去极化时心肌表面呈负电性，而与之相对的静息部位呈正电；复极时相反，因此形成无数电偶并由此产生相应的具有方向和量的综合电场力，即心电向量。由于一个心动周期中心脏内兴奋传导方向随时间不断改变，心电向量也按照一定的时间顺序发生周期性变化。由于人体为容积导体，心电向量可以被传导到体表各个部分，使体表一定部位出现规律性电位变化。将测量电极安装在人体表面某些特定部位所引导记录出来的心脏电变化曲线，即心电图。

【实验对象】

人。

【实验器材和药品】

心电图机、检查床、导电膏、分规、酒精棉球。

【实验方法和步骤】

（1）将心电图机接好地线、电源线和导联线，打开电源开关，预热3～5 min。

（2）受试者仰卧于检查床上，全身肌肉放松，裸露腕部与踝部，在两前臂屈侧腕关节上方和内踝上方安放肢体导联电极。导联线的连接方法是：红色接右手，黄色接左手，绿色接左足，黑色为地线接右足，白色为胸导联线。单极胸导联电极分别安放在胸骨右缘第4肋间（V1）、胸骨左缘第4肋间（V2）、左侧锁骨中线第5肋间（V4）、左侧腋前线第5肋间（V5）、左侧腋中线第5肋间（V6），V3位于V2与V4联线的中间。在安放导联电极前应先用酒精棉球擦净局部皮肤，涂少量导电膏，并且让电极与皮肤紧密接触，以减小皮肤电阻，防止干扰和基线漂移。

（3）记录心电图

①走纸并按动校正键，调整放大器增益，使放大器输入1 mv标准电压时，描笔振动恰好为10 mm。

②旋动导联选择旋钮，依次记录导联Ⅰ、Ⅱ、Ⅲ、aVR、aVL、aVF、V1～V6的心电图。

（4）心电图的分析

①取下心电图纸，辨认P波、QRS波群、T波、P-R间期、S-T段和Q-T间期。

②心电图波幅与时间的测量。常规心电图记录纸上横坐标表示时间，每一小格代表0.04 s；纵坐标表示电压，每小格代表0.1 mV。用分规量取心电图各波的幅值和各间期时间。测量波的

幅值时，正向波由基线上缘垂直量至波峰，负向波由基线下缘垂直量至波底。测定两个波间期时间时，应从第一波起始部内缘量至另一波内缘，并且正向波量基线下缘，负向波量基线上缘。

③心率的测定，测量5个以上R-R间隔时间，求其平均值，就是每个心动周期的时程，按下面公式求出心率：心率=60/R-R间期（次/分）。

④心律分析包括主导节律的判定，心率是否规则整齐和有无异位节律。窦性节律的心电图表现是P波在Ⅰ、Ⅱ、aVF导联中直立，在aVR导联中倒置，P-R间期≥0.12 s。

（5）P-R间期和Q-T间期的测量

P-R间期是指从P波起始点至QRS波群起始点的时间，又称P-Q间期，主要反映房室传导时间。测量时应选择一个P波宽大显著，而且有明显Q波的导联。正常成年人P-R间期为0.12～0.20 s。Q-T间期是指从QRS波群起始点至T波终点的时间，代表从心室开始兴奋除极到完全复极所需时间。测定时应选择一个T波较高，而且QRS波群起始点较明确的导联。Q-T间期的值与心率关系密切。

【注意事项】

（1）受试者应当静卧，全身肌肉放松。

（2）心电图机应接好地线。

（3）测量电极与皮肤接触要紧密。

（4）交换导联时，应先将输入开关关上，再旋动导联选择旋钮。

【思考题】

（1）正常人心电图主要包括哪几个波和间期？各有何生理意义？

（2）为什么不同导联引导出来的心电图有所不同？

【案例拓展】

1年前，在学校组织的体检中，11岁的小明被查出心率较同年龄的孩子慢很多。小明的父母带他到当地的医院做了心脏检查，检查结果均显示正常，然后医生给小明开了中药口服。治疗一段时间后，没有见效。现到上级医院做进一步检查，24 h动态心电图显示心率普遍减慢，尤以夜间下降最明显（夜间最低35次/分），可见室性早搏9935次/24小时。查体发现患儿面色较黄，稍显肿胀，但四肢未见肿胀，皮肤稍粗糙。测量体重55 kg（超重），再次追问病史，他父母诉说患儿于1年前发现体重增长，当时未予重视。甲状腺区亦未见异常。检查甲状腺功能，提示TSH明显增高，T3、T4、FT3、FT4显著下降。诊断：甲状腺功能减退，窦性心动过缓。

请结合案例思考：

（1）请结合本次实验内容，谈一谈窦性心动过缓时心电图的改变。

（2）根据已学知识，分析一下上述案例中甲状腺功能减退患者所出现症状与体征的机制。

实验十四　人体心音听诊

【实验目的】

初步掌握心音听诊的方法，分辨第一心音和第二心音，为临床听诊心音打下基础。

【实验原理】

心音是指由于心肌收缩、瓣膜启闭、血液以一定的速度对心血管壁产生加压作用及形成涡流等因素引起的机械振动，通过传导在胸壁某些部位用听诊器听到的特定声音。通常情况下，只能听到两个心音，即第一心音和第二心音。第一心音发生在心缩期，音调较低，持续时间较长；第二心音发生在心舒期，音调较高，持续时间较短。

【实验对象】

人。

【实验器材和药品】

听诊器。

【实验方法和步骤】

1. 确定听诊部位　受试者安静端坐于检查者对面，露出胸部。确定心音听诊各个部位。

（1）二尖瓣听诊区：左锁骨中线第5肋间稍内侧（即心尖冲动处）。

（2）三尖瓣听诊区：胸骨右缘第4肋间或剑突下。

（3）主动脉瓣听诊区：胸骨右缘第2肋间。

（4）主动脉瓣第二听诊区：胸骨左缘第3肋间。

（5）肺动脉瓣听诊区：胸骨左缘第2肋间。

2. 听心音

（1）检查者戴好听诊器，以右手拇指、食指和中指轻持听诊器胸件，置于受试者胸壁上述听诊部位进行听诊，便可听到两个心音。

（2）区分两个心音。听心音的同时，用手触诊心尖冲动或颈动脉搏动，与该搏动同时出现的心音为第一心音。另外，可根据心音音调、持续时间和时间间隔等分辨两个心音。

（3）比较不同部位两个心音的强弱。

【注意事项】

（1）听诊时，室内应保持安静。

（2）正确使用听诊器，听诊器耳端应与外耳道方向一致（向前）。胶管不得交叉、扭结，切勿与其他物体摩擦，以免产生杂音影响听诊。

【思考题】

（1）比较两个心音有何不同？

（2）分析两个心音产生的原因。

【案例拓展】

　　5年前，王某感冒后出现两膝关节肿痛，肩、髋、踝关节也相继肿痛，呈游走性反复发作，伴有发热；不久又出现了心悸，稍微活动就出现呼吸急促的症状，经住院治疗后情况有所好转。年初，又多次出现心悸、气促、发绀，夜间睡眠不能平卧，常端坐呼吸。一周前心悸、气促加剧，同时出现少尿、腹胀等症状。入院后体格检查：半卧位，两颊暗红，嘴唇略发绀，脉搏94次/分，呼吸26次/分，血压106/62 mmHg，体温正常，双下肢浮肿。心尖冲动在左锁骨中线第5肋间外2 cm，心界明显扩大，心尖区可闻及Ⅲ级收缩期吹风样杂音和Ⅱ级舒张期隆隆样杂音。呼吸音粗，左下肺底部可闻及少许湿性啰音。肝下界在肋下4 cm，质地中等，有轻度压痛。临床诊断：风湿性心脏病，二尖瓣狭窄及关闭不全，Ⅲ度心衰。

　　请结合案例思考：

　　（1）通过上述案例，说一说你对瓣膜在实现心脏泵血过程中所起作用的认识。

　　（2）谈一谈心音听诊的临床意义。

实验十五　人体动脉血压的测定

【实验目的】

学习人体动脉血压的测量原理及方法，正确测定人体肱动脉的收缩压和舒张压。

【实验原理】

　　动脉血压是指流动的血液对动脉血管壁的侧压力。临床工作中，人体动脉血压的测量常用袖带法。正常情况下，血液在血管内流动时并没有声音，如果血管受压变窄而形成血液涡流，则发出声音（血管音）。将血压计的袖带敷于上臂肱动脉处充气加压，当袖带内压力超过收缩压时，动脉血流被完全阻断，此时听不到血管音也触不到桡动脉搏动，然后放气降压，当袖带内压力略低于收缩压时，血液断续通过被压变窄的肱动脉，形成涡流而发出声音。因此，刚能听到声音时袖带内压力相当于收缩压。继续放气降压，随着袖带内压力的降低，通过肱动脉的血量愈多，血流持续时间愈长，血管音愈强、愈清晰，当袖带内压力等于或稍低于舒张压时，血管内血流由断续变为连续，失去了形成涡流的因素而使血管音突然降低或消失。因此，血管音突变时袖带内的压力相当于舒张压。

【实验对象】

人。

【实验器材和药品】

血压计、听诊器。

【实验方法和步骤】

（1）受试者静坐5 min，脱去一侧衣袖。前臂平放于桌上，掌心向上，使上臂中段与心脏处于同一水平位置。

（2）松开血压计橡皮球上的螺丝帽，将袖带内空气完全放出后再将之旋紧，打开水银槽开关。

（3）将袖带缠于受试者上臂，袖带下缘应在肘窝上2 cm处，袖带松紧适宜（以能插入两指为宜）。

（4）将听诊器的耳器塞入外耳道内。在肘窝内侧触及肱动脉搏动处后，将听诊器胸件放于其上。

（5）右手持橡皮球，向袖带内打气加压，同时注意听诊血管声音变化，在声音消失后再加压2.6 kPa左右。然后松开气球螺帽，徐徐放气，以降低袖带内压，同时仔细听诊。当出现"崩崩"样血管音时，血压计上所示水银柱刻度即代表收缩压。

（6）继续缓慢放气，可听到血管音由低到高，而后由高突然变低，最后完全消失。声音由高突然变低这一瞬间，血压计上所示水银柱刻度即代表舒张压。

【注意事项】

（1）室内应保持安静，以利于听诊。

（2）听诊器胸件放在肱动脉搏动处时不能太重或太轻，更不能压在袖带底下进行测量。

（3）袖带充气加压后放气时，速度不宜太快，也不宜太慢，一般以每秒下降 0.3 kPa左右为宜。

（4）短时间内不宜反复多次测量血压。通常连续测2～3次，每次间隔2～3 min。重复测量时，袖带内压力必须下降到0后才能再注气。

（5）在使用血压计的过程中，开始充气时打开水银槽开关。使用完毕后应关上开关，以免水银溢出。同时，将袖带内气体驱尽，整齐地卷好后放入盒内，以免折断玻璃管。

【思考题】

（1）测量肱动脉血压时，为什么上臂中心部位与心脏要在同一水平位置？

（2）测量血压时，为什么听诊器的胸件不能放在袖带底下？

（3）测量动脉收缩压和舒张压的原理是什么？

（4）影响动脉血压测量的因素有哪些？

【案例拓展】

　　王大爷，退休3年，身高178 cm，体重78 kg，平时脾气有些暴躁，而且爱喝酒。闲来无事，自己购买了电子血压计在家测血压。清晨时测得血压为131/85 mmHg，中午时测得血压为141/91 mmHg，下午5点时测得血压为146/89 mmHg。

　　请结合案例思考：

（1）请叙述血压的形成机制及调节血压的生理机制。

（2）王大爷测了3次的血压，为什么每一次都不同？

（3）社会心理因素在血压的调节中有哪些作用？

实验十六　蛙肠系膜微循环观察

【实验目的】

观察蛙肠系膜血管及血流情况，了解微循环的组成及其血流特点。

【实验原理】

微循环是指微动脉和微静脉之间的血液循环，其功能是实现血液与组织之间的物质、能量和信息的交换。组织较薄弱部位易透光，可在显微镜下观察微血管及其内部血流的情况。

【实验对象】

牛蛙。

【实验器材和药品】

显微镜、有孔软木蛙板、蛙手术器械、大头针、吸管、注射器（1 mL）、20%氨基甲酸乙酯溶液、任氏液、1∶10 000去甲肾上腺素溶液、1∶10 000组织胺溶液。

【实验方法和步骤】

1.麻醉　取牛蛙一只，称体重，将20%氨基甲酸乙酯溶液（2～3 mg/kg）自尾部两侧注入皮下淋巴囊内，待10 min后牛蛙便进入麻醉状态。

2.固定　用大头针将牛蛙取仰卧位固定在蛙板上。在其下腹部一侧剪开一长形口，用小眼科镊子轻轻拉出一段小肠，将肠系膜展开，并展于蛙板上直径约5 mm的小圆孔上。然后用大头针将肠管固定在蛙板上。在显微镜下便可观察微循环的情况。

3.观察项目

（1）辨认血管：在低倍镜下观察分辨小动脉、小静脉和毛细血管并观察其血流特征。

小动脉：管壁厚，血液呈鲜红色。血液从主干流向分支，即从肠系膜中央流向肠管，流速快而不均匀，血管有搏动。红细胞在血管内呈轴流现象，还可看到微动脉每分钟2～10次频率不等的自律性收缩和舒张活动。

小静脉：管壁薄，血液呈暗红色。血流方向是从肠管流向肠系膜中央，即由分支流入主干。流速较小动脉慢，比毛细血管快。无搏动和轴流现象，偶有倒流现象。

毛细血管：透明，血液色淡，近乎无色。血液流速慢而均匀，无搏动。在高倍显微镜下可清晰地观察到最细的毛细血管中单个红细胞缓慢流动（蛙的红细胞有细胞核）。

（2）血管对药物的反应：加1∶10 000去甲肾上腺素溶液数滴于视野中标本上，可观察到血管收缩，口径变狭窄，血流变慢，甚至停滞，毛细血管数量变少。约10 min后，血管床及血流恢复。向视野标本上滴加1∶10 000组织胺溶液后，观察血管床及血流的变化。

【注意事项】

（1）手术操作应仔细，避开血管，防止出血，保持肠系膜洁净及视野清晰。

（2）不断滴加少许任氏液，以防肠系膜干燥。

（3）固定肠系膜时不宜牵拉过紧，以免损伤血管，阻断血流。

【思考题】

（1）为什么肠系膜是观察微循环的最常用部位？

（2）典型的微循环是由哪几个部分组成？

（3）观察微循环时，如何辨别小动脉、小静脉和毛细血管？

（4）组织胺及去甲肾上腺素对微循环的影响有何不同？为什么？

【知识拓展】

> **休克的微循环障碍学说**
>
> 　20世纪60年代，美国的外科医生进行了大量的动物实验，测定了各种类型休克时器官血流量和血流动力学的变化，提出了休克的微循环障碍学说，认为各种休克的共同发病环节：交感-肾上腺髓质系统强烈兴奋，微循环血液灌流不足。指导临床休克治疗时，把补充血容量作为首要原则，强调在充分补液的基础上合理使用血管活性药物。

实验十七　膈神经放电

【实验目的】

学习在体外周神经放电的引导、记录方法；记录兔在体膈神经的传出冲动，加深对呼吸肌的节律性活动来源的认识。

【实验原理】

正常的节律性呼吸运动来自呼吸中枢。呼吸中枢的活动通过传出神经-膈神经和肋间神经引起膈肌和肋间肌的收缩。用引导电极引导膈神经动作电位发放（放电），可作为呼吸运动的指标。

【实验对象】

家兔。

【实验器材和药品】

哺乳动物手术器械、兔手术台、MedLab生物机能实验系统、监听器、引导电极、固定支架、注射器（30 mL、20 mL、1 mL）、玻璃分针、20%氨基甲酸乙酯溶液、生理盐水、液状石蜡、CO_2气体、尼可刹米注射液、纱布、棉球、缝合线。

【实验方法和步骤】

1. 麻醉　用20%氨基甲酸乙酯溶液按5 mL/kg自家兔耳缘静脉缓慢注射麻醉。

2.手术　将家兔取仰卧位固定于兔手术台上，做气管插管。分离颈部两侧的迷走神经，穿线备用。分离一侧颈部的软组织，在颈外静脉和胸锁乳突肌之间用止血钳向深部分离，可见在脊柱腹外侧颈椎发出的第3、第4、第5颈神经斜向外侧走行。在颈椎旁的肌肉上可见一细的、垂直下行的膈神经。膈神经由第4、第5颈神经的腹支汇合而成，在较粗的臂丛神经的内侧横过并与之交叉，向后内侧行走，从斜方肌的腹缘进入胸腔。用玻璃分针将隔神经分离2 cm，穿线备用。将颈部一侧皮肤接地，做好皮兜，注入38 ℃的液状石蜡，起保温、绝缘和防止神经干燥作用。用玻璃分针将膈神经放置在悬空的引导电极上。注意神经不可牵拉过紧，避免触及周围组织，以减少干扰。

3.仪器连接及参数设置　开机并启动系统，通道1记录膈神经放电，通道2记录呼吸运动。在菜单"实验"单击，在下拉菜单中选择"生理实验"，再选择"膈神经放电"，进入该模块后，将"显示通道"设成通道1"神经放电"、通道2"呼吸运动"。

4.观察项目

（1）观察膈神经放电与呼吸运动的关系，要特别注意膈神经的放电形式与吸气相的关系。

（2）吸入CO_2浓度增加对膈神经放电的影响。

将 CO_2 球囊的出气孔对准气管插管的一侧管，打开CO_2球囊上的皮管夹，缓慢释放 CO_2，观察膈神经放电和呼吸运动的变化。

（3）由家兔耳缘静脉注射稀释的尼可刹米注射液1 mL（内含 50 mg），观察膈神经放电和呼吸运动的变化。

（4）观察肺牵张反射时的膈神经放电：在气管插管的一个侧管上，经橡皮管连接一个30 mL注射器（预先抽取20 mL空气），观察一段呼吸运动。在吸气相末，将气管插管另一侧管堵塞，然后立即将注射器内20 mL空气迅速注入肺内，使肺维持在扩张状态，观察膈神经放电和呼吸运动的变化。当呼吸运动恢复后，开放堵塞的侧管。待呼吸运动平稳后，在呼气相末，再堵塞另一侧管，然后立即用注射器抽出肺内20 mL气体，使肺维持在萎缩状态，观察呼吸运动和膈神经放电情况的变化。当呼吸运动恢复后，开放堵塞的侧管。以上观察可反复进行几次后确定实验结果。

（5）切断一侧迷走神经后，观察呼吸运动和膈神经放电的变化。然后再切断另一侧迷走神经，观察呼吸运动和膈神经放电的变化。在切断两侧迷走神经后，重复上述向肺内注气或从肺内抽气实验，观察呼吸运动和膈神经放电是否仍有变化？

【注意事项】

（1）分离膈神经动作要轻柔。神经干分离要干净，不能有血和组织粘在神经干上。

（2）膈神经放电时应观察其群集性放电的频率、振幅和持续时间；呼吸运动时应观察它的频率和深度。

（3）每项实验做完后，待膈神经放电和呼吸运动恢复正常后，再进行下一项实验，要注意前后对照。

（4）室温下可不做皮兜，改用温液状石蜡棉条覆盖在神经上。

（5）用注射器向肺内注气或抽气时，切勿过量，以免引起动物肺组织受损或死亡。

（6）麻醉不宜深，禁用巴比妥类麻醉药，以免影响膈神经放电。

【思考题】

（1）正常呼吸时，膈神经放电与呼吸运功有何关系？

（2）当吸入CO_2浓度增加时，膈神经的放电有何变化？为什么？

（3）自耳缘静脉注射尼可刹米后呼吸运动和膈神经放电各有何变化？为什么？

（4）向肺内注气和抽气实验中，呼吸运动和膈神经放电各有何改变？为什么？

（5）切断两侧迷走神经后，膈神经放电的频率、振幅和持续时间有何改变？为什么？

【案例拓展】

> 　　62岁的胡先生是一名等待肺源的患者，曾负责国家重大科技攻关项目，为尽快突破项目难关，经常性不分昼夜地对各数据结果进行复盘、确认、分析。同时，他有吸烟提神的习惯，尤其是在思考问题时，办公室内经常烟雾缭绕。15年前，体检查出双肺间质性肺炎，治疗后改善；7年前医院检查发现肺纤维化，一直给予治疗且常有改善。但很不幸的是病情加重，医生建议进行肺移植。
>
> 　　肺移植是一项难度非常大的手术操作，肺源也极难获得。幸运的胡先生没有等待太久便获得了合适的肺源。医生在体外膜肺氧合（ECMO）支持下对胡先生行序贯式双肺移植，最终移植成功。由于最初在ECMO转流后取右侧第4肋间进胸，探查发现胸腔内弥漫性致密粘连，在松解粘连过程中不幸意外离断双侧膈神经。

请结合案例思考：

（1）结合已学知识，分析患者双侧膈神经离断后可能会出现哪些呼吸异常表现？

（2）谈一谈对器官捐献的看法。

实验十八　视敏度测定

【实验目的】

了解测定视力的原理，学习测定视力的方法。

【实验原理】

眼睛能分辨两点间最小距离的能力称为视敏度（即视力），这两点在视网膜形成的像至少要间隔一个感光细胞（视锥细胞）而兴奋两个感光细胞，在视网膜中央凹处视锥细胞的平均直径最小，因此，该处分辨率最高。通常以能分辨两点间的最小视角为衡量视敏度的标准。临床上测定视力的视力表就是根据此原理设置的，常用国际标准视力表检查视力。该视力表有从大到小依次排列的12行"E"字形图形。受试者站在距表5 m远处，能看清视力表第10行的"E"图缺口，缺口两缘所形成的视角为1分角，视力为1.0，作为正常视力标准。计算公式如下：

$$\frac{受视者视力}{正常视力} = \frac{受视者辨认某字的最近距离}{正常视力辨认某字的最近距离}$$

【实验对象】

人。

【实验器材和药品】

视力表、指示棒、皮尺、遮眼罩。

【实验方法和步骤】

（1）将视力表挂在光线充足而均匀的墙上，高度与受试者头部相当。

（2）受试着站在离视力表5 m远处，用遮眼罩罩住一只眼，测定另一只眼的视力。按实验者的指点说出图形缺口的方向，由大到小，直到完全不能辨别。受试者能看清楚的最小图形旁的数字即为受试者的视力。

（3）用同样的方法测试另一只眼的视力。

【注意事项】

（1）受试者与视力表的距离要准确。

（2）视力表处光线要充足，勿压眼球。

（3）检查时从上到下，遇到不易辨别的图形时多重复几次，以确定是否能看清。

【思考题】

若受试者距视力表2.5 m处，才能辨别视力表上第10行的字母，该受试者的视力为多少？为什么？

【案例拓展】

丽丽是小学五年级的学生，学习一向很努力，成绩也很好。但是近段时间学习成绩波动较大，并且有下降的趋势。父母也很焦急，向丽丽询问原因。丽丽说，刚开始时坐在教室最后一排，看不清楚黑板上老师的板书和多媒体课件上的文字，近来，座位调至第三排也看不清，当教室光线不好时，更难以看清楚。于是，父母带丽丽到眼科医院就诊。视力检查：右眼视力0.25，左眼视力0.3；散瞳验光：右眼近视225度，左眼近视200度。诊断为双眼屈光不正。经配镜后，两眼视力均达到1.0。

请结合案例思考：

（1）通过上述案例，说一说你对屈光不正的认识。

（2）2020年开始的全国近视调查显示，我国儿童青少年总体近视率达到52.7%。谈一谈日常生活中如何预防近视的发生。

实验十九　视野测定

【实验目的】

学习检查视野的方法，了解正常视野的范围。

【实验原理】

单眼固定注视正前方一点时所能顾及（看到）的空间范围，称为视野。视野受面部结构的影响，鼻侧和额侧较小，颞侧和下侧较大。视野还与颜色有关，白色视野最大，绿色视野最小。测定视野有助于了解视网膜、视神经、视觉传导通路、视觉中枢的功能。

【实验对象】

人。

【实验器材和药品】

视野计、各色视标、视野图、各色铅笔、遮眼罩。

【实验方法和步骤】

（1）将视野计放在光线充足的桌上，受试者下颌放在托颌架上，受试侧眼眶下缘靠在眼眶托上，调整托颌架的高度，使眼与弧架的中心在同一水平位置上。

（2）将弧架摆在水平位置，遮住另一只眼，实验者将白色视标沿弧架外端慢慢向中心移动，让受试者告知在何处看到了视标。当受试者回答看到了时，将视标退回一段距离，再向中央移动，重复检查一次，然后将结果及时记录在视野图上。用同样的方法从弧架另一端测得对侧的读数，并标记在视野图上。

（3）将弧架顺时针转动45°，重复上述操作。每转动45°得出2个点，当得到8个点后，连接起来，得到白色视野范围。

（4）按照同样的操作方法，测定红、蓝、绿色视野。用不同颜色的铅笔标出视野范围。

（5）用同样的方法测定另一只眼的视野。

（6）比较不同颜色视野的大小。

【注意事项】

（1）测试中，被测眼始终注视弧架中心点。

（2）视标移动要慢。

（3）每测完一种颜色视标，可稍作休息，避免眼疲劳影响测试结果。

【思考题】

分析视网膜、视神经、视觉传导通路和视觉中枢功能发生障碍时对视野的影响。

【案例拓展】

王某是一名老司机，驾驶经验丰富，但是最近半年以来自觉两眼视物不清，有时甚至无法准确判断周围车况而撞上障碍物。王某到眼科医院就诊，视力检查显示右眼视力1.0，左眼视力1.0；眼底镜检查可见双眼C/D（杯盘比）≈0.8（正常值：0.3～0.4）；电脑验光未显示近视、远视及散光；眼压计测眼压显示右眼眼压为36 mmHg，左眼眼压为42 mmHg（正常值：11～21 mmHg）；视野检查显示双眼管状视野；UBM（超声生物显微镜）检查显示双眼房角全周开放。诊断：双眼开角型青光眼。

请结合案例思考：

（1）在我国，青光眼是致盲的主要原因之一。视野测定在青光眼的治疗过程中有着重要监测作用，说一说你对此的认识和理解。

（2）谈一谈视觉传导通路不同部位损伤时视野的变化。

实验二十　盲点测定

【实验目的】

学习盲点测定的方法。

【实验原理】

视神经乳头处没有感光细胞，是视神经自视网膜穿出的部位，呈椭圆形，直径1.5 mm，位于中央凹的鼻侧，外来光线成像于此处不能引起视觉，称为生理盲点。根据无光感现象，可找出盲点所在位置和范围，根据相似三角形各对应成比例的关系，即计算出盲点的大小。

【实验对象】

人。

【实验器材和药品】

白纸、铅笔、米尺、遮眼板。

【实验方法和步骤】

（1）取白纸一张贴在墙上，被试者立于纸前 50 cm 处，用遮眼板遮住左眼，在白纸上与右眼同一水平处划一"十"字符号。令被试者右眼注视"十"字符号，实验者将铅笔尖从"十"字符号开始慢慢由鼻侧向颞侧移动，当受试者刚刚看不见铅笔尖时，在白纸上记下笔尖的位置。然后将铅笔继续向颞侧慢慢移动，当被试者又看见笔尖时，再做一记号。由记下的2个记号的中心点起，沿各个方向移动笔尖，找出并记下被试者看不见笔尖和笔尖重新被看见的交点（一般取 8 点），将所标各点依次连接起来，可形成一大致成圆形的圈。此圈所包含的区域即为被试者右眼盲点的投射区域。

（2）依同法测出左眼盲点的投射区域。

（3）按下列公式计算盲点的直径。由于盲点的直径/盲点投射区域的直径＝节点至视网膜的距离（以15 mm计）/节点至白纸的距离（500 mm）。所以，盲点直径＝盲点投射区域的直径×15/500 mm。

【注意事项】

被测眼要与"十"字符号处于同一水平，并始终注视"十"字符号，不可随铅笔的笔尖移动。

【思考题】

为什么我们平时感觉不到盲点的存在？

【案例拓展】

　　10岁的航航近段时间偶尔出现头疼现象，在学校组织的体检中发现双眼视力下降。航航父母带他去眼科医院就诊。视力检查显示右眼视力为0.5，左眼视力为0.6；眼底镜检查可见双眼视盘充血、色红，边界模糊，生理凹陷消失，血管旁可见少量丝状出血，黄斑中心凹光反射可见；散瞳验光显示右眼近视100度，左眼近视75度，佩戴近视眼镜视力均可达到正常；眼压测试显示右眼眼压16 mmHg，左眼眼压18 mmHg（正常值：11～21 mmHg）；视野检查显示双眼生理盲点扩大。诊断：双眼视盘水肿。处理：建议到神经内科进一步排除相关疾病。

　　请结合案例思考：

　　（1）试述患者出现双眼视盘水肿、生理盲点扩大但矫正视力正常的原因。

　　（2）你认为在神经内科应排除哪些疾病？

实验二十一　声音的传导途径

【实验目的】

学习骨传导和气传导的检查方法。通过比较骨传导和气传导，了解临床上鉴别神经性耳聋（感音性耳聋）和传导性耳聋（传音性耳聋）的方法和原理。

【实验原理】

声波传导进入内耳有两个传导途径：一是气传导，声波经外耳、鼓膜、听骨链、前庭窗进入内耳；二是骨传导，声波直接作用于颅骨、耳蜗骨壁而进入内耳。正常人气传导远远大于骨传导。如果一个人的骨传导大于气传导，预示传音系统有障碍，多为传导性耳聋；如果一个人气传导和骨传导都明显下降，但气传导大于骨传导，多为神经性耳聋。

【实验对象】

人。

【实验器材和药品】

音叉（频率为256 Hz或512 Hz）、棉球。

【实验方法和步骤】

1.任内试验——比较同侧耳的气传导和骨传导

（1）室内保持安静，患者取坐位，实验者拨动音叉，将音叉柄置于受试者一侧颞骨乳突部。此时，受试者可听到音叉振动声。随后，声音逐渐减弱，当受试者听不到声音时，立即将音叉移至外耳道口，受试者又可重新听到声音。反之，如果将振动的音叉先置于外耳道口，待听不到声音后再将音叉柄立即移到颞骨乳突部，受试者仍然听不到声音，说明正常人气传导时间比骨传导时间长，临床上称为任内试验阳性。

（2）用棉球塞住同侧外耳道（模拟气传导障碍），重复上述步骤，则气传导时间短于骨传导时间，临床上称为任内试验阴性。

2.魏伯试验——比较两耳骨传导

（1）将拨响的音叉柄置于受试者前额正中发际处，比较双耳听到的声音强度是否相等。正常人两耳声音强度相等。

（2）用棉球塞住一侧耳孔，重复上述操作，询问其哪一侧声音较强（应偏向塞棉球侧）。

【注意事项】

（1）振动音叉时可用手指拨响，或用手掌或橡皮锤敲击，切忌在坚硬物体上敲击，以免损坏音叉。

（2）只能用手指持音叉柄。音叉两臂应避免与皮肤、毛发、衣服等接触，以免影响振动幅度。

（3）音叉移至外耳道口时，应使音叉振动臂正对外耳道，一般相距2 cm为宜。

【思考题】

如何利用任内试验和韦伯试验鉴别神经性耳聋和传导性耳聋?

【案例拓展】

某女，40岁，因患继发性肺结核需用链霉素治疗，肌内注射4 d后出现耳内饱胀感、耳鸣，随即停药。2个月后患者出现了明显的耳痛、耳鸣和听力下降，因患者之前并未患其他能引起耳聋的疾病，考虑上述症状与链霉素使用有关。

研究已证实：链霉素可通过血-脑屏障进入内耳的外淋巴液，使前庭器内和耳蜗内感觉毛细胞发生退行性变，甚至导致听力永久性丧失。

请结合案例思考：

（1）毛细胞在听感觉传导中起什么作用?

（2）如果你是一名医生，对于上述事件应当如何处理?

实验二十二　破坏动物一侧迷路的效应

【实验目的】

观察内耳迷路在调节肌张力及维持机体姿势中的作用。

【实验原理】

内耳迷路的前庭器官是感受头部空间位置和运动时的感受装置。前庭器官的兴奋经前庭神经传入中枢，引起躯体和四肢肌紧张变化，维持适当的姿势，半规管的刺激还能引起眼球震颤。当一侧迷路破坏后，前庭器官协调肌紧张的能力发生障碍，在运动时将失去维持正常姿势和平衡的能力。

【实验对象】

豚鼠、蛙。

【实验器材和药品】

探针、手术刀、纱布、滴管、氯仿、镊子、剪刀。

【实验方法和步骤】

1.豚鼠　取一只豚鼠，使其侧卧，抓住一侧耳郭，用滴管尽可能向外耳道深处滴氯仿2～3滴，维持这个姿势7～10 min后放开动物，观察动物头部、颈部、躯干、四肢的紧张性，以及是否有眼球震动（可见到动物头部偏向迷路功能消除一侧，并出现眼球震颤）。任其自由活动时，可见动物向迷路功能消除一侧做旋转运动或滚动。

2.蛙

（1）选用游泳姿势正常的蛙。

（2）用纱布包裹住蛙，使腹部向上握在拳中，用镊子向下拉下颌，使蛙口张开，剪去口腔顶部的黏膜，可看到"十"字形的副蝶骨。副蝶骨左右两侧的横突部即迷路所在部位。将一侧横突的骨质用手术刀削去一部分，可看到粟粒大小的小白丘，即是迷路位置。用探针刺入小白丘，约深2 mm，并深入已形成的小孔内转动，破坏迷路。数分钟后，观察蛙静止和爬行时的姿势和游泳的姿势（可见到蛙头部和躯干均歪向迷路被破坏的一侧，游泳姿势亦偏向迷路破坏的那一侧）。

【注意事项】

（1）破坏迷路前，观察动物的正常静止姿势和运动状况。

（2）氯仿是一种高脂溶性全身麻醉剂，滴入一侧外耳道可破坏该侧前庭器官功能，用量不可太多，以防动物死亡。

（3）蛙颅骨骨板薄，损伤迷路时部位要准确，用力适度，以防损伤脑组织。

【思考题】

破坏动物的一侧迷路后，头及躯干状态有哪些改变？如何解释？

【案例拓展】

　　30岁的小凌是某公司的一名资深程序员。近期，公司接手了一个大项目，作为主力的小凌便开始了经常性的加班、熬夜、点外卖。在项目交付前期的某日，小凌突感耳鸣、头晕、恶心，做头部运动时症状明显加剧，休息后耳鸣、眩晕也时有发生，最初以为是疲劳过度，入院检查后确诊为迷路炎。医生开具了相应治疗药物，并建议小凌要注意休息、合理膳食，一段时间后终于痊愈。

　　请结合案例思考：

　　（1）结合已学知识分析，如果患者不及时就医，任由病情进一步发展，还可能会出现哪些症状？

　　（2）如何合理安排工作与休息？

实验二十三　豚鼠耳蜗微音器电位和听神经动作电位

【实验目的】

学习微音器电位的记录方法、观察微音器电位和听神经动作电位与刺激声波之间的关系。

【实验原理】

　　耳蜗是接受声音刺激的感受器。耳蜗接受声音刺激后，首先产生的电位变化被称为耳蜗微音器电位。这是一种与刺激声波的波形、频率相一致的电位变化。微音器电位的潜伏期小于0.1 ms，无不应期。在温度下降、深度麻醉，甚至动物死亡后30 min内，仍不消失。在微音器电位出现之后，出现听神经的复合动作电位，电位的大小能反映被兴奋的神经纤维的数量。

【实验对象】

豚鼠。

【实验器材和药品】

　　哺乳类动物手术器械、小骨钻或钟表起子、银丝引导电极（记录端制成直径0.5～0.6 mm的小球，裸露，其余部分应涂以绝缘漆或用细塑料管绝缘）、刺激输出线、耳塞机、20%氨基甲酸乙酯溶液。

【实验方法和步骤】

1.称重、麻醉、固定　　选取面对声音时，刺激耳郭反应灵敏的幼年豚鼠，体重约350 g，用20%氨基甲酸乙酯按6 mL/kg进行腹腔注射麻醉。

2.动物取侧卧位　　沿耳郭根部后缘切开皮肤，分离皮下组织和肌肉，暴露外耳道口后方的颞骨乳突部，用小骨钻在乳突上钻一小孔，再仔细将其扩大成直径 3～4 mm的骨孔，孔内即鼓室。借助放大镜经骨孔向前方深部观察，在相当于外耳道口内侧的深部，可见尖端向下的耳蜗，在耳蜗底转上方有圆窗，圆窗口朝向外上方，前后径约0.8 mm。用左手握住豚鼠头部，将银丝电极前端稍弯曲，用右手将电极通过骨孔插向深部并轻置于圆窗口，使银丝与圆窗膜接触。参考电极接于伤口肌肉，接地电极连于前肢。注意引导电极不要将圆窗戳破，以免外淋巴流出，影响电位记录。

3.生物信号记录分析　将耳塞机塞在外耳道中，刺激器输出线连在耳塞机上。将引导电极输入端插到生物信号记录分析系统1通道。

4.仪器调试

（1）打开生物信号记录分析系统。

（2）输入信号的选择："信号输入"→"通道 1"→"神经放电"。音箱输入线插入监听插孔。

（3）根据信号图形调整放大倍数（灵敏度）、扫描速度。

（4）刺激器设置连续串刺激、延时10 ms、强度5 V、波宽0.1 ms、波间隔10 ms、串长1。

5.观察项目

（1）启动刺激器，观察是否出现微音器电位和听神经动作电位，监听器是否有声音传出？

（2）改变刺激器输出的极性（即交换耳机两端接线位置）以改变声音相位，观察微音器电位和听神经动作电位位相有何变化？

（3）摘去耳塞机，直接对着豚鼠由外耳道说话和唱歌，观察耳蜗能否起麦克风作用（微音器效应）？

【注意事项】

（1）选择听反应灵敏的动物。

（2）将骨孔周围组织刮除干净，避免渗液进入鼓室。

（3）安放电极时，位置要准确。

（4）电极安放好后，用棉球盖住骨孔，保持鼓室的温度和湿度。

【思考题】

（1）微音器电位和听神经动作电位各有何特点？

（2）微音器电位和听神经动作电位有何关系？从哪些方面可说明微音器电位不是听神经动作电位？

【知识拓展】

　　小杨同学是一个"游戏迷"，从放暑假开始，他每天晚上都打游戏到凌晨。因家住在铁路旁，平时会受到火车驶过的噪声影响，导致小杨从学校安静的环境回到家后非常不适应，因此，每天晚上小杨都会戴着耳机、听着音乐睡觉，且有一宿不摘耳机的习惯。某日清晨起床，小杨突感右耳听不到声音，且伴有强烈耳鸣，赶紧来到市医院耳鼻喉科就诊。在医生的询问中，小杨表示以往无外伤史，无耳毒性药物使用史，但他提到自己在半月前玩游戏时感觉右耳听力发生减退，伴有耳鸣，但持续几小时后便会恢复，故没有前来就医。

经体格检查：纯音测听后，小杨患耳骨气导听力下降，呈感音神经性听力损失。双耳交替响度平衡试验（ABLB）、短增量敏感指数（SISI）试验及Metz重振试验法可呈现响度重振现象。患耳耳蜗微音器电位（CM）听阈较高，在重振频率的振幅与对侧健耳相比较大。综合患者表现及检查结果，临床诊断为轻度右耳感音神经性耳聋。

请结合案例思考：

（1）如何预防感音神经性耳聋，感音神经性耳聋患者应该注意什么？

（2）谈一谈你对噪声污染的认识和理解。

实验二十四　去大脑僵直

【实验目的】

观察去大脑僵直现象，验证脑干对肌紧张的调节作用。

【实验原理】

中枢神经系统对伸肌的紧张性具有易化和抑制作用。正常时，两种作用协调地维持身体的正常姿势。如果在麻醉动物中脑的上、下丘之间切断脑干，则屈肌的肌紧张减弱，而伸肌的肌紧张就相对地增强。动物表现出四肢伸直，头尾昂起，脊柱挺硬等伸肌过度紧张的现象，被称为去大脑僵直。

【实验对象】

家兔。

【实验器材和药品】

哺乳动物手术器械、颅骨钻、咬骨钳、骨蜡、气管插管、纱布、脱脂棉、手术线、20%氨基甲酸乙酯溶液、生理盐水、液状石蜡。

【实验方法和步骤】

1.麻醉　将家兔称重后，由耳缘静脉缓慢注射20%氨基甲酸乙酯溶液（5 mL/kg）。

2.手术　将家兔背位固定于兔手术台上，剪去颈部的毛，沿正中线切开颈部皮肤，分离气管并插入气管插管。让家兔改为俯卧并固定于兔手术台上，剪掉颅顶的毛，沿头部正中线切开皮肤，暴露顶骨。用骨钻在顶骨两侧各钻一孔、用咬骨钳将创口扩大，暴露双侧大脑半球的后缘。在接近颅骨中线和枕骨时，注意勿伤及矢状窦和横窦，以免引起大出血。在矢状窦的前后两端各穿一线结扎。剪除硬脑膜，暴露大脑皮层，滴几滴液状石蜡，防止大脑半球干燥。左手将动物头托起，右手用刀柄从大脑两半球后缘轻轻向前拨开，露出四叠体（上丘较粗大，下丘较小）。在中脑的上、下丘之间，略向前倾斜，朝着颅底将脑干切断。

3.观察项目　松解家兔的头部和四肢，使其侧卧。几分钟后可见家兔的四肢伸直，头昂举，尾上翘，呈角弓反张状态。

【注意事项】

（1）对家兔的麻醉要适度，不能过深，也不能过浅。

（2）手术时勿损伤冠状窦与矢状窦，避免大出血。

（3）切断脑干位置要准确，过低将伤及延髓，导致呼吸停止；过高则不易出现去大脑僵直现象。

（4）脑干横断几分钟后，如未见明显的僵直现象，可用牵拉四肢（肢体伸肌传入）、扭动颈部（颈肌传入）、动物仰卧（前庭传入）等方法，使僵直易于出现。

【思考题】

（1）详述去大脑僵直动物的特征性表现。

（2）分析去大脑僵直现象产生的机制。

【案例拓展】

某男，38岁。车祸使脑部严重创伤、意识模糊，急诊入院。

检查结果：心肺听诊无明显异常。影像学显示弥漫性脑挫裂伤，中脑脑桥出血，脑干损伤。急诊术后送ICU观察，2 h后患者出现角弓反张、全身性肌肉强直痉挛且四肢强直性伸直、呼吸不规则等症状。

请结合案例思考：

（1）能否根据患者在ICU的临床表现对其做出诊断？

（2）患者发生此现象与哪个神经组织损伤有关系？请解释其发生机制。

实验二十五　大脑皮质运动区功能定位

【实验目的】

观察大脑皮质运动区的刺激效应，了解大脑皮质运动区的功能定位特点。

【实验原理】

大脑皮质运动区是躯体运动机能的高级中枢，电刺激该区的不同部位，能引起特定肌肉或肌群的收缩。

【实验对象】

家兔。

【实验器材和药品】

哺乳动物手术器械、颅骨钻、咬骨钳、电刺激器（或生物信号采集处理系统）、刺激电极、骨蜡或止血海绵、气管插管、纱布、脱脂棉、手术线、20％氨基甲酸乙酯溶液、生理盐水、液状石蜡。

【实验方法和步骤】

1.麻醉　将家兔称重后，由耳缘静脉按5 mL/kg体重缓慢注入20％氨基甲酸乙酯溶液进行浅麻醉。

2.手术　将家兔背位固定于兔手术台上，剪去颈部的毛，切开颈部皮肤，分离气管并插入气管插管。让家兔改为俯卧并固定于兔手术台上，剪掉颅顶的毛，沿颅正中线切开皮肤，用刀柄刮去颅顶骨膜。用颅骨钻在冠状缝后，矢状缝旁开 0.5 cm 处钻开颅骨，勿损伤硬脑膜。用咬骨钳逐渐将孔扩大，暴露两侧大脑半球表面。小心剪去硬脑膜，暴露双侧大脑皮质。将温热生理盐水浸湿的薄棉片盖在裸露的大脑皮层上（或滴几滴液状石蜡）防止干燥。松解家兔的头部和四肢。

3.刺激参数设置　用适宜强度的连续脉冲电刺激大脑皮层的不同部位，观察肌肉运动反应，并要做详细记录。刺激强度10～20 V，频率20～50 Hz，波宽 0.1～0.2 ms。

4.观察项目　将刺激电极接触到皮层表面，逐点依次刺激大脑皮层运动区的不同部位，观察躯体肌肉活动的反应。绘出大脑半球背面观的轮廓图，将观察到的反应标记在图上（图4-10）。

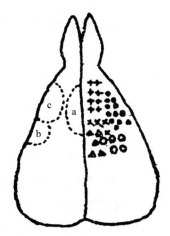

a：中央后回；b：脑岛区；c：下颌运动区；

×：前肢、后肢动+颜面肌和下颌动；○：头动；●：下颌动；▲：前肢动。

图4-10　兔大脑皮层刺激效应区示意

【注意事项】

（1）对家兔的麻醉要适度，不能过深，也不能过浅。

（2）术中注意止血，勿损伤大脑皮层，并保持大脑皮层湿润。

（3）选择刺激参数要适当，强度不宜过大，频率不宜过高。

（4）因为刺激大脑皮层后，引起的肌肉收缩反应往往有较长的潜伏期。所以，每一次刺激需要持续 5～10 s，方可以确定有无反应。

【讨论题】

根据实验结果，说明大脑皮层运动区的机能特征。

【知识拓展】

张大爷今年65岁，患高血压多年。已经退休的他喜欢晨练，这天早上，张大爷在公园慢跑时突然感到一阵眩晕，左下肢软弱无力，摔倒在地。正在跑步的几个年轻人看到后，立即上前扶起张大爷。此时，张大爷虽然神志清楚，但言语模糊，口鼻歪斜，口水顺着口角流下。人群中有一位刚学习了急救常识的大学生小王，初步判断张大爷可能为脑卒中。大伙立即拨打了120急救电话，几个人小心地扶着张大爷在公园的椅子上坐下，随后救护车将张大爷送进医院。经急诊检查，张大爷左侧肢体肌力0级，右侧肢体肌力5级，经磁共振成像（MRI）检查显示右侧大脑中动脉明显狭窄、闭塞，诊断为右侧脑梗死。由于送医及时，现场处置正确，经溶栓等治疗几周后，张大爷康复出院了。

结合案例，请同学们总结大脑皮质及皮质下中枢对运动的调控特点。

实验二十六　大脑皮质诱发电位

【实验目的】

学习大脑皮层诱发电位的记录方法，熟悉其波形特征，了解其波形形成原理。

【实验原理】

当感觉传入系统各个水平受到刺激时，在皮层的某一区域可记录到电位变化，被称为皮层诱发电位。由于皮层不断活动产生自发脑电，因此，诱发电位是出现在自发脑电的背景上的。自发脑电越小，诱发脑电越清楚。本实验可从两方面来突出诱发电位：一方面是使用深度麻醉的方法来压低自发脑电；另一方面是根据皮层诱发电位的潜伏期和反应较恒定，采用计算机对诱发脑电的叠加平均法，使诱发电位更清晰，被称为平均诱发电位。我们在外周进行刺激，在皮层引导诱发电位，这是寻找感觉在皮层投射部位的一个重要方法。

【实验对象】

家兔。

【实验器材和药品】

哺乳类动物手术器械、兔手术台、咬骨钳、颅骨钻、电极支架、皮层电位引导电极、刺激电极、20% 氨基甲酸乙酯溶液、滴管、脱脂棉、骨蜡、生理盐水。

【实验方法和步骤】

1.称重、麻醉　将家兔称重后，由耳缘静脉按 5 mL/kg 体重缓慢注入20%氨基甲酸乙酯溶液进行浅麻醉（也可用3%戊巴比妥钠溶液1 mL/kg 静脉注射）。常规做气管插管。

2.动物改俯卧位　在右后肢膝关节下方胫骨粗隆外侧下缘切开皮肤和肌腱，分离出腓总神经，套上保护电极，关闭皮肤切口。

3.剪去兔头顶部毛　沿颅正中线切开皮肤、暴露颅骨，分离骨膜，在矢状缝左侧2～10 mm、人字缝前5～10 mm 钻颅，用咬骨钳扩开创口，孔径7～10 mm。勿损伤矢状窦和硬脑膜。骨缝出血用骨蜡封闭。

4.仪器调试　将1通道信号输入选"神经放电"。根据需要调整增益。刺激器设置：串刺激、强度 3.0 V、波宽 3 ms、波间隔10 ms、串长1。

将皮层引导电极安放在电极支架上，使引导电极头端银球刚刚接触到兔脑皮层后肢体感区，参考电极夹在动物头皮切口处，无关电极应远离引导电极，若刺激右后肢，可将左后肢接地。

5.观察项目　观察麻醉状态下的家兔大脑皮层自发脑电，如自发脑电电位较大，表示麻醉深度不够，可适当追加麻醉剂，但剂量不要超过总量的1/10。

6.启动刺激器　观察刺激伪迹，逐渐增大刺激强度，可在刺激伪迹之后引出一稳定的诱发电位。仔细调整引导电极在皮层表面的位置、逐点探测，寻找诱发电位最大、最稳定的部位，注意观察诱发电位的潜伏期，以及主反应和后发放的时程、相位和幅度。如信噪比较小，可调整皮层诱发电位的叠加倍数。

【注意事项】

（1）麻醉宜深，使自发脑电受抑制，诱发电位才易显示。

（2）引导电极接触皮层时，应松紧适宜，压得太紧，会损伤皮层。

（3）对神经和皮层应注意保湿，防止干燥。

【知识拓展】

2岁的玲玲有一对漂亮的耳朵，却完全没有听力。她睁着一双好奇的大眼睛看着周围人说话时的嘴唇，却因为听不见不能学习说话，只能发出"啊啊啊"的声音。妈妈带着玲玲去了医院，做了包括听觉诱发电位等很多检查，被诊断为内耳发育畸形。医生说可以通过手术安装人工耳蜗来恢复听力，但高昂的价格却让玲玲妈妈犯了难。当地残联知道玲玲的病情后，主动协助玲玲妈妈通过中国听障儿童服务网申请了"听力重建 启聪行动"人工耳蜗救助项目，获得了国家通过专项经费免费植入人工耳蜗的救助。手术后，玲玲耳朵后面多了一个"小耳朵"。电生理检查也记录到了听神经复合动作电位和听觉诱发电位，玲玲开始对周边的声音和说话有了很大的兴趣，并终于学会了叫"妈妈"。

结合以上案例，请同学们谈谈感觉诱发电位记录的原理。除了听觉诱发电位，感觉诱发电位还有哪些应用？

实验二十七   药物的药动学参数测定——血浆半衰期（$t_{1/2}$）

【实验目的】

掌握用比色法测定水杨酸钠的光密度值的方法，并学会计算血浆半衰期；掌握家兔心脏取血技术。

【实验原理】

水杨酸钠在酸性环境中水解为水杨酸，可与三氯化铁生成一种配位化合物——紫色络合物。该化合物在520 nm波长下比色、光密度与水杨酸浓度成正比。水杨酸钠经静脉滴注后，按一级动力学消除，最少测定2个时间的血药浓度，可近似求得$t_{1/2}$。

【实验对象】

家兔。

【实验器材和药品】

离心管（10 mL）、试管（5 mL）、试管架、吸管（10 mL）、注射器（1 mL、5 mL、20 mL）、针头、721型分光光度计、离心机、婴儿秤、干棉球、酒精棉球、10%（100 g/L）水杨酸钠溶液、0.02%（0.2 g/L）水杨酸钠溶液、10%（100 g/L）三氯乙酸溶液、10%（100 g/L）三氯化铁溶液、5 g/L肝素（生理盐水配制）溶液、蒸馏水。

【实验方法和步骤】

（1）取离心管4只，并按1～4编号，各管分别加入10%（100 g/L）三氯乙酸溶液3.5 mL。

（2）取家兔1只称重。用5 g/L肝素溶液浸润注射器后，从心脏取血2.0 mL，分别放入1号管（对照管）和2号管（标准管）各1 mL，摇匀静置。

（3）由耳缘静脉缓慢注射10%（100 g/L）水杨酸钠溶液（2 mL/kg），于给药后5 min、35 min从心脏先后取血各1 mL，分别放于3号管和4号管，摇匀静置。

（4）取0.02%（0.2 g/L）水杨酸钠标准液 1 mL 加入2号管，1、3、4号管均加入1 mL蒸馏水，摇匀。

（5）将4支离心管放入离心机，离心5 min（1500～3000 r/min）后精确吸取上清液3.0 mL，分别放于另一个对应编号的试管中，每管加入10%（100 g/L）三氯化铁溶液0.5 mL，摇匀显色。

（6）以1号管为空白对照，用721型分光光度计在520 nm波长测定其余各管的光密度，并将结果填入表格中。

（7）按公式$t_{1/2}=0.301/[(\lg x_1-\lg x_2)/\Delta t]$计算$t_{1/2}$，将所测定的数值填写在表4-5中，并且按照半衰期计算公式，计算结果。

备注：公式中x_1、x_2为给药后2次血浓度，Δt为2次取血间隔时间。由标准管光密度值（y_0）和标准管浓度（x_0）求比值K，根据$x=Ky$，由y_1（3号管光密度）和y_2（4号管光密度）求得x_1（3号管血药浓度）和x_2（4号管血药浓度）。

表4-5 血浆半衰期测量数据汇总

管号	光密度（y）	水杨酸浓度（x）	K值
对照管	0	0	
标准管	y_0	x_0	
给药后5 min管	y_1	x_1	
给药后35 min管	y_2	x_2	

【注意事项】

（1）为防止凝血，心脏取血时应先用5 g/L肝素溶液浸润注射器。

（2）本实验为定量试验，标准溶液的配制、抽取血样和试液容量，均须准确。

（3）加试剂要按顺序进行，试管振荡要充分。

【思考题】

（1）测定药物半衰期有何临床意义？

（2）不同个体的水杨酸钠半衰期不同，除个体差异外，还受什么因素的影响？

【知识拓展】

　　某日下午，市医院接诊了一名6岁患儿。自觉喉咙非常疼痛，且伴随发烧。经医生初步检查后，确诊为扁桃体发炎，需要在医院进行3天输液治疗。医生格外嘱咐家属，治疗期间不可以吃含乙醇的食物。但是第2天刚输液完，爷爷因心疼孙子，遂给患儿买来米酒汤圆。可吃完没多久，孩子就感觉没有精神，脸色越来越白，并且伴随恶心、冒汗。幸亏护士发现及时，判断为"双硫仑样反应"，导致过敏性休克，然后立刻停止头孢类药物的注射，并且及时通知医生抢救，才保住了患儿的生命。

　　请结合案例思考：

　　（1）请说一下你对"双硫仑样反应"的认识，以及你从上述案例中受到的启发？

　　（2）针对患者出现的过敏性休克，试述应如何进行解救？

　　（3）谈一谈为减少该不良反应发生，在用药时应注意哪些方面？

实验二十八　药物半数致死量的测定

【实验目的】

熟悉药物半数致死量的测定意义、原理、方法和计算过程；了解随机分组方法。

【实验原理】

半数致死量（LD_{50}）是指能使半数实验动物死亡的药物剂量。它是以动物的死亡与存活为指标，此种效应与剂量间关系属于质反应的量效关系。以对数剂量为横坐标，死亡百分率为纵坐标，可画出一条对称的"S"形曲线。曲线两端较平而中间部分斜率较大，在死亡百分率为50%处曲线斜率最大，说明此处剂量稍有变动即会出现死亡率明显差异，也即此处药物毒性反应灵敏度最高。LD_{50}是衡量药物毒性大小的主要指标，LD_{50}与ED_{50}的比值称为药物的治疗指数，此比值越大，表示药物越安全。

LD_{50}的测定方法有很多，如目测概率单位法、加权概率单位法、改良寇氏法及序贯法等。基本程序是将动物分成若干组，每一组给予不同剂量，使其产生不同的死亡率，再用统计方法计算LD_{50}。其中，改良寇氏法计算简便，结果较准确，可计算出其他有关参数，而序贯法只适用于毒性或效应出现较快的药物，其优点是测定药物 LD_{50}实验简便，可节约动物，但不能计算其他有关参数。

【实验对象】

小鼠60只，雌雄各半，实验前禁食12 h，不禁水。

【实验器材和药品】

鼠笼、注射器（1 mL）、针头、托盘天平、计算器、9.4 g/L戊巴比妥钠溶液。

【实验方法和步骤】

改良寇氏法测定：本法要求剂量按等比数列排列，每一组小鼠数量相等（数量不应太少，一般10只），剂量范围接近或等于0～100%死亡率，一般分5～8个剂量组。

1.预备实验

（1）给药方法：根据药物性质和临床需要而定，可以灌胃、皮下注射、腹腔注射或肌内注射。如不溶于水者可用 50 g/L羧甲基纤维素溶液配成混悬液，采用灌胃法。

（2）探索剂量范围：先找出100%死亡率及 0 死亡率的剂量，此即上下限剂量（ D_m 及 D_n ）。方法是先取小鼠9～12只，每组 3 只，按估剂量（根据经验或文献资料定出）给药。如3 只小鼠全部死亡，则降低剂量，如全都不死亡则增加剂量，由此找出上下限剂量。

（3）确定组数（G）：可根据适宜的组距确定组数，一般分为5～8 个剂量组。

（4）计算各组剂量：要求各组剂量按等比数列排列，在找出 D_m 及 D_n 并确定组数后，可按下列公式求出公比r。

$$r = (G-1)\sqrt{\frac{D_m}{D_n}} , \tag{4-1}$$

$$\lg r = \frac{1}{G-1} \times \lg \frac{D_m}{D_n} , \tag{4-2}$$

$$r = \lg^{-1}(\lg D_m - \lg D_n)/(G-1) . \tag{4-3}$$

再按公式计算各组剂量 D_1、D_2、D_3、D_4、D_5、D_6、…、D_m，其中 $D_1=D_n=$ 最小剂量，$D_2=D_1 \times r$；$D_3=D_2 \times r$；$D_4=D_3 \times r$；$D_m=D_{m-1} \times r$；

计算举例：已知戊巴比妥钠致死毒性实验中，$D_m=187.5$ mg/kg，$D_n=76.8$ mg/kg，确定组数 $G=5$，求 r 及各组剂量。先代入公式求 r：$r=\lg^{-1}（0.0969）=1.25$。

计算各组剂量 $D_1=D_n=76.8$ mg/kg，$D_2=76.8 \times 1.25=96$ mg/kg，依次计算 D_3、D_4、D_m（D_5）分别为 120 mg/kg、150 mg/kg 及 187.5 mg/kg。

（5）配制等比稀释药液系列，使每只小鼠给药容量相等，一般为 0.1 mL/10 g～0.2 mL/10 g。如等容注射 0.2 mL/10 g 时，D_m 组的母液浓度计算方法：

$$C=D_m/\text{等容注射量} \tag{4-4}$$

例：戊巴比妥 $C=9.4$ g/L，将之稀释1.25倍即得 7.5 g/L 溶液（D_4）。

2.正式实验

（1）分组编号：称各小鼠体重，将体重相同小鼠放一笼，分别用苦味酸做好标记。再按确定组数分别随机分组，使各级平均体重及体重分布尽可能一致，每一组一般用小鼠10只。

（2）给药：先计算各体重组小鼠等溶注射药量，取相应的等比稀释药液，给各组小鼠腹腔注射。给药顺序最好采用间隔跳组法，如分为 5 组，先按 2、4 组顺序给药，再逆行按 5、3、1 组顺序给药。

（3）观察记录：给药后观察小鼠中毒表现，记录小鼠死亡数，计算每一组的死亡率。观察时间可根据药物作用快慢而定，直到小鼠不再因药物作用死亡为止，一般观察时间为 24 h，作用快者可观察 10～30 min。最后全实验室结果记入表中。

3.计算 LD_{50} 及 LD_{50} 的 95% 平均可信限

（1）计算 LD_{50}

$$\lg LD_{50} = X_m - i（\sum p - 0.5），\tag{4-5}$$

即 $LD_{50} = \lg[X_m - i（\sum p - 0.5）]$。

其中，X_m 为最大剂量的对数值；i 为相邻两组比值的对数（$\lg r$，其中 $r=D_2 : D_1$）；p 为各组死亡率；$\sum p$ 为各组死亡率的总和。

（2）计算 LD_{50} 的 95% 平均可信限：

$$LD_{50} \text{的} 95\% \text{平均可信限} = \log^{-1}\left(\log LD_{50} \pm 1.96 \times i \times \sqrt{\frac{\sum p - \sum p^2}{n-1}}\right)。\tag{4-6}$$

其中，n 为各组动物数；$\sum p^2$ 为各组死亡率平方的总和。

【注意事项】

（1）本实验为定量药物的毒性测定，要求较高的准确性，在实验过程中要求做到动物分组要随机、给药剂量准确无误。

（2）动物种类、体重范围、给药途径、实验观察时间等因素对 LD_{50} 的测定结果都有影响，在报告结果时都应加以注明。

（3）改良寇氏法也可用于半数有效量的测定，此时质反应的指标不是动物的死亡与存活，而是动物的有效与无效。

【思考题】

（1）测定 LD_{50} 的意义是什么？

（2）改良寇氏法测 LD_{50} 的实验设计有哪些要求？

（3）半数致死量的意义是什么？

【知识拓展】

某天中午，一位母亲回家后便发现女儿躺在地上，神志不清、呼之不应，同时，看到桌上平日口服的药瓶已空，遂紧急送往当地医院。抢救后患者全身抽搐，又突发呼吸、心搏骤停，深度昏迷，在紧急实施心肺复苏后，虽然有所好转，但是依旧深度昏迷，无法自主呼吸，医院多次下达病危通知，悲痛欲绝的父母曾想将她的器官捐献，希望能帮助到其他人。

然而，医院始终不放弃对患者的治疗，积极联系专家团队，研判病情并制订诊疗计划，通过多次血浆置换和血液灌流治疗后，在重症医护团队的全力救治下，患者最终得以痊愈出院。

请结合案例思考：

（1）请说一下你对心肺复苏的认识。从上述案例中你受到了什么启发？

（2）谈一谈你对器官捐献的认识和看法。

实验二十九　不同给药剂量对药物作用的影响

一、定量实验

【目的与原理】

在一定范围内，药物剂量的大小与血药浓度的高低成正比，也对药效的强弱有关。用药的剂量太小往往无效，剂量太大又会出现中毒症状。如无剂量限制，尤其是在离体实验中，如果剂量和浓度不受限制，那么药物可产生多种特殊的作用，而这些作用实际上是没有意义的。在新药临床前药效学研究过程中，药物的量效关系曲线可以定量地分析阐明药物的剂量与效应之间的规律，有助于了解药物作用的性质，也可为临床用药提供参考。

去甲肾上腺素主要有收缩血管的作用，小剂量时兴奋心脏，收缩压升高，舒张压升高不多，脉压增加；大剂量时所有血管收缩，收缩压舒张压均增加，脉压减小。本实验通过观察不同剂量去甲肾上腺素对动物血压升高程度的影响，了解分析剂量对药物作用的影响并绘制量效关系曲线。

【实验动物】

家兔，雌雄不限。

【实验器材和药品】

BL-420生物机能实验系统、兔手术台、压力换能器、气管插管、动脉插管、静脉输液装置、一套手术器械、注射器（1 mL、20 mL、50 mL）。

20%氨基甲酸乙酯溶液，5%枸橼酸钠溶液，肝素，去甲肾上腺素，生理盐水。

【实验方法和观察项目】

（1）取一只家兔，称重后自耳缘静脉缓慢注射20%氨基甲酸乙酯溶液（5 mL/kg）麻醉，同时注射1 mL肝素，以防术中凝血。

（2）家兔仰卧位固定于兔手术台上，行颈部手术。分离气管做气管插管；分离一侧颈外静脉连接输液装置；分离一侧颈总动脉，做颈总动脉插管，通过三通压力换能器连接到BL-420生物机能实验系统上，测量家兔正常血压。

（3）给药。按剂量由小到大的顺序给予6个剂量的去甲肾上腺素，即每千克体重给浓度为0.0004%、0.0008%、0.002%、0.004%、0.008%、0.02%的去甲肾上腺素0.25 mL，相当于每千克体重注射去甲肾上腺素1 µg、2 µg、5 µg、10 µg、20 µg、50 µg。去甲肾上腺素由颈外静脉连接的输液装置给入，因为去甲肾上腺素在体内代谢很快，所以每一次的给药速度一定要快。

【实验结果及其分析】

记录实验结果并填入表4-6。

表4-6　不同给药剂量对药物作用的影响实验结果

给药剂量/%	正常血压/kPa	给药后血压/kPa	升高值/kPa
0.0004			
0.0008			
0.002			
0.004			
0.008			
0.02			

根据实验结果，绘制量效关系曲线：

打开BL-420生物机能实验系统页面中"数据处理"一项，选择"计算PD2和PA2"一项，再在打开的界面里输入以上的实验结果，即不同浓度血压的升高值E_i，然后选择"量效曲线"→"折线"，即可绘制出量效关系曲线。

【注意事项】

（1）实验所给的6个剂量的用药体积是相同的，静脉推注的速度也要一致，否则会影响实验结果。输液管给药时要快推快注，用生理盐水冲洗残留管里的药物。

（2）给一个剂量后，一定要待血压恢复正常后，再给下一个剂量。

【思考题】

（1）了解剂量对药物作用的影响，对临床用药有何指导意义？

（2）量效关系的特点是什么？

二、定性实验

【实验目的】

观察不同剂量尼可刹米对小鼠作用的差异；学习量效关系。

【实验原理】

影响药物效应的因素包括机体和药物2个方面，其中给药剂量属于药物因素。在一定剂量范围内，随剂量增加药物效应逐渐增强，称为量效关系。但这一效应的增加不是无限制的，当增加到一定的程度时，药物的效应会恒定在一定的水平，而当药物剂量过大时，可致中毒或死亡。

【实验对象】

KM小鼠。

【实验器材和药品】

注射器（1 mL）、鼠笼、托盘天平、尼可刹米注射液（0.5%、2.5%、5%）。

【实验方法和步骤】

（1）取小鼠3只，标记、称重，观察小鼠的正常活动情况（活动、呼吸变化等）。

（2）给小鼠的腹腔部位分别注射0.5%、2.5%、5%的尼可刹米注射液，按0.2～0.3 mL/10 g给药，继续观察各小鼠的活动变化等。

【实验结果及其分析】

将给药前后小鼠的变化情况填入表4-7。

表4-7　给药前后小鼠的变化

药物	小鼠的活动变化	
	给药前	给药后
0.5%尼可刹米注射液		
2.5%尼可刹米注射液		
5%尼可刹米注射液		

【注意事项】

（1）注意标记小鼠。

（2）小鼠可能出现的反应（按由轻到重排序）：活动增加、呼吸急促、反射亢进、震颤、惊厥、死亡等；比较各小鼠表现出药物反应的严重程度和发生快慢。

【思考题】

什么是量效关系？

【知识拓展】

　　某男童上小学三年级，从小跟随父母在外打工，住在某县的城乡接合地区。一天下午4点多，男童放学回来，因肚子饿，便吃了中午剩下的菜和凉馒头。到晚上7点多，该男童感觉腹痛厉害，其父便领他去了家旁边的个体诊所。医生给他肌内注射了4支尼可刹米针（0.375 g/支），2支阿托品针（1 mg/支）；大概10 min后，患儿突感心悸、胸闷、头晕、烦躁不安、口渴。医生看到情况不对，便迅速将患儿转到当地县医院。入院后查体：神志尚清，回答切题，烦躁不安，全身皮肤呈赭红色，皮温高，呼吸急促而深大，频率60～70次/分，双侧瞳孔等大等圆，直径5 mm左右，双肺呼吸音粗糙，心率180次/分，四肢肌张力增高，膝腱反射亢进。医生诊断：阿托品合并尼可刹米中毒，经过一晚的积极治疗后，次日症状明显好转。

请结合案例思考：

（1）请说一下你对该患者出现两药合并中毒的认识。从上述案例中你受到了什么启发？

（2）谈一谈你对个体诊所医生治疗方案的认识和看法。

实验三十　不同给药途径对药物作用的影响

【实验目的】

观察不同给药途径对药物作用的影响。

【实验原理】

给药途径不同，不仅影响药物作用的快慢、强弱及维持时间的长短，有时还可改变药物作用的性质，出现不同的药理作用。硫酸镁和戊巴比妥即为典型药物。

【实验对象】

KM小鼠。

【实验器材和药品】

1 mL注射器、灌胃针头、天平、10%硫酸镁溶液、0.5％戊巴比妥钠溶液，墨汁、手术器械（眼科剪、眼科镊、玻璃分针等）、量尺。

【实验方法和步骤】

1.硫酸镁不同途径对药物作用的影响

（1）取体重相近小鼠2只，分别称重标记，观察并记录正常活动、呼吸和粪便情况。

（2）1号小鼠灌胃给药10%硫酸镁，2号小鼠腹腔注射10%硫酸镁（均按0.1 mL/10g），给药后继续观察、记录小鼠活动、呼吸、粪便变化，并与给药前情况进行比较。

（3）给药后15 min，每鼠均灌胃0.2 mL墨汁。给墨汁后20 min，将小鼠颈椎脱臼致死，立即剖腹，暴露胃肠，肉眼观察各小鼠肠蠕动及膨胀情况。

（4）分离从幽门至直肠的肠系膜，将肠自然拉直平铺于实验台，测量幽门至墨汁向前移动的最远距离（墨汁移动距离）和幽门至直肠末端的距离（肠总长度）。按下列公式计算墨汁向前推进率，并比较结果。

$$墨汁向前推进百分率（\%）= \frac{墨汁移动距离（cm）}{肠总长度（cm）} \times 100\%$$

2.戊巴比妥钠不同给药途径对药物作用的影响　取体重接近的小鼠3只，称重并标记，观察正常活动情况及翻正反射，然后用0.5%戊巴比妥钠溶液0.1 mL/10 g，分别从不同的途径（灌胃、皮下注射和腹腔注射）给药，观察3只小鼠入睡时间及觉醒时间。

【实验结果及其分析】

将硫酸镁给药实验结果填入表4-8。

表4-8　硫酸镁不同给药途径对药物作用的影响

鼠号	体重/g	给药途径	给药前基本情况	给药后基本情况	墨汁推进率（%）
1					
2					

将戊巴比妥钠给药实验结果填入表4-9。

表4-9　戊巴比妥钠不同给药途径对小鼠睡眠的影响

鼠号	体重/g	药量/mL	给药途径	给药时间	入睡时间	觉醒时间
1						
2						
3						

【注意事项】

（1）灌胃时，操作要轻柔，不要捅破胃。

（2）腹腔注射时，不要注入肠管或内脏。

（3）各组小鼠灌胃及处死实验操作时间应一致。

（4）分离肠系膜及测量肠段时应轻拉，否则影响测量长度的准确性。

【思考题】

以硫酸镁和戊巴比妥钠为例，同一药物以不同给药途径给予，对药物作用会产生哪些不同影响？

实验三十一　硫酸镁的中毒及解救

【实验目的】

观察硫酸镁急性中毒症状及钙剂的解救作用，学习家兔耳静脉注射方法。

【实验原理】

硫酸镁可因给药途径不同而产生不同的作用，当注射给药时可抑制中枢及外周神经系统，使心肌、骨骼肌及平滑肌松弛，从而发挥解痉降压作用，其可能机制是Mg^{2+}与Ca^{2+}化学性质相似，能特异性地竞争Ca^{2+}受点，从而拮抗Ca^{2+}的各种作用。

硫酸镁注射的安全范围较窄，若血镁过高，可抑制延髓呼吸中枢和血管运动中枢，进而引起呼吸抑制、血压剧降、四肢瘫软无力等中毒症状。当缓慢静脉注射氯化钙（或葡萄糖酸钙），能拮抗Mg^{2+}的作用，促进ACh释放，从而恢复肌肉收缩功能。

【实验对象】

家兔，雌雄不限。

【实验器材和药品】

注射器（5 mL、10 mL）、针头、婴儿秤、干棉球、酒精棉球、5%硫酸镁溶液、2.5%氯化钙溶液。

【实验方法和步骤】

（1）取家兔1只，称重并观察其正常活动，以及肌张力、呼吸频率、深度及其他情况。

（2）耳静脉缓慢注射5%硫酸镁溶液175 mg/kg（按3.5 mL/kg给药），观察上述指标有何变化。

（3）待家兔中毒症状显著时（行动困难、垂头俯卧等），立即静脉注射2.5%氯化钙溶液50 mg/kg（按2 mL/kg给药），继续观察上述指标有何变化。

【实验结果及其分析】

将给药前后家兔的变化情况填入表4-10。

表4-10　给药前后家兔的变化

体重/kg	处理阶段	观察指标		
		一般活动	四肢肌张力	呼吸情况
	给药前 给硫酸镁后 给氯化钙后			

【注意事项】

（1）硫酸镁溶液注射速度需缓慢，静脉注射前要抽好氯化钙溶液，以便及时救治。

（2）家兔正常呼吸频率为36~60次/分，严重呼吸抑制时可适当进行抢救。

【思考题】

（1）硫酸镁过量中毒主要表现在哪些方面？用什么药物救治？

（2）氯化钙救治硫酸镁过量中毒的机制是什么？

【案例拓展】

　　林某，一所农村小学教师，26岁，2年前结婚，公婆对她非常好，家庭和睦。怀孕3个月时孕检发现是双胞胎，更是把一家人高兴坏了。但7月的一天晚上，半夜突感下腹不规律阵痛，发现阴道少许流血，但没有阴道流水；隔天一早起来后还是感觉阵痛，便去了镇卫生所就诊。医生静脉滴注硫酸镁，2次共12.5 g后病情无好转，于是急诊转入市级医院。

　　当晚除了完善检查和遵遗嘱处理，又静滴硫酸镁10 g（2次），夜间未进食，呕吐3次。次日早上，患者感觉乏力、头晕、头痛、精神差、四肢活动差、乏力，检查血镁浓度1.68 mmol/L，医生考虑重度子痫前期经过治疗无明显好转，经会诊排除其他异常，同时，停用硫酸镁，并2次静脉滴注10%葡萄糖酸钙溶液20 mL、地塞米松，病情终于好转。

　　请结合案例思考：

（1）请说一下你对硫酸镁中毒症状的认识。从上述案例中你受到了什么启发？

（2）谈一谈你对医生静脉滴注葡萄糖酸钙的理解和认识。

实验三十二　传出神经系统药物对兔瞳孔的影响

【实验目的】

观察传出神经系统药物对家兔瞳孔的影响，分析其作用机制并联系临床应用；学习家兔的瞳孔测量方法。

【实验原理】

瞳孔的大小受瞳孔括约肌和瞳孔开大肌的影响，瞳孔括约肌上主要分布有M受体，瞳孔开大肌上主要分布有α受体。毛果芸香碱滴眼后，可激动瞳孔括约肌上M受体，使瞳孔缩小；阿托品滴眼后可阻断瞳孔括约肌上M受体，使瞳孔扩大；去氧肾上腺素滴眼后，可激动瞳孔开大肌上 α_1 受体，使瞳孔扩大；毒扁豆碱滴眼后，可抑制胆碱酯酶导致ACh堆积而产生M样作用，使瞳孔缩小。

【实验对象】

家兔，雌雄不限。

【实验器材和药品】

兔手术台、剪刀、量瞳尺、滴管、1%硝酸毛果芸香碱溶液、1%硫酸阿托品溶液、0.5%水杨酸毒扁豆碱溶液、1%盐酸去氧肾上腺素溶液。

【实验方法和步骤】

（1）取家兔2只，标记、编号，放入兔手术台内，用剪刀剪去眼睑的睫毛，在自然光下用量瞳尺分别测定家兔两眼瞳孔的大小。

（2）将家兔下眼睑拉成杯状，并用手指压迫鼻泪管，分别滴入3滴溶液：①甲兔，左眼1%硝酸毛果芸香碱溶液，右眼1%硫酸阿托品溶液；②乙兔，左眼0.5%水杨酸毒扁豆碱溶液，右眼1%盐酸去氧肾上腺素溶液。1 min后放下眼睑，15 min后在自然光下再用量瞳尺分别测量两眼瞳孔的大小。

（3）待甲乙两兔左眼瞳孔明显缩小后，再分别滴入3滴如下溶液：①甲兔左眼，1%硫酸阿托品溶液；②乙兔左眼，1%盐酸去氧肾上腺素溶液。10 min后再次测量瞳孔的大小。

【实验结果及其分析】

将给药前后家兔瞳孔直径的变化情况填入表4-11。

表4-11 给药前后家兔瞳孔直径的变化

家兔	眼睛	给药前瞳孔直径/mm	药物	给药后瞳孔直径/mm
甲	左		1%硝酸毛果芸香碱溶液	
	左		1%硫酸阿托品溶液	
	右		1%硫酸阿托品溶液	
乙	左		0.5%水杨酸毒扁豆碱溶液	
	左		1%盐酸去氧肾上腺素溶液	
	右		1%盐酸去氧肾上腺素溶液	

【注意事项】

（1）测量家兔瞳孔直径时，不要刺激角膜，测量前后光线强度、角度及方向应保持一致。

（2）滴眼时，将下眼睑拉开成杯状，并用手指按住鼻泪管；滴入药液后，保留1 min，然后将手放开，任其溢出。

（3）实验动物应在1周内没有使用过眼药。

【思考题】

（1）简述毛果芸香碱、毒扁豆碱对瞳孔的作用有何异同？并说明作用机制。

（2）简述阿托品、去氧肾上腺素对瞳孔的作用有何异同？并说明作用机制。

【知识拓展】

近年来，我国近视眼发病率日益增高。在我国的中学生人群中，近视眼发病率已超过一半，在大学生人群中，发病率更高。

由于近视眼患者的晶状体变凸、屈光度增加、眼轴变长、光线聚焦在视网膜之前，因此，看远物模糊，通常需要借助光学镜辅助晶状体调节功能。1993年引入的LASIK手术可以通过利用激光将患者的角膜进行中心削平，纠正患者眼部的屈光度，使聚焦成像落在视网膜上。然而，无论是普通光学配镜还是进行手术纠正，均需要进行眼球屈光度检测。不准确的眼球屈光度检测方法不能准确测得儿童青少年这类特殊人群的屈曲度，有些方法甚至对眼球功能有害。使用阿托品滴眼液散瞳及舒张睫状肌验光，是检查和诊断屈光不正的一种准确手段。

请思考：

（1）简述阿托品散瞳验光机理及优缺点。

（2）谈一谈你对健康用眼的认识和理解。

（3）结合药物对睫状肌、括约肌的调节作用，阐述如何实现学习工作有节奏，一张一弛、调节有度？

实验三十三　肝性脑病

【实验目的】

本实验通过结扎大部分肝脏的方法造成急性肝功能不全的动物模型。在此基础上经消化道输注复方氯化铵溶液，使血氨水平明显升高，从而使动物出现震颤、抽搐、昏迷等类似肝性脑病的临床症状，观察氨在肝性脑病发病机制中的作用。

【实验原理】

肝性脑病是指继发于严重肝病的一系列神经精神综合征。肝性脑病的发病机制较复杂，且至今尚未完全阐明，目前临床有多种学说，而其中以氨中毒学说的研究最多、最确实有据。该学说认为，由于肝细胞严重受损，肝内尿素合成发生障碍，氨清除不足；或慢性肝硬化时，肠壁吸收肠道内生成的氨过多，经侧支循环直接进入体循环，均可导致血氨升高。增高的血氨通过血脑屏障进入脑组织，通过干扰脑的能量代谢，使脑内神经递质发生改变，以及抑制神经细胞膜等作用，引起脑的功能障碍，从而出现相应的症状和体征。

【实验对象】

家兔，雌雄不限。

【实验器材和药品】

婴儿秤、兔手术台、常规手术器械、注射器（20 mL、50 mL）、细导尿管、手术线等。

20%氨基甲酸乙酯溶液、1%普鲁卡因溶液、复方氯化铵（含2.5%氯化铵、1.5%碳酸氢钠、5%葡萄糖）溶液、复方谷氨酸钠（含2.5%谷氨酸钠、5%葡萄糖）溶液、生理盐水。

【实验方法和步骤】

1. 实验组

（1）麻醉固定、腹部手术：将家兔称重后，用20%氨基甲酸乙酯溶液2.5 mL/kg注射至耳缘静脉进行半量麻醉，减弱兔子的抵抗性，仰卧位固定在兔手术台上，剪去腹部正中的被毛，沿上腹部中线用1%普鲁卡因溶液做局部浸润麻醉。自胸骨剑突下，沿腹正中线割长6～8 cm的切口，钝性分离皮下组织，沿腹白线剪开腹壁，打开腹腔，暴露肝脏。找到镰状韧带和肝胃韧带，小心剪开，增加肝脏的游离度。观察正常的肝脏颜色。

（2）制备急性肝功能不全动物模型：手术线用生理盐水浸湿后，沿肝左外叶、左中叶、右中叶和方形叶之根部（图4-11）围绕一周并结扎，以阻断大部分肝血流，造成家兔急性肝功能不全。由于右外叶和尾状叶的门脉血管为独立分支，不会同时被结扎，因而得以保留。待被结扎的肝叶变成暗褐色后，用眼科剪在肝叶边缘上剪一小口，如无明显渗血，说明肝大部结扎成功，否则重新结扎。

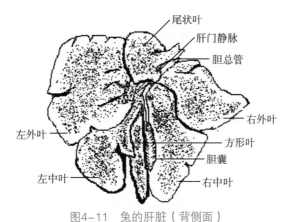

图4-11　兔的肝脏（背侧面）

（3）十二指肠插管，制备肝性脑病动物模型：沿胃下端找到与之相连的十二指肠，在肠管下方血管稀疏处，用止血钳穿透肠系膜并穿一根线备用。用眼科剪在肠壁上剪一小口，将细导尿管顺远胃端方向插入肠腔6～8 cm，直接连肠管一起结扎固定，防止插管脱落，然后将肠送回腹腔内，细导尿管另一端置于腹腔之外，用止血钳夹住腹壁，关闭腹腔。

观察、记录家兔的一般状态、呼吸频率及幅度、角膜反射、四肢肌张力及对刺激（敲打兔手术台或用针刺）的反应。

用注射器每间隔5 min向十二指肠插管注入复方氯化铵溶液5 mL，仔细观察家兔一般状态、呼吸、反射、肌张力等指标的变化，当出现全身性抽搐时停止注射，记录出现抽搐的时间和所灌注复方氯化铵溶液的总量，并计算每千克体重的用量（mL/kg）。

（4）实验性抢救：当动物出现肌张力增高时，准备好耳缘静脉输注通道，一旦动物发生抽搐，立即缓慢推注复方谷氨酸钠溶液30 mL/kg，观察并记录治疗后症状有无缓解。

2. 对照组

（1）肝叶假手术+推注复方氯化铵溶液：取家兔1只，称重后半麻醉固定于兔手术台上，在局麻下于腹正中线同样做切口和分离肝脏的手术，但不做肝结扎术，作为假手术对照。找出十二指肠后，做肠腔插管，观察动物一般情况。每隔5 min向十二指肠内注入复方氯化铵溶液5 mL，直至抽搐发作为止，记录时间和所用复方氯化铵溶液的总量，计算每千克体重的用量。

（2）肝叶大部结扎+推注生理盐水溶液：取家兔1只，称重后半麻醉固定于兔手术台上，在局麻下做腹部正中切口，打开腹腔，行肝大部结扎及十二指肠插管。术后每隔5 min向十二指肠内注入5 mL生理盐水，观察动物有无异常表现。

【注意事项】

（1）打开腹腔时，如果动物有挣扎反应，可再用1%普鲁卡因溶液进行局部浸润麻醉。

（2）游离肝脏时动作要轻，以免造成肝叶破裂出血；结扎线应尽量置于肝脏根部，避免拦腰结扎损伤肝叶。

（3）由于镰状韧带连接肝脏和膈肌，其根部是大血管，故剪时要特别小心，防止造成气胸和出血。

（4）因家兔并未全身麻醉，故十二指肠插管要插入一定深度，且必须牢固固定，以防实验中家兔挣扎或剧烈抽搐时插管滑脱，复方氯化铵溶液漏入腹腔。

（5）动物经输入一定量氯化铵溶液后，一般会出现抽搐，但由于动物未做全身麻醉，实验期间可能有时会出现挣扎，故实验中要注意与氨中毒所引起的抽搐相鉴别。

【思考题】

（1）结合氨中毒学说分析为什么肠道内注入离子铵后会出现肝性脑病的症状？

（2）在十二指肠内注入氯化铵时，如果氯化铵漏入腹腔会对实验结果有何影响？

（3）谷氨酸钠抢救氨中毒的原理是什么？

第五章　医学机能实验学综合性实验

实验一　凝血功能检测和弥散性血管内凝血及肝素治疗作用

【实验目的】

（1）掌握急性实验性DIC动物模型的复制方法。

（2）探讨急性DIC的发病机制。

（3）了解凝血功能检测的一般方法；检查急性DIC的几项血液学的常规方法及其意义。

【实验原理】

生理状态下，血液在血管内流动，既不会发生血管外出血，也不会发生血管内凝固形成血栓，这是因为机体有完善的凝血与抗凝血机制并呈动态平衡。在DIC病理状态下，凝血与抗凝血平衡失调，早期凝血功能亢进，因而有广泛微血栓形成，晚期凝血功能减退及继发性纤溶亢进可导致出血。因此，凝血功能检测对诊断DIC、判断DIC分期及指导治疗均有重要意义。

本实验应用兔脑粉复制DIC动物模型，因为兔脑粉浸液含有丰富的组织因子，所以静脉注入后，组织因子（TF）与FⅦ/Ⅶa结合成Ⅶa-TF复合物，启动外源性凝血途径导致DIC。

【实验对象】

家兔。

【实验器材和药品】

兔手术台、双孔恒温电热水浴锅、秒表、小试管架、5 mL玻璃试管、0.5 mL吸管、动脉夹、动脉插管、载玻片、血红蛋白吸管、离心机、726型分光光度计、显微镜、婴儿秤、微循环灌流盒、一套手术器械、4%兔脑粉生理盐水溶液、P试液、凝血酶溶液、1%鱼精蛋白溶液、0.025 mol/L氯化钙溶液、20%乌拉坦溶液、3.8%枸橼酸钠溶液、饱和氯化钠溶液、生理盐水。

【实验方法与步骤】

1. 称重、麻醉　家兔2只分别标定为甲兔和乙兔，称重，由耳缘静脉注射20%乌拉坦5 mL/kg麻醉。

2. 动物准备　将动物仰卧固定于兔手术台上，颈部剪毛备皮。

在甲状软骨下颈部正中切开皮肤5~8 cm，分开皮下组织及舌骨下肌群，分离一侧颈总动脉，插入动脉插管并固定，以备取血样本之用。

腹部剪毛，作右侧腹直肌旁纵向切口（长4~6 cm），分层上下结扎肌肉并在两结扎线之间剪断肌肉，打开腹腔。向微循环灌流盒内注入38 ℃生理盐水。将一段游离度较大的回肠肠袢（回盲部上方约15 cm处）轻轻拉出，放入微循环灌流盒内，显微镜下观察肠系膜微循环。

3.观察指标

（1）凝血时间测定：用三棱针刺破兔耳末梢部皮肤，让血液自然流出，用干棉球拭去第一滴血液，待血液重新流出后开始计时，用清洁干燥的载玻片接取一大滴血液，2 min后，每隔30 s用大头针挑血一次，直至挑起细纤维血丝为止，表示开始凝血，此时间即为凝血时间。

（2）PT、TT、3P实验和血浆纤维蛋白（原）测定：由家兔颈动脉抽取血样本5 mL（取血样前先废弃血液数滴），用3.8%枸橼酸钠溶液1：9（V/V）抗凝，3000 r/min离心15 min，取血浆（含微量血小板）作PT、TT、3P实验和血浆纤维蛋白（原）测定。

4.制备动物疾病模型　取4%兔脑粉生理盐水溶液，按2 mL/kg体重计算，将总量用生理盐水稀释至30 mL由耳缘静脉注射在15 min内注射完毕。其注入速度为：第一个5 min为1 mL/min；第二个5 min为2 mL/min；最后的5 min为3 mL/min。

5.实验性治疗和观察

（1）甲兔：注入兔脑粉浸液15 min及45 min后，分别测定凝血时间，颈总动脉抽取血样本测定PT、TT、3P实验和血浆纤维蛋白（原）。观察肠系膜微循环的变化。

（2）乙兔：注入兔脑粉浸液10 min后，给予肝素溶液100 U/kg由耳缘静脉注射。注入兔脑粉浸液15 min及45 min后，分别测定凝血时间，颈总动脉抽取血样本测定PT、TT、3P实验和血浆纤维蛋白（原）。观察肠系膜循环的变化。与甲兔比较各项检查与观察有何不同。

【注意事项】

（1）在注入兔脑粉浸液的过程中，密切观察动物呼吸情况，必要时酌情调整注射速度。

（2）兔脑粉在实验前要检测其活力，以凝血酶原时间（PT）不超过12 s为宜。

【思考题】

（1）讨论本实验发生DIC的机制。

（2）DIC过程中，凝血功能将会出现哪些变化？为什么？

（3）肝素治疗DIC的病理生理学基础是什么？晚期DIC能否用肝素治疗？

【制剂制备方法】

1.兔脑粉浸液制备　称取兔脑粉400 mg，加入生理盐水10 mL，充分搅匀后放入37 ℃恒温水浴箱内孵育60 min，每隔15 min搅拌一次，然后1000 r/min离心5 min，取上清液过滤后供静脉注射用。

2.P试液制备　实验前称取兔脑粉200 mg，加入5 mL生理盐水，充分混匀后放入37 ℃恒温水浴箱内孵育1小时，在此过程中，用玻璃棒搅拌3～4次，并颠倒混匀，然后1000 r/min离心5 min，吸取上清液，再加入等量0.025 mol/L氯化钙溶液，用前摇匀，做PT实验用。

【检查急性DIC的血液学的常规方法】

1.凝血酶原时间（PT）测定　取被检血浆0.1 mL，置于小试管内，放入37 ℃水浴中。

加入P试液0.2 mL，开动秒表，轻轻地侧动，直至液体停止流动或出现粗颗粒，即为凝血酶原时间，重复3次，取平均值。

正常值：兔6～8 s。

2.凝血内时间（TT）测定　取被检血浆0.2 mL，置于小试管内，放入37 ℃水浴中。

加入适当浓度的凝血酶悬液0.2 mL，开动秒表，观察方法同上，测定其凝固时间。重复3次，取平均值。

3.鱼精蛋白副凝实验（3P试验）　取血浆0.9 mL置于小试管内。

加入1%鱼精蛋白溶液0.1 mL，混匀，室温下放置30 min，于观察终点前，将试管轻轻摇动，有白色纤维或凝块出现为阳性；均匀混浊、无白色纤维为阴性。

4.血清纤维蛋白（原）定量测定（饱和盐水法）　取血浆0.5 mL置于12 mm×100 mm的试管中，加入饱和氯化钠溶液4.5 mL，充分混匀，置37 ℃水浴中孵育3 min，取血后再次混匀，用726型分光光度计比色，测定光密度（波长520 nm）。以生理盐水代替饱和氯化钠溶液，进行同样操作作为对照。

将对照管调零点，测出光密度后，按式（5-1）计算纤维蛋白原定量：

$$纤维蛋白原定量=\frac{测定光密度}{0.5} \times 1000。 \tag{5-1}$$

【知识拓展】

D-2聚体检测

当机体发生凝血时，凝血酶使活化的纤维蛋白单体交联形成纤维蛋白多聚体，同时，纤溶系统被激活。纤溶酶活化降解纤维蛋白形成各种碎片，称为纤维蛋白降解产物（FDP）。其中，2个交联的D片段称为D-2聚体，正常定量小于200 μg/L。D-2聚体增高见于继发性纤维蛋白溶解功能亢进，如DIC、溶栓治疗等，是体内凝血及纤溶活性增强的重要分子标志物。

实验二　心血管活动的神经体液调节

【实验目的】

观察神经体液因素及药物对心血管的影响，学习哺乳动物动脉血压的直接测量方法。

【实验原理】

动脉血压是心脏和血管功能的综合指标。生理状态下，哺乳动物血压的相对稳定主要依赖于压力感受性反射。压力感受性反射的感受器主要位于颈动脉窦和主动脉弓，传入神经分别是窦神经和主动脉神经（兔的主动脉神经在颈部自成一束，于颈部上方再并入迷走神经），传向延髓的心血管中枢。通过调整心交感中枢、心迷走中枢和交感缩血管中枢的紧张性，从而改变传出神经心交感神经、心迷走神经、交感缩血管神经的传出冲动频率，调节心血管的活动，使血压相对稳定。任何能影响压力感受性反射弧组成部分的刺激都能影响动脉血压。

调节心血管活动的神经主要是交感神经和迷走神经。心交感神经释放去甲肾上腺素（NE），引起心肌收缩力增强、窦房结自律性增加、房室传导加快。而心迷走神经释放乙酰胆碱（Ach），对心脏的活动起抑制作用。交感缩血管神经释放NE，使皮肤、肾脏及消化道的血管平滑肌收缩，全身血流阻力增加。

心血管活动还受体液因素的调节，主要是肾上腺髓质分泌的E和NE，它们调节心血管的作用既有相同点，又有不同点。NE主要兴奋外周血管上的α受体，引起血流阻力增加，舒张压升高；其对β1受体也有弱的兴奋作用，因此，使心肌收缩力增强，收缩压升高；对β2受体无兴奋作用。而E对α、β1、β2受体都有兴奋作用，静脉注射后心肌收缩力增强，心率增快，部分外周血管收缩（如皮肤及内脏血管），部分血管舒张（如骨骼肌血管），全身血流阻力变化不大。异丙肾上腺素主要激动β1和β2受体，酚妥拉明为α2受体阻断剂，阿托品为M受体阻断剂。

【实验对象】

家兔。

【实验器材和药品】

MedLab生物信号采集处理系统、兔手术台、哺乳类动物手术器械、动脉插管、动脉夹、万能支架、保护电极、注射器（20 mL、5 mL、1 mL）、干棉球、压力换能器、刺激输出线、三通、20%氨基甲酸乙酯溶液、肝素溶液（8 μ/mL）、0.01%乙酰胆碱溶液、0.01%肾上腺素溶液、0.01%去甲肾上腺素溶液、0.01%异丙肾上腺素溶液、1%酚妥拉明溶液、0.01%阿托品溶液、生理盐水等。

【实验方法和步骤】

1.检压系统的准备　将压力换能器与动脉插管相连，经三通向血压换能器压力腔内和动脉插管内注满肝素生理盐水，务必驱尽管道内的空气，然后关上三通备用。

2.动物手术　麻醉与固定：动物固定后，由20%氨基甲酸乙酯溶液（5 mL/kg）自耳缘静脉麻醉后，将动物仰卧位固定在兔手术台上。

气管插管：经颈部剪毛备皮，分离气管，做气管插管。

颈动脉鞘内神经分离：将切口边缘的皮肤及其下方的肌肉向外侧拉开，分离颈总动脉鞘，鞘内走行有颈总动脉、迷走神经、交感神经和减压神经。仔细辨认3条神经，迷走神经最粗，交感神经次之，减压神经最细且常与交感神经紧贴在一起。用玻璃分针依次分离右侧减压神经，迷走神经和颈总动脉，并穿以不同颜色的线备用。

颈总动脉插管：分离左侧颈总动脉，做颈总动脉插管，注意固定插管，以防滑脱。同时保持动脉插管与动脉在同一直线上，然后用胶布将动脉插管固定在兔手术台上。放开动脉夹便可记录动脉血压。

3.仪器连接及应用　将颈总动脉插管与压力换能器连接并固定，且位置应与心脏在同一平面。

压力换能器输出线接微机生物信号处理系统第四通道（也可选择其他通道）。

生物信号处理系统参数设置：①Medlab系统：点击"实验"菜单，选择"循环"或"自定义实验项目"菜单中的"家兔动脉血压的调节"，系统进入该实验信号记录状态；②仪器参数：4通道时间常数为直流，滤波频率100 Hz，灵敏度12 kPa，采样频率800 Hz，扫描速度500 ms/div。连续单刺激方式，刺激强度5～10 V，刺激波宽2 ms，刺激频率30 Hz。

4.观察项目

（1）观察正常血压曲线：正常血压曲线可以看到三级波，一级波（心搏动）随心室的收缩和舒张而出现的血压波动，与心率一致；二级波（呼吸波）伴随呼吸运动而出现的血压波动，与呼吸节律一致；三级波可能与心血管中枢的紧张性周期变化有关，有时可观察到。

（2）压迫两侧颈总动脉窦，观察血压变化：手持左侧颈总动脉远心端的结扎线，向心脏方向轻轻拉紧，然后做有节律的牵拉（2～5次/秒，持续5～10 s），观察血压的变化。

（3）夹闭一侧颈总动脉，观察血压变化：用动脉夹夹闭右侧颈总动脉5～10 s，观察血压的变化。

（4）观察药物对血压的影响：由耳缘静脉缓缓注射0.01%去甲肾上腺素溶液0.2～0.3 mL，观察血压的变化；

由耳缘静脉缓缓注射0.01%肾上腺素溶液0.15～0.2 mL，观察血压的变化；

由耳缘静脉缓缓注射0.01%乙酰胆碱溶液0.2 mL，观察血压的变化。

（5）刺激减压神经，观察血压变化：先用保护电极刺激完整的右侧减压神经，观察血压和心率出现变化后，再在神经中段做双重结扎，在两结扎线之间剪断神经，以同样的刺激参数分别刺激其中枢端和外周端，观察血压的变化。

（6）结扎并剪断右侧迷走神经，刺激其外周端，观察血压的变化。

【注意事项】

（1）麻醉时，耳缘静脉穿刺要从其远端开始，注意速度缓慢并密切观察动物呼吸情况。

（2）分离血管和神经时，动作要轻柔。在找到颈总动脉鞘内所有的血管和神经后再用玻璃分针分离，分离神经时应根据需要从细到粗依次进行。

（3）在整个实验中经常注意动物状况及动脉插管处的情况，发现漏血或导管内被凝血块阻塞时，应及时处理。

（4）每一个实验项目结束后，应在血压和心率基本恢复并稳定时再进行下一项。

（5）每一项实验都应有前后对照。

【思考题】

（1）在减压反射活动中，减压神经与迷走神经的作用有何不同？

（2）刺激完整的减压神经，血压如果不出现变化，可能的原因是什么？

【知识拓展】

高血压是一种很常见的慢性疾病，也成为中老年人健康的一大威胁。尤其是在冬季气温降低的时候，对于高血压患者来说是比较危险的，很容易导致心脑血管疾病。

1733年，英国生理学家斯蒂芬·黑尔斯在马的股动脉中接以铜插管，再连以长玻璃管，当打开股动脉结扎时，马的动脉血冲入玻璃管的血柱高达2.5 m，并随马心的搏动而上下波动。这是最早的血压直接测量的方法。

通过科学家的科学方法揭示医学进步的一般规律，进而论述医学这一与人类密切相关的特殊学科中所蕴含的科学精神。

请结合案例思考：

（1）谈一谈你在日常生活中对预防高血压的认识和理解。从上述内容中说一下你对高血压患者的健康护理指导了解多少？

（2）利用"离开实践，科学毫无意义和真实性"说一下你对高血压的认识。

实验三　高钾血症模型建立及治疗

【实验目的】

（1）学习复制高钾血症动物模型的方法，观察高钾血症诱导的心律失常心电图变化。

（2）掌握高钾血症过程中心电图改变的特征。

（3）熟悉心律失常的治疗原则。

【实验原理】

高钾血症的发生原因之一是钾离子摄入过多。本实验通过静脉缓慢滴注氯化钾的方法造成家兔高钾血症，通过观察心电图的变化认识高钾血症对心脏的兴奋性、传导性、自律性、收缩性的影响。

高钾血症的治疗方法包括促进钾离子排出、促进钾离子进入细胞内、拮抗钾离子对心脏的毒性作用等。

【实验对象】

家兔。

【实验器材和药品】

BL-420N生物信号采集与处理系统、离心机、5 mL注射器、兔手术器械、静脉输液针、电解质分析仪；20%氨基甲酸乙酯溶液、1%普鲁卡因溶液、氯化钾溶液（2%、10%）、肝素生理盐水、10%氯化钙溶液、10%葡萄糖酸钙溶液。

【实验方法和步骤】

（1）取家兔1只，称重后用20%氨基甲酸乙酯溶液（5 mL/kg）自耳缘静脉缓慢推注，进行全身麻醉后仰卧固定于兔手术台上。

（2）颈部剪毛备皮，钝性分离气管，做气管插管；分离一侧颈总动脉，在动脉插管内充满肝素生理盐水，做动脉插管后适当固定，用以采血测血钾浓度。

（3）将针型电极分别插入家兔四肢踝部皮下，并连接BL-420N生物信号采集与处理系统，依右前肢红色、左前肢黄色、右后肢黑色、左后肢绿色的顺序，描记正常心电图（Ⅱ导联）。然后采血3 mL，离心分取血浆，用电解质分析仪测血浆钾浓度。

（4）自耳缘静脉缓慢速注入2%氯化钾溶液各1 mL/kg，观察心电图波形变化，如无改变，继续间歇缓慢推注2%氯化钾溶液，每次2 mL，同时仔细观察心电图波形变化。出现P波低平增宽，QRS波压低变宽和T波高尖时，记录心电图。然后采血3 mL，离心分取血浆，用电解质分析仪测血浆钾浓度。

（5）心电图改变后，每隔5分钟推入2%氯化钾溶液1次，每次3 mL，继续观察心电图变化，同时注意观察心率的变化。

（6）当家兔出现心室扑动或颤动波形后，立即停止输注2%氯化钾溶液，并迅速推入准备好的抢救药物（10%氯化钙溶液或10%葡萄糖酸钙溶液2 mL/kg），如10 s内无法输入抢救药物，则治疗效果不佳。

（7）待心室扑动或颤动波形消失，心电图恢复正常后，再次取血3 mL，离心后测血浆钾浓度。

（8）打开家兔胸腔，注射致死量10%氯化钾溶液（8 mL/kg），观察心肌纤颤和心脏骤停的状态。

【注意事项】

（1）注射氯化钾溶液时速度应缓慢，否则极易造成动物死亡。

（2）注射氯化钾时应尽量选用耳缘静脉，如耳缘静脉已被破坏，可由股静脉插管注射。

（3）描记心电图时应注意避免周围电磁干扰。

（4）取血动作要轻柔，否则血液标本溶血后会发生假性高钾血症。

【思考题】

（1）注射氯化钾溶液后，你观察到哪些异常心电图改变？它们是怎样发生的？

（2）最后出现室颤时，心脏停搏在何种状态？是什么缘故？

（3）10%氯化钙溶液或10%葡萄糖酸钙溶液抢救的效果是否一样？为什么？

【知识拓展】

高钾血症的心电图表现

高钾血症是较常见的危及生命的代谢性急症之一。 在许多情况下，高钾血症的早期诊断和治疗取决于医师识别高钾血症心电图表现的能力。 心电图表现通常包括T波高尖、QRS波群增宽和心脏传导改变等异常。心前区导联中的T波高尖是心电图上最常见和最常被识别的表现之一。 高钾血症患者的其他心电图表现包括PR间期延长、P波平坦或缺失、QRS波群增宽，以及严重高钾血症时出现"正弦波"。 全面了解这些表现对于快速诊断和治疗高钾血症至关重要。

实验四　心律失常模型与药物的抗心律失常的作用

【实验目的】

学习心律失常模型的制备方法，观察药物的抗心律失常的作用。

【实验原理】

氯化钡可增加蒲氏纤维Na^+内流，提高最大舒张期去极化速率。另外Ba^{2+}干扰心肌细胞K^+外流，使4期自动去极化的最大舒张电位绝对值减小，距阈电位的差距减少，故4期去极化达到阈电位水平所需时间缩短，心肌细胞自律性增高，从而诱发快速型心律失常；肾上腺素可直接兴奋心脏β_1受体，使心脏自律性、传导性、应激性等提高，从而导致快速性心律失常（室性期前收缩、室性心动过速甚至心室颤动）。

利多卡因属IB类抗心律失常药，其治疗浓度能选择性作用于蒲肯野纤维，轻度抑制Na^+内流，促进K^+外流，可减小动作电位4相除极斜率，提高兴奋阈值，降低心肌自律性，治疗各种室性心律失常。

【实验对象】

家兔。

【实验器材和药品】

BL-420N生物信号采集与处理系统、兔手术台、注射器（5 mL、20 mL）、20%乌拉坦溶液（氨基甲酸乙酯）、0.4%氯化钡溶液、0.01%肾上腺素溶液、0.5%利多卡因溶液。

【实验方法和步骤】

一、氯化钡诱导心律失常

1.称重、麻醉与固定　取家兔2只，称重。由耳缘静脉注射20%乌拉坦溶液5 mL/kg，麻醉后仰位固定在兔手术台上，描记一段Ⅱ导联正常心电图（红、黄、绿、黑四个电极依次对应：右上肢—左上肢—左下肢—右下肢）。

2.给药观察与结果记录

（1）经耳缘静脉给对照组家兔快速（＜15 s）注射 0.4%氯化钡 1 mL/kg（4 mg/kg），立即观察其心电图变化，待心律失常明显时，静脉注射等容积的生理盐水，后观察记录心律失常消失的时间。

（2）给药组家兔以同法诱导心律失常，待心律失常明显时，经耳缘静脉缓慢注射0.5%利多卡因溶液1 mL/kg（5 mg/kg），观察并记录心律失常消失的时间。

（3）比较两组家兔的心电图变化、心律失常持续的时间长短等，并分析原因。

二、肾上腺素诱导心律失常

1.称重、麻醉与固定　取家兔1只，称重。耳缘静脉注射20%乌拉坦溶液5 mL/kg，麻醉后仰位固定在兔手术台上，描记一段Ⅱ导联正常心电图，右上肢、左上肢、左下肢和右下肢，分别按照红、黄、绿、黑的顺序放置电极。

2.给药观察与结果记录

（1）经耳缘静脉快速注射（＜3 s）大剂量0.01%肾上腺素溶液0.3 mL/kg，立即观察其心电图变化，待心律失常明显时，耳缘静脉注射0.5%利多卡因溶液1 mL/kg（5 mg/kg），继续观察记录心电图变化，并记录心律失常的持续时间。

（2）待心电图逐渐恢复一段时间后，再次诱导心律失常模型。待心律失常明显时，静脉注射等容积的生理盐水，观察记录心电图变化，并记录心律失常的持续时间。

（3）比较前后两组给药的心电图变化有何不同、心律失常持续的时间长短等，并分析原因。

【注意事项】

（1）针形电极应插入皮下，不能插入肌肉，以免因肌电干扰影响心电图分析。

（2）氯化钡溶液应新配制。若注射时间＞15 s，则难以造成心律失常的动物模型。

（3）注射氯化钡出现心律失常后，应立即注入利多卡因，最好连续记录心电图，方便观察心律失常转变全过程。

（4）少数动物被注射大剂量肾上腺素后会发生心室纤颤而死亡，绝大多数动物 3～5 min即可恢复窦性心律。

（5）实验动物也可选用豚鼠、大鼠等。

【思考题】

（1）简述利多卡因可治疗哪些心律失常？对哪种类型的心律失常效果好，并说明作用机制？

（2）常见的心律失常模型制备方法有哪些？

【案例拓展】

　　某日，一位老人踉踉跄跄地走了几步后，突然摔倒在地。这一幕恰巧被对面消防站内执勤的消防员看到。他一边向值班站长报告突发情况，一边急忙向晕倒的老人跑去。当时，老人面色发白，嘴唇发绀，正捂着胸口躺在地上。老人身边的女儿心急如焚，一时间也乱了阵脚，不知如何处理。消防员看到此情景后，脱下衣服给老人取暖，并通过和老人女儿简单对话，得知老人患有心脏病及心律失常，遂立刻拨打了120急救电话，陪伴等待救援。

　　请结合案例思考：

　　（1）该名消防员是否能随意搬动患者或鼓励患者步行前往就医？

　　（2）浅谈抗心律失常一线药物的作用及作用机制、临床适应证。

　　（3）简述你对心律失常模型的认识和理解。

实验五　强心苷对离体蛙心的作用

【实验目的】

观察毒毛花苷K对离体蛙心的影响；学习蛙离体心脏的灌流方法。

【实验原理】

Ca^{2+}在心肌细胞的兴奋收缩耦联过程中发挥重要作用，细胞内Ca^{2+}浓度的变化可影响心肌的收缩活动。本实验预先准备蛙的离体心脏，应用低钙任氏液灌注离体心脏，使心肌收缩力降低，复制心力衰竭模型。毒毛花苷K属于强心苷类药物，治疗量时可抑制心肌细胞Na^{+}–K^{+}–ATP酶，使细胞内K^{+}减少，而Na^{+}含量增多；又通过Na^{+}–Ca^{2+}双向交换机制，最终导致细胞内Na^{+}减少，Ca^{2+}增加，肌浆网摄取Ca^{2+}增多，储备增加，从而增强心肌收缩力，达到治疗心力衰竭的目的。

【实验对象】

牛蛙。

【实验器材和药品】

探针、蛙板、手术器械、蛙心套管、烧杯、滴管、蛙心夹、注射器（1 mL、0.25 mL）、双凹夹、铁支架、手术线、BL-420N生物信号采集与处理系统、张力换能器、任氏液、低钙任氏液、15×10^{-2} mol/L毒毛花苷K溶液。

【实验方法和步骤】

　　1.制备离体蛙心标本　　取牛蛙一只，用探针捣毁脑和脊髓，将蛙仰位固定于蛙板上，依次剪去胸部皮肤和胸骨，充分暴露心脏。用眼科剪剪开心包膜，结扎右主动脉，在左主动脉下穿线打一活结用于固定蛙心套管。在左主动脉距分叉部3 mm处向心端剪一个"V"形切口，将盛有低钙任氏液的蛙心套管由"V"形口插入动脉球底部后，稍向后撤套管转向心室中央方向插入，见液面随心搏升降后，将左主动脉下的活结扎紧。剪断左、右主动脉，轻提心脏，在静脉窦和上、下腔静脉之间用线结扎，游离心脏。

2. 连接与描记　将蛙心套管固定在试管架上，用蛙心夹夹住心尖，与张力换能器相连，连接 BL-420N 生物信号采集与处理系统，记录一段正常曲线，观察心脏收缩振幅和心率。

3. 给药　先将蛙心套管内的任氏液取出，加入 1.2 mL 低钙任氏液，描记收缩曲线并观察上述各项指标。待收缩曲线稳定后，滴入 15×10^{-2} mol/L 毒毛花苷 K 溶液 0.2 mL，继续描记收缩曲线并观察上述各项指标变化。

【注意事项】

（1）应彻底破坏大脑和脊髓。

（2）制备标本时，应避免损伤心脏；套管插入心室后要及时冲洗。

（3）避免过度牵拉静脉窦，否则离体后的心脏可能出现搏动异常；注意保留静脉窦的完整性，防止误伤静脉窦，游离心脏时可将剪尖朝下进行剪切。

（4）毒毛花苷 K 溶液量应逐滴加入，作用明显时即可停药，以免过量中毒。

【思考题】

（1）强心苷类药加强心肌收缩力的机制是什么？

（2）请简述强心苷类药中毒反应的表现，如何防治？

【案例拓展】

某日下午，一个 5 岁小女孩在玩耍时，发现邻居家丢弃小瓶内的白色片剂，微甜，以为是糖丸，口服十几片后，突然出现频繁呕吐伴有乏力、嗜睡。家长发现异常后，紧急拨打 120 急救电话送至医院治疗。患儿嗜睡、乏力逐渐加重，尿量少，疑曾误服药物。经查体：重病容、精神萎靡、乏力、嗜睡。体温正常，呼吸 30 次/分，心率 32 次/分，血压 90/60 mmHg，口唇发绀、双肺呼吸音粗、心音低钝。心电图示：窦性停搏、窦房阻滞、交界性逸搏心律，心率 32 次/分。处理上给予吸氧、洗胃、导泻、补液、呋塞米滴入、静推维生素 C 和激素治疗等。根据症状、体征及家属提供资料，考虑到地高辛过量中毒。采血测得血清地高辛浓度为 9.0 μg/L，血钾浓度为 8.5 mmol/L，尿素氮浓度为 14.5 mmol/L，确诊为地高辛中毒，立即予以进一步综合治疗，患儿病情逐渐好转。其间多次进行血清地高辛浓度、血钾浓度及心电图检查。后患儿病情好转。

请结合案例思考：

（1）强心苷类药物地高辛（治疗剂量）对心脏有哪些作用？

（2）请简述地高辛中毒后的表现。

实验六　强心药物对动物衰竭心脏的作用

【实验目的】

学习复制动物急性心功能衰竭模型；观察强心药物对动物衰竭心脏的作用。

【实验原理】

心力衰竭是各种原因引起的心脏结构和功能改变，使心室泵血量和（或）充盈功能低下，以至不能满足组织代谢需要的病理生理过程，常表现为呼吸困难、水肿及静脉压升高等静脉瘀血和心排血量减少的综合征。

戊巴比妥钠通过抑制心肌细胞肌浆网对 Ca^{2+} 摄取，并增加肌浆网的磷酸酯与 Ca^{2+} 的结合，使心肌细胞内 Ca^{2+} 量减少而抑制细胞膜除极，继而产生负性肌力作用，最终导致心力衰竭。

强心苷对心衰时心肌细胞具有"一正两负"作用。通过抑制心肌细胞膜 Na^+–K^+–ATP 酶，使细胞内 Ca^{2+} 浓度增加，从而发挥正性肌力作用。同时强心苷通过加强迷走神经活性，以加速细胞 K^+ 外流，降低窦房结自律性，缩短心房不应期，并通过迷走神经兴奋减慢 Ca^{2+} 内流，从而减慢房室结传导速度。因强心苷安全范围小，故用药量过大时易引起心律失常。

【实验对象】

家兔。

【实验器材和药品】

BL–420N生物信号采集与处理系统、压力换能器、输液装置、兔手术台、注射器（5 mL、20 mL）、气管插管、动脉套管、动脉夹、手术器械（粗剪刀、眼科剪、组织剪、止血钳、玻璃分针、缝合线）、三通、婴儿秤、干棉球、酒精棉球、3%戊巴比妥钠溶液、20%乌拉坦溶液、0.3%肝素溶液、0.02 %去乙酰毛花苷注射液、2%利多卡因注射液、0.1%阿托品注射液。

【实验方法和步骤】

（1）取家兔1只，称重后以20%乌拉坦溶液5 mL/kg耳缘静脉注射行全麻。之后，固定于兔手术台上。

（2）备皮、去毛：颈部去毛，正中切开颈部皮肤，逐层分离气管，在气管上作倒"T"形切口，插入气管插管，结扎固定以备行人工呼吸，并游离左侧颈总动脉备用。

（3）打开BL–420N生物信号采集与处理系统，选择实验项目"生理实验"→"动脉血压+ECG记录"，准备观察记录心电图及左心室内压等。

（4）结扎左侧颈总动脉远心端，并在近心端夹上动脉夹以阻断血流，后将充满 20～25 mg 的0.3%肝素生理盐水的动脉套管向心脏方向插入颈总动脉内，观察血压图形直至变为室内压图形为依据，记录左心室内压。

（5）在家兔四肢近心端内侧皮内插入电极针，以观察记录心电图变化，右上肢、左上肢、左下肢和右下肢，分别按照红、黄、绿、黑的顺序放置电极；耳缘静脉留置输液装置。

（6）经耳缘静脉缓慢注入3%戊巴比妥钠溶液 2 mL（以 0.5 mL/min 速度为宜），同时密切观察血压、呼吸等的变化。以左心室内压下降 30%～40% 为急性心力衰竭指标，停止推注戊巴比妥钠。稳定 10 min，再次记录上述各项指标。

（7）从耳缘静脉缓慢注入 0.02%去乙酰毛花苷注射液（以0.3 mL/min速度为宜）。观察左心室内压的回升情况，同时监测心电图，出现心律失常时为中度指标。

（8）若出现心动过缓时，则从耳缘静脉缓慢注入 0.1%阿托品注射液1 mL/kg。记录用药后心电图变化；若出现心动过速时，则从耳缘静脉缓慢注入 2%利多卡因注射液3 mL/kg，记录用药后心电图变化。

【注意事项】

（1）在游离颈总动脉时，应把迷走神经分离干净，以免影响实验结果。

（2）经颈总动脉插管，插管口一定不要太尖，否则容易插破血管壁。

（3）在插管过程中，若原来波幅较大的血压波形突然变小或成为一条直线，可能是插管口抵在了动脉血管壁上，或者抵在了主动脉瓣膜上，这时应该轻轻后退一点插管，或者转动一下插管方向，使原来的血压波形出现后再继续送入，即可进入左心室。切记没有血压波形显示时，不要硬行送下，这样容易插破血管壁。

【思考题】

（1）本实验中哪些指标变化反映全心衰竭？

（2）强心苷治疗心力衰竭的作用机制是什么？若强心苷中毒时，可采取哪些抢救措施？

【案例拓展】

　　患者，男，54岁，主诉：心悸10年，近日咳吐粉红色泡沫样痰。现病史：患者10年前感冒，治疗后时感胸闷、心悸，甚至有夜间憋醒。当地医院给予地高辛、氢氯噻嗪等药物治疗后症状缓解。此后，每当"感冒"或劳累便再次出现上诉症状。现患者因受凉，突然呼吸困难加重，频繁咳嗽，咳粉红色泡沫样痰而紧急来医院治疗。体检：体温37.8 ℃，呼吸30次/分，血压120/75 mmHg。神志清楚，端坐呼吸，大汗，呼吸急促，皮肤、黏膜明显发绀、二尖瓣面容。颈静脉无怒张。双肺布满中小水泡音及哮鸣音，心率144次/分，心尖部可听到舒张期奔马律。肝脾未触及，双下肢无水肿。

　　诊断：①风湿性心脏瓣膜病；②左心心力衰竭。

　　请结合案例思考：

　　（1）可以选用的治疗心力衰竭的药物有哪些？

　　（2）在使用强心苷类药物时应该注意什么问题？

实验七　急性右心衰竭动物模型的制备及药物治疗

【实验目的】

（1）学习复制急性右心衰竭的动物模型，观察并探讨急性右心衰竭时血流动力学的主要变化。

（2）通过对急性右心衰竭动物模型的药物治疗，探讨右心衰竭的临床治疗原则。

【实验原理】

心脏负荷过重是心力衰竭的常见病因之一。静脉注射栓塞剂（液状石蜡）造成肺小血管栓塞，导致右心室后负荷增加；大量快速输液可使右心室的前负荷增加。当右心室前、后负荷增加过度且超过右心室的代偿能力时，就会导致右心室舒缩功能障碍而引起右心衰竭。利尿药可使血容量减少，从而减轻右心室的前负荷；强心剂主要通过抑制心肌细胞膜Na^+–K^+–ATP酶的活性，提高细胞内Ca^{2+}浓度，增加心肌的收缩力。

【实验对象】

家兔。

【实验器材和药品】

BL–420N生物信号采集与处理系统、兔手术台、哺乳动物手术器械、压力换能器、张力换能器、动脉插管、静脉插管、听诊器、注射器（1 mL、2 mL、10 mL）、手术缝线、纱布、脱脂棉、静脉输液装置、20%乌拉坦溶液、0.3%肝素生理盐水、生理盐水、液状石蜡、毛花苷C（西地兰）、呋塞米（速尿）、山莨菪碱（654–2）。

【实验方法和步骤】

（1）取家兔1只，称重，由耳缘静脉注射20%乌拉坦溶液5 mL/kg全身麻醉。

（2）将动物仰卧固定于兔手术台上，颈部剪毛备皮。

在甲状软骨下颈部正中切开皮肤5～8 cm，钝性分开皮下组织及舌骨下肌群。①分离气管，插入气管插管并结扎固定。连接张力换能器，描记正常呼吸曲线；②分离颈总动脉并插管（管内充满0.3%肝素生理盐水），用线结扎固定，与BL–420N生物信号采集与处理系统相连，描记正常血压曲线；③分离右侧颈外静脉（尽量将血管与其周围的组织剥离干净），插入5～8 cm长的静脉导管，导管的外端用三通连接水检压计（测量中心静脉压）和静脉输液装置。在测压前，阻断检压计侧管，使静脉导管与输液装置相通，缓慢滴注生理盐水（每分钟5～10滴），保持导管通畅。

（3）静脉注射0.3%肝素生理盐水2 mL/kg。

（4）手术完成后，让动物安静5 min，调整记录装置，并记录下列指标作为对照：动脉血压、中心静脉压、心率、呼吸频率和幅度、听诊胸背部呼吸音、肝–中心静脉压反流实验（轻轻推压动物右肋弓下部3 s，记录中心静脉压上升数值）。

（5）复制急性右心衰竭模型。

①注射栓塞剂：用1 mL注射器抽取经水浴加温至38 ℃的液状石蜡1 mL，以0.1 mL/min的速度通过左侧耳缘静脉缓慢静推，注意观察BP、R、CVP。当血压有明显下降或中心静脉压有明显上升时，即停止注射，观察5 min。如血压和中心静脉压又恢复到原水平，可再次缓慢推注少量液状石蜡，直至血压轻度下降（降低10～20 mmHg）或中心静脉压明显升高为止（一般液状石蜡的用量为0.5～1 mL，不超过0.5 mL/kg），观察并记录上述各项指标变化。

②快速输液：待动物的呼吸、血压较稳定后，以每分钟5 mL/kg的速度快速静脉输入生理盐水。输液过程中观察各项指标变化（心率、呼吸频率及幅度、动脉血压、中心静脉压、心音强度、胸背部水泡音、肝-中心静脉压反流实验）。输液量每增加25 mL/kg，即测记各项指标1次。当输液量增加到100 mL/kg时，进行分组。

（6）分组：分为继续输液组和药物治疗组。

①继续输液组：继续输液，直至动物死亡。动物死亡后，挤压动物胸壁，观察气管内有无分泌物溢出，并注意其性状。剖开胸腔、腹腔（注意不要损伤脏器和大血管），观察有无胸水、腹水及其量，心脏各腔体积，肺脏外观和切面观，肠系膜血管充盈情况，肠壁有无水肿，肝脏体积和外观情况。最后剪破腔静脉，让血液流出，观察此时肝脏和心腔体积的变化。

②药物治疗组：静脉注射呋塞米5 mg/kg，毛花苷C 0.04～0.06 mg/kg加生理盐水定容至3 mL缓慢静脉推注，静脉注射山莨菪碱1 mg/kg，治疗后观察并记录动脉血压、中心静脉压、心率、呼吸频率和幅度、胸背部呼吸音、肝-中心静脉压反流实验等指标的变化，讨论药物作用机制。

【注意事项】

（1）液状石蜡注射前要将石蜡和注射器加热到38 ℃，以降低石蜡的黏稠度，使其在进入血液后易形成细小栓子。

（2）注入栓塞剂的量是急性右心衰竭复制成功的关键，注入量过少往往需要增加液体输入量，而注入量过多、注入过快又容易造成动物的立即死亡。故一定要缓慢注入，并在注入过程中仔细观察血压、中心静脉压的变化。

（3）长时间耳缘静脉注射容易刺穿静脉壁，可用带翼小儿头皮输液针穿刺耳缘静脉，用胶布固定翼片，并连接1 mL注射器，进行各种静脉注射。

（4）若输液量超过200 mL/kg后，而各项指标变化不明显时，可再继续补充栓塞剂。

【思考题】

（1）分析本实验急性右心衰竭的原因和机制。

（2）反映急性右心衰竭的指标有哪些变化？

（3）本实验有无左心衰竭？动脉血压为何降低？

（4）分析用强心、利尿、扩血管治疗急性右心衰竭的作用机制。

【知识拓展】

肺肿瘤血栓性微血管病（PTTM）是一种并发于恶性肿瘤的罕见病，60%起源于胃癌，其余的多源自食管癌、结肠直肠癌、胰腺癌或肺癌。

PTTM的启动因素是微小肿瘤细胞栓子阻塞肺小动脉，诱导局部活化凝血和肺小血管纤维细胞内膜增生，导致肺小动脉狭窄或闭塞，进而引起血管阻力的增加导致肺动脉高压，患者最典型的临床表现为持续进展的呼吸困难。晚期因心力衰竭出现下肢水肿、恶心、呕吐、纳差等体循环瘀血表现。

请结合上述内容思考：

（1）PTTM患者心力衰竭是左心衰竭还是右心衰竭？请解释患者的临床表现。

（2）通过文献查阅更多关于PTTM发生机制的研究，并与同学进行讨论。

实验八　传出神经系统药物对家兔血压和心率的影响

【实验目的】

（1）学习动脉血压的直接描记方法。

（2）观察神经、体液等因素对动物血压和心率的影响。

（3）通过实验，加深对动脉血压调节机制的理解。

【实验原理】

传出神经系统药物，如肾上腺素、去甲肾上腺素、异丙肾上腺素、氯乙酰胆碱、酚妥拉明、盐酸普萘洛尔、硫酸阿托品和多巴胺等均能影响心血管系统活动，其主要作用机制是这些药物能与心肌和血管平滑肌上的受体结合而产生兴奋或阻断受体的作用。

支配心脏、血管活动的受体主要是α、β、M受体。α受体主要存在于血管平滑肌中，激动α受体导致血管收缩、动脉血压升高。β受体包括两大类型：β_1受体和β_2受体。β_1受体主要存在于心肌中，激动β_1受体会使心搏加快、心肌收缩力加强和传导加速；β_2受体主要存在于血管平滑肌和支气管中，激动β_2受体能使血管舒张、动脉血压降低。M受体主要分布于心肌、平滑肌和腺体，激动M受体能使心率减慢、心肌收缩力减弱、血压降低。

本实验所用药物中，肾上腺素和多巴胺是α、β受体激动药，去甲肾上腺素是α受体激动药，酚妥拉明是α受体阻断药，异丙肾上腺素是β_1和β_2受体激动药。

【实验对象】

家兔。

【实验器材和药品】

BL-420N生物信号采集与处理系统、哺乳动物手术器械、压力换能器、动脉插管、JR-20恒温加热兔手术台、丝线、纱布、棉球、注射器（5 mL、20 mL）、气管插管、动脉套管、动脉夹、手术器械（粗剪刀、眼科剪、组织剪、止血钳、玻璃分针、缝合线）、三通、婴儿秤、干棉球、酒精棉球、0.3%肝素溶液、生理盐水、20%乌拉坦溶液、0.03%肾上腺素溶液、0.03%去甲肾上腺素溶液、0.015%异丙肾上腺素溶液、0.4%酚妥拉明溶液、0.5%普萘洛尔溶液。

【实验方法和步骤】

1. 实验设置　进入生物信号采集与处理系统，点击"实验模块"→"药理学实验"→"传出神经系统药物对动脉血压的影响"。将压力换能器连入BL–420N生物信号采集与处理系统的1通道。

2. 准备压力换能器　将2个三通分别连接在压力换能器2个接口上，动脉插管与其中正面接口相连，将0.3%肝素溶液充灌于换能器腔体和动脉插管内，确保排出所有气体。

3. 称重、麻醉、固定　取家兔1只，称重后以 20%乌拉坦溶液 5 mL/kg 耳缘静脉注射行全麻，后将其背位固定于兔手术台上。

4. 气管插管　家兔颈部去毛，正中切开其颈部皮肤，逐层分离气管，在气管上做倒"T"形切口，插入气管插管，结扎固定。

5. 动脉插管　分离家兔左侧颈总动脉，结扎其远心端，并在近心端夹上动脉夹以阻断血流，将充满 0.3%肝素溶液、生理盐水的动脉套管向心脏方向插入颈总动脉内，用线扎紧。慢慢放开动脉夹，描记正常血压曲线。

6. 给药观察，记录结果　以耳缘静脉缓慢静滴生理盐水备用，开放三通，记录正常血压后，依次给予下列药液，观察每一次给药后家兔的血压和心率变化，并分析其作用机制。

（1）观察以下3种拟肾上腺素药的作用：

①肾上腺素 0.03 mg/kg（0.03%，0.1 mL/kg）；

②去甲肾上腺素 0.03 mg/kg（0.03%，0.1 mL/kg）；

③异丙肾上腺素 0.015 mg/kg（0.015%，0.05 mL/kg）。

（2）观察应用α受体阻断药酚妥拉明后对拟肾上腺素药作用的影响：经耳缘静脉缓慢注入0.4%酚妥拉明溶液0.4 mg/kg（0.1 mL/kg）。待起效后再给下列药液：

①肾上腺素 0.03 mg/kg（0.03%，0.1 mL/kg）；

②去甲肾上腺素 0.03 mg/kg（0.03%，0.1 mL/kg）；

③异丙肾上腺素 0.015 mg/kg（0.015%，0.05 mL/kg）。

（3）观察应用β受体阻断药普萘洛尔后对拟肾上腺素药作用的影响：经耳缘静脉缓慢注入0.5%普萘洛尔溶液 0.5 mg/kg（0.1 mL/kg）。待起效后再给下列药物：

①肾上腺素 0.03 mg/kg（0.03%，0.1 mL/kg）；

②去甲肾上腺素 0.03 mg/kg（0.03%，0.1 mL/kg）；

③异丙肾上腺素 0.015 mg/kg（0.015%，0.05 mL/kg）。

【注意事项】

（1）插管前，一定要用0.3%肝素溶液、生理盐水将传感器和插管内气体排尽，确保压力值的准确性，插管成功后，应通过换能器上的三通推入一段0.3%肝素溶液，防止插管内凝血。

（2）完成一个项目后，需等待血压基本恢复正常后再进行下一个项目的观察。

（3）用药浓度和剂量要求准确，以确保实验效果的准确性。

【思考题】

（1）比较并分析肾上腺素、去甲肾上腺素、异丙肾上腺素等药对血压的影响有何不同？

（2）简述先给酚妥拉明、普萘洛尔后，再分别注射肾上腺素、去甲肾上腺素和异丙肾上腺素，血压有何变化？并分析其作用机制。

【案例拓展】

　　某25岁青年男性，食用凉菜后出现呕吐、腹泻，至医院就诊。体格检查：体温 37.3 ℃，脉搏 72次/分，血压 118/70 mmHg，心肺未见异常。既往健康，无药物过敏史。查血常规：白细胞计数$11×10^9$/L，N78%。大便常规：外观稀黄便，镜检白细胞计数 10～15 个/HP。临床诊断为急性肠炎。给予甲磺酸左氧氟沙星注射液静脉滴注，10 min后，患者感觉注射部位皮肤瘙痒，并出现小丘疹。考虑药物不良反应。医嘱减慢滴速，密切观察。20 min后，患者突感胸闷憋气、呼吸困难，随即面色苍白、意识丧失。体格检查：意识不清，血压 60/40 mmHg，脉搏测不到，心率 130 次/分，心音低钝。考虑为药物所致过敏性休克，立即将左氧氟沙星更换为注射用 0.9%氯化钠溶液并更换输液管，同时，给予盐酸肾上腺素1 mg皮下注射，随即给予 5%葡萄糖溶液250 mL+多巴胺 40 mg静脉滴注，地塞米松 20 mg静脉滴注，20 min后患者面色好转，意识模糊，血压逐渐回升到 90/50 mmHg，心电图示：窦性心动过速，心率 110次/分。考虑为过敏性休克未完全缓解，给予盐酸肾上腺素1 mg入壶，2 min后患者意识清醒，血压 122/60 mmHg，心电图示：窦性心动过速，心率 136次/分。1 h后患者血压 110/64 mmHg。留观 6 h后患者病情稳定，要求出院，24 h后电话回访诉无不适。

　　请结合案例思考：

　　（1）简述小剂量肾上腺素对血压、心率的影响。

　　（2）简述肾上腺素使用剂量过大所致不良反应。

实验九　家兔失血性休克及治疗

【实验目的】

（1）复制家兔失血性休克动物模型。

（2）观察失血性休克时动物的一般表现及肠系膜微循环变化。

（3）了解失血性休克的发病机理及各种急救治疗的不同效果。

【实验原理】

休克的发生与否取决于失血量和失血速度，当血量锐减超过总血量的20%以上时，极易导致急性循环衰竭，组织有效血液灌注量不足，即发生休克。对失血性休克的治疗，首先强调的是止血和补充血容量，以提高有效循环血量、心排出量，改善组织灌流；然后根据休克的不同发展阶段合理应用血管活性药物，改善微循环状态。

【实验对象】

家兔。

【实验器材和药品】

MedLab 生物信号采集处理系统、计算机、手术器械、输液装置、压力换能器、气管插管、动脉导管和静脉导管、动脉夹、输尿管插管或膀胱插管、微循环观察装置、20%乌拉坦溶液、0.2%肝素生理盐水、去甲肾上腺素注射液、生理盐水等。

【实验方法和步骤】

1. 称重、麻醉　取成年家兔1只，称重后从耳缘静脉注射20%乌拉坦溶液5 mL/kg行全身麻醉。

2. 颈部手术　将家兔仰卧固定于兔手术台上，颈部备皮，再沿甲状软骨下正中切开皮肤长约 6 cm，分离气管、左侧颈总动脉和右侧颈外静脉。①插入气管插管，描记呼吸曲线；②插入颈动脉导管连接压力换能器，记录血压；③从右侧颈外静脉插入 5～8 cm 长的静脉导管，导管的外端用三通连上输液装置和水检压计，用来输液和测定中心静脉压，在测压前，阻断检压计侧管，使导管与输液瓶相通，缓慢输入生理盐水（5～10 滴/分），以保持静脉导管通畅。

3. 腹部手术

（1）膀胱插管：在下腹部耻骨联合上 2 cm 处备皮，在耻骨联合上 1.5 cm 处做纵行下腹部正中切口，长约 4 cm，逐层分离，暴露膀胱，将膀胱从腹腔拉出，在背面膀胱三角区找出双侧输尿管入口，行输尿管插管或直接在无血管分布的膀胱壁行膀胱插管术，收集尿液，并记录每分钟尿滴数。

（2）微循环观察：在腹部剑突与耻骨之间的中央位置，沿腹白线做长约10 cm的正中切口，打开腹腔，选一段游离度较大的小肠袢，轻轻拉出，置于装有37 ℃生理盐水的恒温水浴灌流盒内，于显微镜下选择视野，辨别肠系膜微动脉、微静脉和毛细血管网，以观察肠系膜微循环血流情况。

（3）股动脉插管：动物右后肢股三角区备皮，沿股三角内动脉搏动的走行方向剪开4 cm皮肤，分离3～4 cm股动脉，先用线结扎远心端，再用动脉夹夹闭近心端，用眼科剪在靠近远心端位置剪开血管直径的1/3，将准备好的动脉插管插入（插管内注满肝素抗凝，连接注射器）。

放血前观察家兔皮肤黏膜颜色、血压、呼吸、心率、尿量肠系膜循环血流情况，以作对照。

4.失血性休克模型制备　打开股动脉插管使血液流入注射器内（注射器使用前应肝素化），一直放血到血压40～50 mmHg时，若血压回升，可继续少量放血，使血压维持于40 mmHg左右20～30 min后，即可造成失血性休克模型。注意观察注射器中放血量，失血期间家兔皮肤黏膜颜色、血压、呼吸、心率、尿量肠系膜循环血流情况等指标的改变。

5.急救治疗分组

治疗1组：用缩血管药物（去甲肾上腺素1 mL/kg）抢救，观察血压能否恢复正常及上述各项指标的变化。

治疗2组：输入生理盐水60滴/分，并将放出的血液由静脉插管处重新回输，观察血压能否恢复至正常，并密切观察上述指标的变化。

治疗后再观察各项指标变化，是否恢复正常。

【注意事项】

（1）本实验手术多，要减少手术中出血，可在同一实验室不同组之间适当分工，以减少手术创伤。

（2）麻醉深浅要适度。

（3）各导管和注射器要肝素化并注意各导管畅通，随时缓慢推注，以防凝血。

【思考题】

（1）失血性休克发生的机制是什么？

（2）失血性休克的急救方案中，哪种方案较好？为什么？

（3）能否设计比较缩血管药物（如去甲肾上腺素）与扩血管药物（如654-2）的治疗作用的区别？

【案例拓展】

　　某日清晨，市植物园路口，一辆面包车在通过十字路口时突然失控，疯狂撞向市民，造成8辆电动自行车、1辆垃圾清洁车及数名市民被撞，事故当场造成1人死亡。周围的市民闻讯自发聚集至肇事车周围抬车救人，大家齐心协力把3名被压在车下的重伤员成功救出。与此同时，不远处人民医院的医生、护士听到呼救声后立即冲到事发现场抢救伤员。

　　由于事发突然，多名伤员发生严重的休克，人民医院紧急需要146 U的去白细胞悬浮红细胞，以及4.3万mL的血浆。事故发生后1 h，人民医院采血屋前排起了长队，大量市民争相为事故伤者献血。

请结合案例思考：

（1）利用"局部与整体关系"说一下你对休克的认识。从上述案例中你受到了什么启发？

（2）谈一谈你对无偿献血的认识和理解。

实验十　家兔小肠缺血-再灌注损伤

【实验目的】

学习复制肠缺血-再灌注损伤的动物模型,观察小肠缺血-再灌注损伤时血液循环和小肠的形态学变化,探讨缺血-再灌注损伤的机制。

【实验原理】

缺血-再灌注损伤是指缺血器官在恢复血液灌注后,缺血性损伤进一步加重的现象。再灌注损伤与自由基生成增多、钙超负荷、白细胞的作用及高能磷酸化合物缺乏等有关。再灌注损伤是否发生与缺血时间有关。

【实验对象】

家兔。

【实验器材和药品】

兔手术台、BL-420N生物信号采集与处理系统、压力换能器、张力换能器、水检压计、微循环观察装置、动脉和静脉导管、输液装置、5 mL和10 mL注射器、手术器械1套、1%普鲁卡因溶液、0.3%肝素生理盐水、生理盐水。

【实验方法和步骤】

(1)取健康成年家兔一只,称重后仰卧位固定于兔手术台上,剪去颈部和腹部被毛。

(2)在1%普鲁卡因溶液的局麻下,在颈部正中切开皮肤6 cm,分开皮下组织、肌肉,分离气管、左侧颈总动脉和右侧颈外静脉。

插入气管插管,接张力换能器,并与BL-420N生物信号采集与处理系统相连,记录呼吸。

左侧颈总动脉插入动脉插管(管内充满0.3%肝素生理盐水),接压力换能器,与BL-420N生物信号采集与处理系统相连,记录血压。

右侧颈外静脉插管,导管插入约6 cm,结扎固定,接压力换能器,与BL-420N生物信号采集与处理系统相连,记录中心静脉压。

(3)在局麻下做上腹部正中切口,切开皮肤6 cm,沿腹白线打开腹腔,用温生理盐水纱布将内脏轻轻推向左前方,暴露出脊柱及腹膜后组织,找到肠系膜上动脉,分离周围组织,穿线备用。

(4)向微循环灌流盒内注入38 ℃生理盐水。将一段游离度大的回肠肠袢轻轻拉出,放入微循环灌流盒内,显微镜下观察肠系膜微循环。

(5)缺血-再灌注损伤模型制备:静脉注射0.3%肝素生理盐水2 mL/kg。

打开计算机,启动BL-420N生物信号采集与处理系统。观察并记录正常血压、呼吸、皮肤黏膜颜色、中心静脉压和肠系膜微循环(注意观察血管流速、口径及每一个低倍镜视野下开放的毛细血管数目)。

轻轻提起肠系膜上动脉的穿线，用动脉夹将肠系膜上动脉夹闭，观察记录上述各项指标的变化。

夹闭肠系膜上动脉后，在不同时间松开动脉夹，恢复肠系膜上动脉的血流，观察 5 min、10 min、30 min 和 1 h 各项指标的变化，检查腹腔有无渗出液，肠襻有无瘀血、水肿、点状出血等。

【注意事项】

（1）分离肠系膜上动脉和肠系膜上静脉动作要轻，切勿损伤血管。夹闭血管时，要用带有橡皮套的动脉夹夹闭。

（2）牵拉肠襻要轻，以免引起出血和创伤性休克。

（3）手术过程中尽量减少出血。分离组织时要钝性分离，并注意结扎小血管，以免注射肝素后手术部位渗血。

（4）应用 BL-420N 生物信号采集与处理系统记录血压时，要对传感器、放大器灵敏度进行校正。

【思考题】

（1）小肠缺血–再灌注损伤时，为何发生全身血流动力学的改变？

（2）探讨小肠缺血–再灌注损伤的发病机制，你认为要测定哪些指标？

【案例拓展】

某日清晨，一实验小组对 20 只大鼠小肠缺血再灌注模型进行血和肺组织脂质过氧化物测定，并观察肺组织病理改变。实验结果显示，大鼠小肠缺血后再灌注，血脂质过氧化物明显升高，同时肺组织匀浆内脂质过氧化物明显高于对照组。肺病理切片常规显微镜观察，大鼠肠缺血 60 min 再灌注后，肺组织较对照组表现为充血、炎性细胞渗出、肺泡内少量血浆渗出、部分肺泡不张。揭示小肠缺血再灌注是生命器官损伤的重要原因，其中肺损伤是并发呼吸衰竭的基础。协助临床加深对坏死性小肠炎、肠扭转等疾病发生肺损伤的认识和采取必要的治疗。

请结合案例思考：

（1）简述小肠缺血–再灌注损伤时对机体的影响。

（2）根据实验结果，推测临床上常见的小肠缺血再灌注后发生呼吸窘迫综合征现象的可能原因。

实验十一　家兔实验性肺水肿模型制备

【实验目的】

（1）复制实验性肺水肿的动物模型。

（2）观察肺水肿的表现并探讨其发病机理。

【实验原理】

过多的液体在组织间隙或体腔内积聚的现象称为水肿。水肿的发生与血管内外液体交换失衡（毛细血管流体静压升高、血浆胶体渗透压降低、毛细血管通透性增加、淋巴回流受阻）有密切关系。本实验通过大量输入生理盐水、注射肾上腺素等方法复制急性肺水肿动物模型，观察其表现。

【实验对象】

家兔。

【实验器材和药品】

BL-420N生物信号采集与处理系统、计算机、静脉插管、静脉输液装置、家兔手术器械、气管插管、婴儿秤、天平、听诊器、兔手术台、注射器（1 mL、2 mL）、手术线、纱布、滤纸、烧杯、肾上腺素、生理盐水、20%乌拉坦溶液等。

【实验方法和步骤】

（1）给家兔称重，用20%乌拉坦溶液将其全身麻醉后仰卧固定于兔手术台上。

（2）颈前部手术野备皮，切开颈前部皮肤，分离气管和一侧颈外静脉。

（3）做气管插管并固定，连接压力换能器及呼吸描记装置，描记一段正常呼吸曲线，用听诊器听诊肺部呼吸音。

（4）静脉插管先与静脉输液装置连接并排出空气，做静脉插管，插管后结扎固定并进行试行滴注，通畅后缓慢输液（5～10滴/分）。

（5）快速输入 37 ℃生理盐水，输入总量按 150 mL/kg 计算，输液速度200 滴/分，输液接近完毕时，按0.5 mg/kg从耳缘静脉注射肾上腺素（注意稀释，或将肾上腺素加入输液瓶中），继续滴注至肺水肿出现。

输药液过程中应密切观察以下情况：①呼吸曲线是否有变化，家兔有无呼吸急促、呼吸困难，口唇是否发绀？②肺部听诊有何变化？③气管插管口是否有粉红色泡沫样液体溢出？

（6）输液结束后，可夹闭气管处死家兔，而后剪开胸前壁，在气管分叉处用线结扎，防止水肿液溢漏。在结扎处上方剪断气管，然后分离心脏及其血管，将双肺完整取出。用滤纸吸干肺表面的液体后，准确称取肺重量，计算肺系数。

$$肺系数=肺重量（克）/体重（千克）。 \qquad (5-2)$$

正常肺系数为4～5。

观察肺大体变化，切开肺观察切面的变化，切面是否有液体溢出（注意其量、性质、颜色）。还可进行HE染色，在显微镜下观察对比肺水肿和正常肺的组织学区别。

【注意事项】

（1）忌用实验前已有明显肺部异常征象（如啰音、喘息、气促等）的动物，否则会影响结果的可靠性。

（2）剖取肺脏时，操作要小心，防止肺表面损伤引起水肿液外流，影响肺系数的准确性。

（3）在使用一次肾上腺素后肺水肿征象不明显者，可重复使用，两次输药间隔10～15 min，不宜过频。

（4）应控制输液速度，不要太快或太慢，以180～200滴/分为宜。

【思考题】

（1）简述肾上腺素在肺水肿发生中的作用。

（2）本次实验中肺水肿的发生机理是什么？

【案例拓展】

　　某男，30岁，身体健康。由平原移居高原4天，咳嗽、咳痰、胸痛、乏力1天，个体诊所诊断为上呼吸道感染予以输液治疗。治疗中出现呼吸困难、头痛、恶心、四肢无力，随后出现神志模糊。

　　急送医院，查体：神志模糊、面色苍白、四肢冷、口唇发绀，呼吸40次/分，血压80/50 mmHg，心率130次/分，血氧饱和度（SaO_2）80%。诊断为过敏性休克。经抢救意识逐渐好转，血压120/56 mmHg，心率120/分，SaO_2 85%。

　　10 h后再次出现神志模糊、呼吸困难。查体：呼吸28次/分、血压220/140 mmHg、心率160次/分、双肺呼吸音弱；ECG显示，QRS波增宽、室性心动过速，经抢救无效死亡。

　　尸检报告诊断：肺水肿、心源性休克。

　　请结合案例思考：

　　（1）请解释患者发生肺水肿、心源性休克的机制。

　　（2）病例中患者因高原肺水肿误诊为"上呼吸道感染"，导致患者错过最佳治疗时机死亡。请结合上述案例谈一下如何培养严谨求实的科学态度。

实验十二　呼吸运动的调节和胸膜腔内压的测定

【实验目的】

学习呼吸运动的描记和胸内负压的测定方法，观察各种因素对呼吸运动的影响。

【实验原理】

正常的节律性呼吸运动是在呼吸中枢的控制下进行的。每一个呼吸周期中，肺内压都会发生周期性的波动。因此，可以用肺内压作为呼吸运动观察指标。平静呼吸时，胸膜腔内的压力也发生周期性的变化，但始终低于大气压，称为胸内负压，可用水检压计进行直接测定。尼可刹米对呼吸中枢有直接兴奋作用，也可刺激颈动脉体和主动脉体化学感受器，反射性兴奋呼吸中枢，可提高呼吸中枢对CO_2的敏感性，使呼吸加深加快，对疾病或中枢抑制药中毒引起的呼吸及循环衰竭疗效较好。

【实验对象】

家兔。

【实验器材和药品】

兔手术台、注射器（5 mL、20 mL）、气管插管、手术器械（粗剪刀、眼科剪、组织剪、止血钳、玻璃分针、缝合线等）、50 cm橡皮管、保护电极、三通、MedLab生物信号采集处理系统、张力换能器、婴儿秤、干棉球、酒精棉球、 CO_2 气囊、水检压计、20%乌拉坦（氨基甲酸乙酯）溶液、3%乳酸溶液、尼可刹米注射液、生理盐水。

【实验方法和步骤】

1.称重、麻醉、固定　将家兔称重后，经耳缘静脉缓慢注射20%乌拉坦溶液5 mL/kg（或3%戊巴比妥钠溶液1 mL/kg）行全麻后背位固定于兔手术台上。

2.手术操作

（1）颈部去毛，正中切开颈部皮肤，逐层分离气管，在气管上做倒"T"形切口，插入气管插管，结扎固定。

（2）分离双侧迷走神经，穿线备用。

（3）家兔上腹部去毛，切开皮肤暴露胸骨剑突，将剑突穿上结扎线连于张力换能器的簧片上，调整固定器的旋钮，使连线保持一定张力（切忌过紧）。

3.仪器调试　启动电脑，打开MedLab生物信号采集处理系统，选择实验项目"呼吸运动的调节"。调节实验相关参数，描记呼吸运动曲线。

4.观察项目

（1）观察记录正常的呼吸运动曲线。

（2）将 CO_2 气囊管口插入气管插管的侧管，打开球胆管的夹子，使一部分 CO_2 随着吸气进入气管，观察家兔呼吸运动的变化。

（3）将 50 cm橡皮管接在气管插管的一侧，动物通过此橡皮管进行呼吸，观察家兔呼吸运动的变化。

（4）经耳缘静脉快速注入 3%乳酸溶液0.3 mL，观察家兔呼吸运动的变化。

（5）注射呼吸中枢兴奋药尼可刹米注射液0.2 mL，观察家兔呼吸运动的变化。

（6）结扎双侧迷走神经，先剪断一侧迷走神经，观察家兔呼吸运动的变化；再剪断另一侧，观察家兔呼吸运动的变化；后刺激一侧迷走神经中枢端，继续观察家兔呼吸运动的变化。

（7）将水检压计穿刺针头从左侧锁骨中线第3～4肋间隙沿肋骨上缘刺入胸膜腔，观察胸膜腔内压的大小及随呼吸运动而变化的情况。

【注意事项】

（1）进行气管插管时注意止血，并注意清理气管内的血液和分泌物。

（2）刺激迷走神经时，应调整刺激强度，太小不会出现效应，太大则易引起动物躁动。

（3）不要将乳酸溶液漏于血管外，以免刺激动物引起躁动。

（4）吸入CO_2时，应缓慢放开CO_2气囊球胆夹子，以免CO_2浓度增加过快。

（5）记录胸内负压时，不要插得过深过猛，以免刺穿肺组织，形成气胸和出血过多。

（6）每项观察前应有正常呼吸曲线作为对照。每项观察时间不宜过长，出现效应后立即停止。

（7）气管插管的通气状态在全过程中不得变动，以免影响实验结果分析。

【思考题】

（1）平静呼吸时，胸膜腔内压为何始终低于大气压？

（2）气胸时，胸膜腔内压如何变化？

【案例拓展】

　　赵某，16岁，高二学生，酷爱运动，体型偏瘦偏高。在体育课活动中突然感觉左胸憋闷而且疼痛，并伴有压迫感。老师看他面色苍白，也不敢大口呼吸，忙送到医院。

　　赵某自述无心脏病及肺疾病史。测量血压、心率基本正常。经X线等检查，医生诊断赵某为自发性气胸。由于老师及时送医且途中使之保持静卧勿动，医生给赵某进行了引流手术，数日后痊愈出院。

　　请结合案例思考：

　　（1）何为"自发性气胸"？气胸发生后，对呼吸运动会产生哪些影响？请根据呼吸运动的基本过程详细描述。

　　（2）青少年应该如何预防自发性气胸的发生？

实验十三　缺　氧

【实验目的】

（1）通过复制低张性、血液性缺氧动物模型，掌握缺氧的分类。

（2）观察不同类型缺氧时，呼吸和血液颜色的变化。

【实验原理】

　　由于供氧减少或用氧障碍引起细胞发生代谢、功能和形态结构异常变化的病理过程称为缺氧。呼吸整个过程主要涉及肺部摄氧、血液携氧、循环运氧、组织用氧4个环节，其中任何一个环节发生障碍，均可引起缺氧，分别称为乏氧性缺氧、血液性缺氧、循环性缺氧、组织性缺氧。

　　乏氧性缺氧是以动脉血氧分压降低、血氧含量减少为基本特征的缺氧，又称低张性缺氧；血液性缺氧是由于血红蛋白数量减少或性质改变，使血液携氧的能力降低或血红蛋白结合的氧不易释出引起的缺氧，又称等张性缺氧；循环性缺氧是由于组织血流量减少引起的组织供氧不足；组织性缺氧是指在组织供氧正常的情况下，因组织细胞不能有效利用氧而导致的缺氧。

【实验对象】

成年小鼠（雌雄均可）。

【实验器材和药品】

小鼠缺氧瓶（或 100～125 mL 带塞锥形瓶或广口瓶）、一氧化碳发生装置、广口瓶、1 mL 注射器 5 支、酒精灯、眼科剪、眼科镊、钠石灰（NaOH·CaO）、甲酸、浓硫酸、5%亚硝酸钠溶液、1%亚甲蓝溶液、生理盐水。

【实验方法和步骤】

1.确定小鼠的观察项目　包括动物一般状况，呼吸频率及深度，存活时间，口唇、血液（肝）颜色。

2.缺氧模型制备

（1）低张性缺氧：取小鼠1只，放入装有 5 g 钠石灰的缺氧瓶内。观察动物的呼吸频率（次/10秒）、深度、皮肤和口唇的颜色，然后塞紧瓶塞，记录时间，以后每 3 min 重复观察上述指标一次（如有其他变化则随时记录），直到动物死亡，并记录存活时间。

将动物尸体编号，留待一氧化碳中毒性缺氧、亚硝酸钠中毒性缺氧实验做完后，再依次打开其腹腔，取出肝脏，并对比其颜色的不同。

（2）一氧化碳中毒性缺氧：取1只小鼠放入广口瓶中，并与一氧化碳发生装置相连（图5-1），观察记录小鼠的一般状况、呼吸、皮肤黏膜颜色等各项指标。将3 mL甲酸与2 mL浓硫酸放于一氧化碳发生装置的试管中，塞紧后用酒精灯加热，每3 min观察和记录上述指标一次，直至小鼠死亡，记录死亡时间。

将尸体编号留待解剖。

一氧化碳产生原理：$HCOOH \xrightarrow[\triangle]{浓H_2SO_4} H_2O + CO\uparrow$。

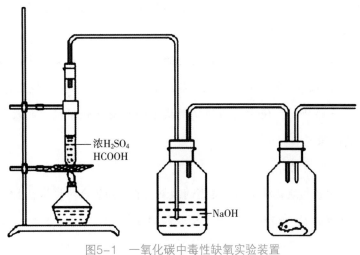

图5-1　一氧化碳中毒性缺氧实验装置

（3）亚硝酸钠中毒性缺氧：取小鼠2只，观察正常表现后，分别向腹腔内注射5%亚硝酸钠溶液0.2～0.3 mL，其中1只在注射亚硝酸钠后，立即腹腔注射1%亚甲蓝溶液0.2～0.3 mL，另一只注入生理盐水0.2～0.3 mL作为对照。

每3 min观察和记录上述指标1次，直至小鼠死亡，记录死亡时间。

将尸体编号留待解剖。

3.解剖小鼠比较肝脏颜色　取正常小鼠1只处死，与实验死亡小鼠一起分别解剖，剖开腹部暴露肝脏，自然光下比较各只小鼠肝脏颜色变化。

【注意事项】

（1）缺氧瓶口径大小要一致，瓶内要装有钠石灰，缺氧瓶一定要密闭，可用少许凡士林涂在瓶塞磨口缘。

（2）注射器及药瓶要注明标签，专管专用，不能混用，以免影响实验结果。

（3）小鼠腹腔注射应稍靠左下腹，勿损伤肝脏，并且避免将药液注入肠腔或膀胱。

（4）实验室要通风良好，以免室内一氧化碳浓度增高。

（5）制备一氧化碳时，加热不可过热，以免液体连续沸腾，致试管爆炸。加热以氢氧化钠溶液瓶中气泡产生速度在10个/分左右为宜，因为一氧化碳产生过多过快时会导致动物迅速死亡，血液颜色改变不明显。

【思考题】

（1）为什么不同类型缺氧导致皮肤和口唇的颜色不一样？

（2）各种类型缺氧的血氧指标变化是什么？

（3）低张性缺氧瓶内的钠石灰起什么作用？

【案例拓展】

案例一：西藏自治区那曲市安多县海拔4700多米，大气含氧量不足平原地区的60%，第一次上线执勤的一名解放军战士经过连续10 h长途运输执勤后，在参与警戒任务时突然晕倒，战友们立刻对他进行吸氧治疗。

案例二：高原带给战士们主要的也是最大的问题是缺氧。目前，中国研制出了自制氧气，在4000米以上的高原哨所，战士们的床头已经通上了氧气，每名战士每天都能有1 h的吸氧时间。自制氧气的研制，使中国高原哨所战士的生活得到了极大的改善，并且使他们能够保持良好的作战状态。

请结合以上两个案例思考：

（1）高原环境导致的缺氧属于哪种类型的缺氧？长期缺氧会对机体产生哪些不利影响？

（2）结合上述案例谈一谈你对爱国主义精神的理解。

实验十四　家兔急性呼吸衰竭

【实验目的】

（1）学习家兔急性呼吸衰竭模型的复制方法。

（2）观察家兔急性呼吸衰竭时呼吸及血气指标的变化并分析其机制。

【实验原理】

通气障碍、气体弥散障碍和肺泡通气/血流比例失调是呼吸衰竭的主要发生机制。本实验通过夹闭家兔气管造成气道狭窄，复制通气障碍所致的急性呼吸衰竭；并通过造成家兔开放性气胸及静脉注射肾上腺素造成肺水肿，复制肺泡通气/血流比例失调和气体弥散障碍所致的急性呼吸衰竭。

【实验动物】

家兔。

【实验器材和药品】

兔手术台、MedLab 生物信号采集处理系统、血气分析仪、电子秤、手术器械、动脉夹、气管插管（两侧套有橡皮管）、连有三通的动脉插管、听诊器、天平、小软木塞4个、注射器（1 mL、2 mL、5 mL、10 mL、20 mL、50 mL、100 mL）、针头（6号、9号、12号）、头皮针、20%乌拉坦溶液、0.7%肝素溶液、0.1%肾上腺素溶液、生理盐水。

【实验方法和步骤】

1.称重、麻醉和固定动物　家兔称重后，从耳缘静脉缓慢注入20%乌拉坦溶液（5 mL/kg）麻醉后，仰卧位固定在兔手术台。

2.颈部手术　颈部剪毛备皮，切开皮肤约6 cm，按照操作步骤依次分离气管和两侧颈总动脉。

做气管插管并将插管结扎固定。将剑突处呼吸起伏最明显处穿手术线连于张力换能器上，通过压力换能器与 MedLab 生物信号采集处理系统连接。

做左侧颈总动脉插管，插管前在动脉插管内充满 0.1%肝素溶液，插管完成后注意将动脉插管固定好防止丝线滑脱。左侧动脉插管后通过三通连接压力换能器与 MedLab 生物信号采集处理系统，打开动脉夹描记血压。右侧动脉插管备采血用。

3.全身肝素化　家兔耳缘静脉注射 0.7%肝素溶液 2 mL/kg全身肝素化。

4.病理模型复制前指标的测定

（1）记录呼吸、血压曲线：观察并记录一段正常呼吸、血压曲线。

（2）血气分析：打开右侧颈总动脉的动脉夹，缓慢打开三通，弃去最先流出的 2、3 滴血液后，立即将插管口直接对准电极板芯片的注血口，注入全血到标准刻度，盖上小盖，插入血气分析仪，进行血气分析。取血后应立即用少许生理盐水冲洗动脉插管，以免塑料管内血液凝固。

5.病理模型复制

（1）气道狭窄：用止血钳将气管插管的橡皮管夹闭 2/3～3/4，使家兔处于气道狭窄状态。并观察呼吸、血压的变化。待呼吸出现明显改变和口唇黏膜发绀后，立即取血做血气分析。等待约 20 min，使家兔呼吸恢复正常。

（2）气胸：于家兔右胸第4～5 肋间隙与腋前线交界处，插入 12 号针头，当穿刺针头垂直刺入1～1.5 cm，有落空感和呼吸幅度开始变小，可以确定针头已插入胸膜腔。为了能准确地进针及掌握好深度，也可将该部位皮肤切开后进针。①开放性气胸：当16号穿刺针头刺入胸膜腔后，胸膜腔与外界大气通过针头相通造成右侧开放性气胸。开放性气胸持续10～15 min，同时观察呼吸、血压的变化。待呼吸出现明显改变和口唇黏膜发绀后，用50 mL 注射器通过针头将胸膜腔内的空气抽尽，等待约20 min，待家兔呼吸恢复正常。②张力性气胸：用100 mL注射器抽取100 mL空气，通过针头推入右侧胸膜腔内，造成右侧张力性气胸。观察家兔呼吸、血压的变化。当动物呼吸与血压出现明显变化、皮肤与口唇黏膜明显发绀和窒息样挣扎时，颈总动脉插管处取血进行血气分析。

（3）肺水肿：观察并记录一段正常呼吸、血压曲线后，以 7～9 mL/min 速度由耳缘静脉注入生理盐水（100 mL/kg），输完后将 0.1%肾上腺素溶液（1 mL/kg）缓慢静脉推注。然后仍以生理盐水（1 mL/min）维持静脉通路，以便必要时重复给药。静脉给药时，要密切观察：①是否出现呼吸困难、急促，呼吸曲线是否有变化；②气管内是否有粉红色泡沫样液体溢出；③肺部是否出现湿性啰音。如果肺水肿表现不明显，可重复使用肾上腺素，方法同上，直至出现肺水肿表现。

当动物出现明显的呼吸急促、气管内有泡沫样液体溢出、两肺出现湿性啰音等肺水肿体征时，立即取血进行血气分析。

【注意事项】

（1）取血做血气分析时，切忌接触空气，否则影响血气分析结果。

（2）造病气胸时，应注意防止针尖对肺组织损伤。

【思考题】

（1）气道狭窄、气胸及肺水肿分别引起了哪一型呼吸衰竭？为什么？

（2）在复制肺水肿时为什么先快速、大量输液，然后给肾上腺素？

（3）3种不同实验的血气检测结果有何不同？为什么？

【知识拓展】

　　体外膜肺氧合（ECMO）是一种改良的人工心肺支持系统，核心组件是"人工肺"和"人工心"。"人工肺"即膜式氧合器，模拟肺泡壁的气血屏障进行气体交换。"人工心"即血液驱动泵，模拟心泵功能。ECMO适用于各种原因造成的、呼吸机支持无法改善的急性呼吸衰竭救治，如重症肺炎、新型冠状病毒感染、呼吸窘迫综合征（ARDS）等。

　　在传统治疗手段难以奏效的情况下，ECMO通过有效地改善机体的氧合，稳定机体的内环境，发挥了不可替代的关键救治作用，被称为重症患者"最后的救命稻草"。然而这种能让危重患者"起死回生"的仪器在临床应用时却并非那么轻松，它需要重症医护人员全身心全天候的精心照护，2 h一次血凝常规监测，随时调整抗凝方案；4 h一次动脉血气分析，根据血气分析结果调整ECMO参数及呼吸机参数……

　　请结合上述资料思考：

　　（1）以病毒性肺炎为例，阐述呼吸衰竭的发生机制。

　　（2）如何履行一名医护人员的岗位职责？

实验十五　平喘药对豚鼠支气管的作用——支气管灌流法

【实验目的】

掌握药物对支气管平滑肌的收缩或松弛作用；熟悉支气管灌流实验方法。

【实验原理】

组织胺激动 H_1 受体，收缩支气管；苯海拉明阻断 H_1 受体，能对抗或减弱组织胺对支气管平滑肌的收缩作用；乙酰胆碱激动 M 受体，可收缩支气管；异丙肾上腺素激动β受体，可扩张支气管。本实验通过支气管灌流液的流出量变化，间接地反映支气管的状态，从而说明药物对支气管的作用。

【实验对象】

豚鼠。

【实验器材和药品】

支气管灌流装置全套、恒温水浴、培养皿、手术器械（粗剪刀、组织剪、眼科剪、镊子、缝合线等）、注射器（1 mL）、秒表、乐氏液、0.01%组织胺溶液、0.01%乙酰胆碱溶液、0.01%异丙肾上腺素溶液、0.2%苯海拉明溶液。

【实验方法和步骤】

1.预先准备好支气管灌流装置　储液瓶内充满含氧的乐氏液，经恒温（37 ℃）水浴中的蛇形管到达灌注套管。注意：储液瓶底面高出套管水平 100 cm，灌流压力不易过高。

2.制备标本　取豚鼠 1 只，击毙，剪断颈动脉放血，迅速打开胸腔暴露心及肺脏，剪下一段气管，连同心及肺脏均取出胸腔外，将肺脏浸入 37 ℃含氧乐氏液的培养皿内，轻轻挤捏肺脏数次，以排出肺内气体。然后将气管用缝合线扎于灌流装置的套管上，开放方形夹，以乐氏液灌流之，使肺膨胀。在肺脏表面可用针头散在性穿孔十几个，调节灌流的速度，使每分钟液体流出量约为 30 mL（亦可以滴数计算）。

3.用药　待灌流量恒定时即可用药，由套管顶端的橡皮管内注入药液，观察记录数据完成表5-1。

表5-1　平喘药对豚鼠支气管的作用实验数据分析

药物组别	药前（滴数）	药后（滴数）	差值（标出正和负）
0.01%组织胺溶液			
0.01%组织胺溶液+0.01%异丙肾上腺素溶液			
0.2%苯海拉明溶液			
0.01%组织胺溶液			
0.01%乙酰胆碱溶液			
0.01%乙酰胆碱溶液+0.01%异丙肾上腺素溶液			

（1）注入 0.01%组织胺溶液0.5 mL，用药后半分钟，开始记录每分钟液体流出量，仔细观察其作用到达高峰的时间及其作用持续时间。

（2）重复注入组织胺，待作用明显后，给予 0.01%异丙肾上腺素溶液 0.5 mL，观察灌流量有何变化，并与（1）比较。

（3）注入 0.2%苯海拉明溶液0.4 mL，待 5～10 min作用明显后给予 0.01%组织胺溶液 0.5 mL，观察灌流量有何变化，并与（1）比较。

（4）注入 0.01%乙酰胆碱溶液 0.5 mL，同（1）观察作用到达高峰时间及持续时间。

（5）重复注入乙酰胆碱，待作用明显后，注入 0.01%异丙肾上腺素溶液 0.5 mL，观察灌流量有何变化，并与步骤（4）比较。

【注意事项】

（1）放血要彻底，以免血块凝塞于肺脏内。

（2）挤捏肺脏时动作要轻巧，但应尽可能把肺内气体排出。

（3）灌流好的肺脏应无萎陷或凝血区域。

【思考题】

治疗支气管哮喘患者可用哪些药物?

【知识拓展】

支气管哮喘

支气管哮喘是由多种细胞和细胞组分参与的气道慢性炎症疾病，与气道高反应性相关，多由于某些过敏因子引起。特点为支气管平滑肌痉挛性收缩，痰液积滞和呼吸道黏膜充血水肿，通常出现广泛而多变的可逆性呼气气流受限，导致反复发作的喘息、气促、胸闷和（或）咳嗽等症状。平喘药能通过不同作用机制缓解支气管平滑肌痉挛，使之松弛和扩张，因而可以缓解气急、呼吸困难的症状。常用的治疗药物有气管扩张药、抗炎平喘药、过敏平喘药等，可通过口服、静脉滴注、喷雾或吸入给药。

实验十六　胃肠运动的直接观察

【实验目的】

观察胃肠道平滑肌的正常运动形式以及神经和体液因素对其的调节作用。

【实验原理】

消化道平滑肌具有自动节律性，可以形成多种形式的运动。胃的运动主要有容受性舒张、紧张性收缩和蠕动。小肠的运动主要有紧张性收缩、分节运动和蠕动，这些运动均会受到神经和体液因素的影响。

【实验对象】

家兔。

【实验器材和药品】

兔手术台、注射器（5 mL、20 mL）、气管插管、手术器械（粗剪刀、眼科剪、组织剪、止血钳、玻璃分针、缝合线）、电刺激器、保护电极、BL-420N生物信号采集与处理系统、婴儿秤、纱布、干棉球、酒精棉球、20%乌拉坦（氨基甲酸乙酯）溶液、1∶10 000乙酰胆碱溶液、1∶10 000肾上腺素溶液、阿托品注射液、生理盐水。

【实验方法和步骤】

1.称重、麻醉、固定　家兔称重后，经耳缘静脉缓慢注射20%乌拉坦溶液（5 mL/kg），麻醉后将其仰卧位固定在兔手术台上。

2.颈部手术　颈部去毛，正中切开颈部皮肤，逐层分离气管，在气管上做倒"T"形切口，插入气管插管，结扎固定以备行人工呼吸。

3.腹部手术　腹部去毛，沿腹白线打开腹腔，暴露胃肠道。

4.分离神经　在膈下食管前找出迷走神经前支，分离并穿线备用；用温生理盐水纱布将肠推向右侧，在左侧腹后壁肾上腺左上方分离内脏大神经，分离后穿线备用。

5.仪器调试　进入BL-420N生物信号采集与处理系统操作界面，选择菜单栏实验项目，找到"消化实验"中的"消化道平滑肌活动"项目，调整刺激参数。

6.观察项目

（1）胃和小肠的运动，观察胃的蠕动、紧张度，以及小肠的蠕动、分节运动及频率。

（2）将迷走神经套上保护电极，用连续电脉冲（5～10 V，30～40 Hz）刺激，观察胃和小肠的运动变化。

（3）用连续电脉冲（5～10 V，30～40 Hz）刺激内脏大神经，观察胃肠运动的变化。

（4）直接在胃和小肠的外表面滴加乙酰胆碱，观察胃肠运动变化。

（5）直接在小肠的外表面滴加肾上腺素，观察胃肠运动变化。

（6）在电刺激迷走神经的基础上，经耳缘静脉注射阿托品 0.5 mg，观察胃肠运动的变化。

【注意事项】

应注意随时用温热生理盐水保护胃肠道，防止降温和干燥。

【思考题】

（1）电刺激膈下迷走神经或内脏大神经，胃肠运动有何变化？为什么？

（2）胃肠上滴加乙酰胆碱或肾上腺素，胃肠运动有何变化？为什么？

【知识拓展】

　　小美，女，28岁，近1个多月来食欲不振，常有饱腹感，饭量减少，偶有胃部灼烧感，伴恶心症状。饭后常腹胀，气多，大便干燥，近3 d未排便。去医院进行胃镜及结肠镜检查无异常发现。C14检测阴性。腹部B超示肝、胆、脾及胰腺未见异常。经了解小美从事办公室工作，因工作时间长，压力较大，作息及饮食不规律，常熬夜、不吃早饭、食辛辣油腻刺激性食物，具暴饮暴食特征，无运动习惯。

　　经医生建议，小美开始规律饮食，少食多餐、定时定量，减少生、冷及有刺激性的食物摄入，戒酒，坚持每日运动，保持良好的作息习惯。半月后胃肠不适症状消失，大便良好。

　　请结合案例思考：

　　（1）说一说引起胃肠功能失常的原因可能是什么？

　　（2）谈一谈养成良好生活与饮食习惯的重要性。

实验十七　吗啡对小鼠咳嗽反射的抑制作用

【实验目的】

掌握小鼠咳嗽反射的引出方法；观察吗啡的镇咳作用，理解其作用机制。

【实验原理】

咳嗽是一种清除气道阻塞或异物的防御性呼吸反射。咳嗽的反射弧由4个环节组成：感受器（呼吸道）、传入神经（主要为迷走神经）、咳嗽中枢和传出神经。从咳嗽的反射弧来看，目前，常用的引咳方法主要是刺激呼吸道上的感受器或传入神经，主要包括机械刺激法、电刺激法和化学刺激法等。其中，化学刺激法又分为气雾吸入和直接注入两种，气雾吸入适用于清醒动物，直接注入适用于麻醉动物。由于化学刺激物作用于呼吸道感受器，反射性地引起咳嗽，凡是能抑制咳嗽中枢或降低感受器敏感性的药物均能引起镇咳作用。

本实验所用浓氨水易挥发出氨气，其通过呼吸进入气道和肺泡、刺激支气管黏膜和肺泡，反射性地引起咳嗽。吗啡属于中枢性镇咳药，可抑制咳嗽中枢而产生镇咳作用。

【实验对象】

KM小鼠，雌雄不限。

【实验器材和药品】

电子天平、玻璃钟罩、注射器、针头、滤纸条（或用线系好的棉球）、瓶塞、滴管、烧杯、0.1%盐酸吗啡注射液、生理盐水、25%浓氨水。

【实验方法和步骤】

（1）取小鼠2只，称重、标记，后将小鼠置于玻璃钟罩内，观察它们的正常活动和呼吸特点。

（2）一只小鼠腹腔注射0.1%盐酸吗啡注射液，另一只小鼠腹腔注射等容积生理盐水，均按0.1 mL/10 g给药，后继续分别将小鼠置于玻璃钟罩内。

（3）将滤纸条（或用线系好的棉球）由瓶口悬挂于钟罩上方，瓶塞事先留有小孔以通空气。小鼠给药后30 min，分别向两个滤纸条注入25%浓氨水1滴。1 min后，立即取出2只小鼠，置于烧杯内。

（4）观察小鼠的正常活动和呼吸状态，以及吸入浓氨水后的呼吸特点；观察和记录小鼠的咳嗽潜伏期（指从滴入浓氨水开始至发生咳嗽所需的时间）和取离钟罩后2 min内的咳嗽次数，同时比较两小鼠的咳嗽次数有何不同。

备注：咳嗽潜伏期是指从滴入浓氨水开始至发生咳嗽所需的时间。

咳嗽表现以其腹肌收缩（缩胸），同时张大嘴为准，有时也有咳嗽声。

【实验结果及其分析】

实验结果记录在表5-2中。

表5-2　给药前后小鼠的变化

鼠号	组别	观察指标	
		咳嗽潜伏期/s	咳嗽次数（次数/2 min）
甲	0.1%盐酸吗啡注射液		
乙	生理盐水		

【注意事项】

（1）小鼠腹腔注射时宜头低尾高，从左下腹进针，以避免损伤肝脏或将药液注入皮下、血管、肠腔或膀胱。

（2）观察必须仔细，最好2个人同时在不同的角度观察，并且视线与小鼠的嘴在同一水平线，以免漏记。

【思考题】

（1）小鼠吸入氨水后有何表现？机制是什么？

（2）吗啡的镇咳作用如何？镇咳机制是什么？

【知识拓展】

知识一：清末鸦片战争后，中国沦为半殖民地半封建社会。人们开始意识到鸦片等毒品的生命危害及社会危害。时至今日，中国公安民警维护社会治安，时刻严格进行毒品警示、禁毒宣传及执法工作。但是，社会上仍然存在被海洛因等毒品毒害的青少年案例。

请结合相关材料思考：

（1）药品和毒品的区别与联系。

（2）如何做到"洁身自爱、远离毒品"？

知识二：阿片类药物属于麻醉、精神一类药品，被列入药政严格管制范畴。然而，近来有癌症晚期重度疼痛患者的家属以"开医嘱使用过量吗啡导致患者严重呼吸困难，死于呼吸衰竭"为由，状告医院，经法院审判、司法鉴定认为"医生应用吗啡不够慎重存在过错"的案例报道。

请思考：

如何提升专业知识技能并时刻保持高尚的职业道德，正确处理医患关系？

实验十八　离体小肠平滑肌的生理特性及药物作用的影响

【实验目的】

观察消化道平滑肌的一般生理特性；学习哺乳类动物离体器官的灌流方法，观察传出神经系统药物对离体小肠的作用。

【实验原理】

哺乳动物小肠平滑肌具有兴奋性、传导性、收缩性和自律性，在离体条件下完全排除了神经和激素的影响，仍能自动产生节律性兴奋，并引起节律性收缩。还具有伸展性，对化学、温度及机械牵张的刺激敏感等特性，pH变化、温度变化均可使小肠平滑肌活动发生改变，作用于传出神经系统的药物可显著影响小肠平滑肌的活动。

【实验对象】

家兔。

【实验器材和药品】

BL-420N生物信号采集与处理系统、恒温平滑肌槽、张力换能器、兔手术台、注射器（1 mL、20 mL）、气管插管、手术器械（粗剪刀、眼科剪、组织剪、止血钳、玻璃分针、缝合线）、干棉球、酒精棉球、台氏液、0.001%乙酰胆碱溶液、0.1%硫酸阿托品溶液、1%氯化钡溶液、0.01%肾上腺素溶液、1 mol/L NaOH 溶液、1 mol/L HCl 溶液。

【实验方法和步骤】

1.准备恒温平滑肌槽　恒温平滑肌槽的主要部分是一个允许台氏液循环的带有侧管的玻璃管。将实验槽置于恒温水浴中，在实验槽内加入台式液20 mL，使水浴内温度恒定在37~38 ℃，调节通气旋钮，使其经胶管缓慢地向浴槽底部通O_2。

2.制备离体小肠标本　取家兔1只，猛击其头枕部致死，循序剖开腹腔，在胃与十二指肠交界处用线结扎，将与肠管相连的肠系膜沿肠缘剪去，在近胃侧剪断肠管，向下取出20~30 cm 长的肠管。用台氏液把离体肠管内容物冲洗干净，然后将肠管剪成 2~3 cm 的小段，浸泡于台氏液中备用。

3.悬挂标本及曲线描记　取一段制备好的肠段，两端用线结扎，一端系于实验浴槽内标本固定钩上，另一端系于张力换能器，适当调节万能支架的高度，使肠段勿过紧或过松。注意勿与周围管壁接触。观察肠肌标本节律性收缩及张力水平，待稳定后描记肠平滑肌正常收缩曲线。

4.观察项目

（1）观察、记录小肠平滑肌的自动收缩曲线。

（2）加入 0.001%乙酰胆碱溶液0.2 mL，观察肠管变化；不冲洗，向浴槽内加入 0.1%硫酸阿托品溶液0.2 mL，观察肠管变化，待收缩曲线发生明显改变时，再加入 0.001%乙酰胆碱溶液0.2 mL，观察收缩曲线有无显著改变。再加入 1%氯化钡溶液0.2 mL，待小肠平滑肌收缩显著加强时，加入 0.1%硫酸阿托品溶液 0.2 mL，观察肠收缩曲线变化；立即用新鲜的38 ℃台氏液冲洗，使小肠收缩恢复正常。

（3）加入 0.01%肾上腺素溶液0.2 mL，观察小肠收缩有何变化。待作用出现后，立即用新鲜的38 ℃台氏液冲洗，使小肠收缩恢复正常。

（4）加入 1 mol/L HCl溶液2~3 滴，观察小肠收缩变化，后加入 1 mol/L NaOH 2~3 滴，观察小肠收缩情况，出现变化后立即冲洗。

（5）加入25 ℃的台式液，观察肠收缩曲线的改变。

（6）加入新鲜的38 ℃无钙台氏液，观察小肠自发收缩变化。

【注意事项】

（1）家兔应禁食一段时间，实验前 1 h 饲喂青菜，肠运动情况较好。

（2）每次加药液之前，准备好 38 ℃的新鲜台氏液，效果出现后，立即充分冲洗。每次实验记录时，台氏液的液面须保持一致。

（3）所述加药量系参考值，可根据实验槽内台氏液的量及肠管的兴奋性变化而增减。

（4）通 O_2 速度不宜太快，以看到单个气泡陆续出现为宜，以避免因 O_2 的进入影响小肠运动。

【思考题】

（1）简述各种因素对离体小肠的运动有何影响？为什么？

（2）Ca^{2+} 在小肠收缩中有何作用？

【案例拓展】

炎热夏日，某地区体育馆内正在进行篮球比赛。举办方于赛前郑重声明，获胜团队将获得集体免费出游海南省三亚市的机会，因此，场上赛事异常激烈，双方团队比分差距一直极小。双方啦啦队员也是你来我往，气氛极其浓厚。比赛场休息区域有各种矿泉水、饮料、冷饮等。中场休息期间，一方某参赛队员在喝完冷饮后不久突发腹痛、肠鸣音亢进、腹泻，不得不遗憾地提前下场。入院检查补液治疗后恢复，而该方队员虽然缺少一人但仍没有放弃、奋力拼搏，最终赢得了免费出游的机会。

请结合案例思考：

（1）结合已学知识，分析该队员发生腹痛、腹泻的最主要诱因是什么？

（2）该案例对你有何启发？

实验十九　影响尿生成的因素

【实验目的】

学习记录尿量的方法，观察神经体液因素对尿生成的影响。

【实验原理】

尿的生成包括肾小球的滤过，肾小管和集合管的重吸收、分泌和排泄等过程。肾小球的滤过作用受滤过膜的通透性、肾小球有效滤过压和肾小球血浆流量等因素的影响。肾小球和集合管重吸收受小管液溶质浓度和血液中血管升压素及肾素–血管紧张素–醛固酮系统等因素的影响。凡能影响上述各种因素的，均可影响尿的生成。

【实验对象】

家兔。

【实验器材和药品】

兔手术台、哺乳类动物手术器械、MedLab生物信号采集处理系统、刺激输出线、动脉夹、动脉插管、酒精灯、试管夹、试管、输尿管、插管、输液装置、记滴器、保护电极、注射器（2 mL、20 mL）、20%氨基甲酸乙酯溶液、生理盐水、0.01%去甲肾上腺素溶液、呋塞米、垂体后叶素、25%葡萄糖溶液、班氏试剂。

【实验方法和步骤】

（1）家兔用20%氨基甲酸乙酯溶液5 mL/kg耳缘静脉注射麻醉后固定在兔手术台上。

（2）耳缘静脉连接输液装置缓慢输液（或用注射器通过三通将头皮输液针插入耳缘静脉），用动脉夹将头皮输液针固定在耳朵上。

（3）沿颈正中切开皮肤，分离皮下组织，插入气管插管。分离出双侧颈总动脉和迷走神经，穿线备用。

（4）将左侧颈总动脉作动脉插管，接上压力换能器，输入1通道以记录血压。

（5）在耻骨联合上方，沿正中线作 4 cm 的皮肤切口，沿腹白线剪开腹壁及腹膜（注意勿伤及腹腔脏器），找到膀胱并翻出体外，在膀胱底部辨认出左、右侧输尿管，钝性剥离、穿线，在靠近膀胱处将输尿管结扎。此时，输尿管将由于尿液不能顺利流到膀胱而充盈，用眼科剪剪一斜口，将塑料管插进输尿管，用线结扎固定。插管的另一端接至记滴器，记滴器进入2通道，或直接在无血管分布的膀胱壁行膀胱插管术，连接记滴器。

（6）打开MedLab生物信号采集处理系统。输入信号的选择："信号输入"→通道 1 选"压力"，通道 2 选"计数"。刺激设置：连续单刺激、强度 3 V、波宽 1 ms、波间隔 10 ms。

（7）观察项目

①记录基础尿量和血压。

②静脉快速注入 37 ℃生理盐水 20 mL，观察记录血压、尿量的改变。

③电刺激右侧迷走神经离中端5～10 s，使动脉血压下降至50 mmHg，观察血压和尿量的变化。

④静脉注射 25%葡萄糖溶液5 mL，观察血压和尿量的变化，注射前和注射后分别作尿糖定性实验。

⑤静脉注射 0.01%去甲肾上腺素溶液0.5 mL，观察血压和尿量的变化。

⑥静脉注射呋塞米 0.5 mL（5 mg/kg），观察血压和尿量变化。

⑦将输液瓶内液体减至 10 mL，加入 5 U垂体后叶素，缓慢滴注（8 滴/分），如血压升高则减慢速度，在血压不升高的前提下，观察尿量和血压的变化。

⑧分离一侧股动脉，插管放血，使动脉血压迅速下降，观察此时尿量随血压的变化。

⑨从输液瓶输入 37 ℃生理盐水以补充循环血量，观察动脉血压与尿量的变化情况。

【注意事项】

（1）实验前给家兔多喂青菜或灌水 40～50 mL，以增加基础尿量。

（2）手术轻柔，不要过度牵拉输尿管。

（3）插输尿管时，注意不要插入夹层，避免损伤组织造成出血。插管不要扭曲。每项实验观察都应有对照数据和记录，原则是前一项观察项目的尿量变化恢复正常后，再观察后一项。

【思考题】

试设计一种理想的利尿剂，它可在哪些环节发挥作用从而具有强大的利尿功能？

【知识拓展】

慢性肾脏病是严重危害人类健康的常见疾病，影响世界上约11%的人口，肾病综合征是临床诊断的常见类型，占肾活检病例的40%左右，我国这一比例为20%～36%。

近年来，老年人、糖尿病患者、肿瘤患者及妊娠女性中肾病综合征的发病率呈增长趋势。

从儿童到中老年均可发病，好发人群包括免疫力低下者、不规范用药患者，以及"三高"（高血压、高血脂、高血糖）和肥胖人群。

请结合知识拓展思考：

（1）利用所学知识谈一下原发性肾病综合征和继发性肾病综合征的诱发因素有哪些？

（2）谈一谈生活中应对患者和家属进行哪些方面的健康教育？

实验二十　家兔急性肾小管坏死实验

【目的要求】

掌握复制急性肾衰竭的方法、多巴胺对急性肾衰竭的治疗作用，熟悉急性肾衰竭模型建立的原理，了解测定尿量、尿蛋白、血清尿素氮的方法。

【实验原理】

急性肾衰竭（ARF/AKI）指肾小球滤过率突然或持续下降，引起非蛋白氮体内潴留，水、电解质和酸碱平衡紊乱所导致的各系统并发症的临床综合征。

肌注50%甘油溶液可造成肌肉溶解及溶血，释放大量肌红蛋白及血红蛋白，肌红蛋白可使肾血管、肾小球入球小动脉发生收缩，肾血流减少，肾血管内皮细胞肿胀，增大了肾血管的阻力，造成血管节段性坏死，外膜纤维化，血管自身调节功能丧失，导致肾血流及肾小球滤过率下降，引起肾脏缺血而使肾小管功能受到损害；此外，大量的血红蛋白和肌红蛋白滤过不能被肾小管重吸收而聚集为管型堵塞肾小管，进一步加重肾的损伤，从而引发局部炎症反应。

多巴胺在低剂量时，主要激动血管D_1受体，而产生血管舒张效应，尤其对肾脏、肠系膜和冠状血管，使血管扩张，肾血流量及肾小球滤过率增加，尿量及钠排泄量增加。而在高浓度或更大剂量时，则主要激动α_1受体，使肾血管收缩、肾血流量和尿量减少。

【实验对象】

家兔。

【实验器材和药品】

MedLab生物信号采集处理系统、兔手术台、婴儿秤、手术器械（粗剪刀、眼科剪、组织剪、止血钳、玻璃分针、缝合线、三通、动脉夹、动脉插管、膀胱插管）、干棉球、酒精棉球、离心管、离心机、分光光度计、记滴器、培养皿、注射器（5 mL、20 mL、50 mL）、酒精灯、玻璃试管、20%乌拉坦溶液、3%肝素生理盐水、多巴胺溶液、50%甘油溶液等渗盐水、50%葡萄糖溶液、5%醋酸溶液、血清尿肌酐测定试剂盒。

【实验方法和步骤】

1.制备家兔急性肾衰竭模型　于实验前一天，对体重相近的家兔称重后，在其下肢皮下或肌内注射50%甘油溶液等渗盐水10 mL/kg（12～15 mL/kg），制备急性肾衰竭模型，以备实验用。

实验时，经耳缘静脉注入20%乌拉坦溶液（5 mL/kg）行全身麻醉后，仰卧固定于兔手术台（为保证有足够的尿量，需按15 mL/kg从耳缘静脉注射50%葡萄糖溶液，5 min内注射完）。

2.动脉插管术及血样本采集　颈部去毛，作颈部正中切口，逐层钝性分离，暴露喉结以下气管软骨环后，向两侧分离，于胸锁乳突肌内侧下方分离出一侧颈总动脉，长2.5～3 cm，行动脉插管术。采血时，小心松开动脉夹，弃去最先流出的2～3滴血液，后采血2～3 mL，以备检测。

3.膀胱插管术及尿液样本采集　下腹部去毛，在耻骨联合上1.5 cm处做长3～5 cm切口，分离皮下组织，沿腹白线切开腹膜，暴露膀胱。后将其向前下方翻出体外，在膀胱顶部避开血管剪一小口，插入膀胱漏斗，用丝线以荷包缝合法固定，做膀胱插管。在漏斗下端接橡皮管插入试管，收集尿液，以备尿蛋白定性实验用。同时，连接MedLab生物信号采集处理系统，通过记滴器，记录尿量变化。

4.分组给药及指标观察　给实验组家兔静滴多巴胺溶液8 μg/kg/min（将4.8 mL/kg多巴胺溶液加入150 mL生理盐水中配制成多巴胺药液，滴速为30～40滴/分），而对照组静脉滴注等容量生理盐水，观察给药前、后30 min尿量、尿蛋白及血清尿素氮的变化，并将实验结果记录于表5-3。

表5-3　家兔急性肾小管坏死实验实验结果记录

实验分组	治疗药物	给药剂量	观察指标		
			尿量/mL	尿蛋白/mg	血清尿素氮/（mmol/L）
对照组	生理盐水	8 μg/kg/min			
实验组	多巴胺溶液				

备注：

（1）血清尿素氮测定步骤

①采血离心获得血清。

②工作试剂的配制：每瓶干粉均用10 mL蒸馏水溶解。

③按照表5-4加试剂。

表5-4　血清尿素氮测定试剂用量

加入物	空白	标准	血清
生理盐水	10 μL		
标准液		10 μL	
血清			10 μL
工作试剂	0.3 mL	0.3 mL	0.3 mL

④混匀，37 ℃水浴10 min，然后各加显色剂Ⅰ、显色剂Ⅱ0.2 mL，充分混匀，37 ℃水浴5 min，各管加3 mL蒸馏水，混匀，用空白管调零，在波长620 nm处读取标准管和血清管的吸光度。

$$C_样 = \frac{A_样}{A_标} \times C_标。 \tag{5-3}$$

标准液浓度：7.14 mmol/L；正常参考区间：2.8～7.2 μmol/L。

（2）尿蛋白定性测定

取两组家兔尿液各2 mL，分别放入试管中，以试管夹夹住试管，在酒精灯上加热至沸腾（注意试管口不要对着人，小心加热，切勿让试管内尿液溢出）。若有混浊，加入5%醋酸溶液3～5滴，再煮沸。若尿变清，说明原先出现的浑浊是因尿内无机盐（磷酸盐和碳酸盐）引起，加酸后若浑浊加重，则表示尿中含有蛋白质，根据尿液混浊程度可估计尿蛋白量的多少，如表5-5所示。

表5-5　尿蛋白定性判定标准

尿蛋白结果	判定标准
−	尿液清晰，不显浑浊，无明显蛋白尿
+	尿液出现轻度白色的浑浊（含蛋白质0.01～0.05 g%）
++	尿液呈稀薄乳样浑浊（含蛋白质0.05～0.2 g%）
+++	尿液乳浊，或有少量絮片存在（含蛋白质0.2～0.5 g%）
++++	尿液出现絮状浑浊（含蛋白质＞0.5 g%）

【注意事项】

（1）血清、标准液等试剂量应准确。

（2）加入标准应用液Ⅱ后，应不超过1～2 min放入沸水中进行后面的操作。

（3）煮沸及冷却时间应准确，否则颜色反应消退。

【思考题】

（1）结合本实验结果，分析产生尿蛋白、管型的机理。

（2）引起急性肾衰竭的常见原因有哪些？如何分类？

（3）急性肾衰竭患者进入多尿期，尽管尿量已有明显增多，但可存在氮质血症，其原因是什么？

【知识拓展】

　　头孢拉定为第一代头孢菌素，抗菌谱广，耐酸耐酶。但此药具有半抗原性质，进入人体内可发生变态反应出现溶血。临床上曾出现无肝肾疾患的患者，在静脉滴注头孢拉定后出现血红蛋白尿，而后少尿、无尿，最终因肾衰竭而死亡的现象。

　　请结合资料思考：

　　（1）请结合肾衰竭的相关知识，解释患者"溶血—血红蛋白尿—肾衰竭"之间的关系？

　　（2）请总结临床上可能引起肾衰竭的药物有哪些？结合药物的作用机制分析对比各种药物导致肾衰竭的发生机制。谈一谈如何避免药物引发的肾衰竭？

实验二十一　脊髓反射、反射弧的分析及传导麻醉药物的作用

【实验目的】

　　通过某些脊髓躯体运动反射，证明反射弧的完整与反射活动的关系；通过观察用不同浓度的硫酸溶液刺激蛙趾引起的屈肌反射，掌握反射时的测定；了解刺激强度与反射时的关系；以脊蟾蜍的屈肌反射为指标，观察反射活动的某些体征，并分析它们发生的神经机制。

【实验原理】

　　在中枢神经系统的参与下，机体对刺激所产生的具有适应意义的反应过程称为反射。反射活动的结构基础是反射弧。典型的反射弧由感受器、传入神经、神经中枢、传出神经和效应器5个部分组成。一旦其中任何一个环节的解剖结构和生理完整性受到破坏，反射活动就无法实现。

　　在反射活动中，由于神经特别是中间神经元联系方式的不同，使反射活动表现出了种种特征。如反射时（从刺激作用于感受器至效应器出现反应所经历的时间）的长短、反射活动空间范围的大小、反射活动持续时间的长短及引起反射活动的刺激条件等。

　　局部麻醉药是一类应用于神经末梢或神经干周围的药物，它们能暂时、完全和可逆性阻断神经冲动的产生和传导，在意识清醒的条件下，使局部痛觉暂时消失。传导麻醉是将局麻药注射到神经干附近，阻滞其传导。本实验观察普鲁卡因对坐骨神经干的麻醉作用。

【实验对象】

　　牛蛙。

【实验器材和药品】

　　硫酸溶液（0.1%、0.3%、0.5%、1%）、1%普鲁卡因溶液、纱布、蛙类手术器械、铁架台、血管钳、秒表、玻璃平皿、肌夹、搪瓷杯、小滤纸（1 cm×1 cm）、刺激电极2个、双输出电刺激器、烧杯。

【实验方法和步骤】

1.标本制备   取牛蛙1只，用剪刀由两侧口裂剪去上方头颅，制成脊牛蛙。将动物俯卧位固定在蛙板上，于右侧大腿背侧纵行剪开皮肤，在股二头肌和半膜肌之间的沟内找到坐骨神经干，在神经干下方穿一根细线备用。手术完后，用肌夹夹住动物下颌，悬挂在铁支柱上。

2.观察项目

（1）反射中枢活动的某些基本特征

1）反射时的测定：在玻璃平皿内盛适量0.1%硫酸溶液，将牛蛙一侧后肢的一个脚趾尖浸入硫酸溶液中，同时按动秒表记录从浸入时起至后肢发生屈曲所需要的时间，并立即将该足趾浸入搪瓷杯水中浸洗数次，然后用纱布拭干。用上述方法重复3次，注意每次浸入趾尖的深度要一致，3次所测时间的平均值即为此反射的反射时（两次实验间隔至少2～3 min）。然后玻璃平皿中分别换以0.3%、0.5%、1%的硫酸溶液再重复上述测定，比较4种浓度硫酸所测的反射时是否相同。

2）反射的空间范围（扩散）：将一个刺激电极放在牛蛙后肢的足面皮肤下，先给予弱的连续电刺激，观察发生的反应，后依次增加刺激强度，观察每次增加强度所引起反射的空间范围有何变化。

3）反射的持续时间（后放）：在观察反射的空间范围中，要注意观察随刺激强度的增加所引起反射持续的时间变化，并以秒表计算至刺激停止起到反射活动结束共持续的时间。

4）阈下刺激引起反射的条件：将两个刺激电极各连接刺激器的输出端，然后分别与牛蛙同一后肢相同的皮肤区域接触，用单个电刺激找出引起屈肌反射的阈值，再用略低于此阈值的阈下刺激分别给予单个电刺激，如均不引起反应，需把两个电极放在皮肤的同一区域，距离不超过0.5 cm，观察当同时给予阈下刺激时，可否引起反射；另外，只放一个电极在后肢皮肤上，在给一次阈下刺激不能引起反射的情况下，换以连续刺激并依次增加刺激频率，记录哪一频率最早引起反射，并计算该频率刺激时间间隔（即刺激频率的倒数）。

5）反射的抑制：用0.5%硫酸溶液测定反射时，然后用止血钳夹住一侧前肢，给一个较强的刺激，待动物安静后再测反射时，观察其有无延长。

（2）反射弧的分析

1）用浸有1%硫酸溶液的小滤纸贴在下腹部，观察双后肢有何反应。待反应出现后，将动物浸于搪瓷杯的清水内洗掉滤纸片和硫酸，用纱布擦干皮肤。提起穿在右侧坐骨神经下的细线，剪断坐骨神经，再重复上述实验，比较两次结果有何不同。

2）分别将左右后肢趾尖浸入盛有1%硫酸溶液的小平皿内（两侧浸没的范围相等且仅限趾尖），观察双侧后肢是否都发生反应。

3）沿左后肢趾关节上作一环形皮肤切口，将切口皮肤全部剥脱（趾尖皮肤一定要剥干净），再用1%硫酸溶液浸泡该趾尖（切不可将其他趾尖浸入），观察该侧后肢的反应。

4）将浸有1%硫酸溶液的小滤纸贴于左后肢皮肤，观察引起的反应，用搪瓷杯中的清水洗掉纸片及硫酸，擦干皮肤后，将探针插入脊髓内反复捣毁脊髓，再重复刚才的实验，观察结果如何。

（3）传导麻醉药物的作用

将1%普鲁卡因溶液 0.3～0.5 mL 注射于一侧后肢的坐骨神经干周围（大腿背面内侧 1/3 部位）。用 1% 硫酸溶液浸泡该腿中趾趾尖，观察蛙腿是否出现屈曲反应。如果有反应出现，每隔 5 min 测定并记录一次蛙腿缩脚反射时间（观察 30 min）。重复进行，直到坐骨神经内的传入神经纤维被麻醉（传入纤维比传出纤维先被麻醉），反射不再出现。当左后肢反应刚刚消失时，立即将浸过 1%硫酸溶液的小滤纸贴在左侧腹部，该侧后肢可出现搔扒反射。说明坐骨神经内的传出神经纤维尚未被麻醉。当传出神经纤维也被麻醉时，刺激任何部位不会出现屈曲反应。每隔 1 min 重复测试一次，直到不能引起左后肢的反应为止。

【注意事项】

（1）离断颅脑部位要适当，太高可能保留部分脑组织而出现自主活动，太低也会影响反射的引出。

（2）每次用硫酸溶液或纸片处理后，应迅速用搪瓷杯中的清水洗去皮肤上残存的硫酸，并用纱布擦干，以保护皮肤并防止冲淡硫酸溶液。测定反射时的硫酸浓度应由低到高。

（3）施加电刺激时，要区别是通过皮肤刺激了传出神经或肌肉引起的局反应，还是引起的反射性反应。

（4）浸入硫酸溶液的趾尖应仅限于1个，而且每次浸泡的范围也应恒定，切勿浸入太多。

【知识拓展】

顾方舟，用一颗"糖丸"护佑亿万儿童健康。他在中国首次分离出脊髓灰质炎病毒，成功研制出首批脊髓灰质炎活疫苗和脊髓灰质炎糖丸疫苗，为我国消灭脊髓灰质炎做出巨大贡献，被誉为"中国脊髓灰质炎疫苗之父"。

顾方舟借鉴中医制作丸剂的方法，创造性地改良配方，把液体疫苗融入糖丸。糖丸疫苗的诞生，是人类脊髓灰质炎疫苗史上的点睛之笔，使发病人数逐年递减，上百万的孩子免于残疾。2000年，经世界卫生组织证实，中国成为无脊灰国家。从1957年到2000年，消灭脊髓灰质炎这条不平之路，顾方舟艰辛跋涉了44年。

请结合知识拓展思考：

（1）利用所学知识谈一下脊髓损伤康复的基础知识等。

（2）针对前辈们为医学做出的贡献，结合自身谈一谈对为医学献身精神的理解。

实验二十二　氯丙嗪对小鼠电激怒反应的影响

【实验目的】

掌握氯丙嗪的镇静、安定作用及动物激怒模型的制备方法，熟悉电刺激激怒盒的使用方法。

【实验原理】

氯丙嗪具有镇静、安定作用，能明显减少动物的自发活动和攻击行为，使之驯服而易于接近。其镇静机制是：阻断脑干网状结构上行激活系统外侧部的α受体，抑制特异性感觉传入冲动沿侧支向网状结构的传导，使皮层细胞兴奋性降低。以弱电流或低电压刺激鼠足部，引起小鼠间对峙、格斗和互咬等激怒反应。

【实验对象】

KM小鼠。

【实验器材和药品】

药理生理多用仪、电刺激激怒盒、注射器（1 mL）、托盘天平、砂纸、鼠笼、生理盐水、0.075%氯丙嗪溶液。

【实验方法和步骤】

1.仪器参数设置　将药理生理多用仪的"刺激方式"旋钮拨在"自动"或"手动"档，后面板开关拨在"电惊厥"处，将导线插入后面板的两芯插座内，此导线与导电铜丝相连。"频率"旋钮应拨在8 Hz。

2.确定阈电压　取雄性小鼠2只，称重标记，然后放入电刺激激怒盒中，接通药理生理多用仪电源并打开其开关，调节后面板上"电惊厥"右下方的电位器，电压由低到高。以小鼠出现激怒反应（小鼠竖立，两前肢离地，对峙，相互撕咬）时的电压为该鼠出现激怒反应所需的阈电压。

3.给药观察　1只小鼠腹腔注射0.075%氯丙嗪溶液7.5 mg/kg（0.1 mL/10 g），另1只小鼠腹腔注射生理盐水（0.1 mL/10 g）作对照。给药后20 min给予阈电压刺激，观察两只小鼠给药前后的反应有何不同，如表5-6所示。

表5-6　氯丙嗪注射前后小鼠激怒反应表现

鼠号	体重/g	药物	阈值电压/V	激怒反应	
				用药前	用药后
1		0.075%氯丙嗪溶液			
2		生理盐水			

【注意事项】

（1）刺激电压应从小到大，过低不易引起激怒，过高易致小鼠逃避。

（2）给药前后应以同一阈电压刺激，便于对比。

（3）电刺激激怒盒在使用之前应用砂纸将其铜丝表面的锈擦去。

（4）实验过程中应随时将动物粪便去除。

【思考题】

简述氯丙嗪的药理作用及临床用途。

【案例拓展】

　　唐某，34岁，是一名工程师，长期居住外地。半年前在工作中与同事因学术问题产生争论，怀疑存心与自己作对。之后出现失眠、少食，在单位进餐后均有头昏、手胀、喉塞等症状。又怀疑有人放毒加害于他。为寻找"解毒剂"，他翻阅了很多医学书籍，买了"海藻精"，吃了后自觉很有效。近1个月，走在街上发觉"处处有人跟踪"，又怀疑药物失效。

　　正好一个项目结束，便回家休息几天，可当家人提及单位事时很激动，吸烟次数增多，满面愁容，妻子感觉越来越不对劲，经过再三劝导，终于答应和她去了医院。入院检查后，医生诊断"精神分裂症"，给予口服氯丙嗪75 mg，于第3日增至100 mg，当晚患者嗜睡，第4日早呼之不应，呼吸微弱，血压90/60 mmHg，对光反射消失，压眶无反应，肢体瘫软。经过紧急抢救并停用氯丙嗪，改用喹硫平治疗3个月后出院。

　　请结合案例思考：

　　（1）请说一下你对精神分裂症的认识。上述案例中你受到什么启发？

　　（2）谈一谈你对医生给予氯丙嗪治疗过程的理解和认识。

实验二十三　地西泮的抗惊厥作用

【实验目的】

掌握地西泮的抗惊厥作用；学习动物惊厥模型的制备方法。

【实验原理】

地西泮是苯二氮䓬类主要代表药，为中枢神经系统抑制药。该药通过增强GABA介导的Cl^-通道开放频率而增加Cl^-内流，引起细胞膜超极化，这与巴比妥类药物增加Cl^-通道的开放时间不同。简言之，地西泮通过增强GABA能神经的抑制功能，提高惊厥发生阈，从而限制异常放电。

【实验对象】

KM小鼠。

【实验器材和药品】

5 g/L地西泮溶液、25 g/L尼可刹米溶液、生理盐水、鼠笼、托盘天平、注射器（1 mL）、针头。

【实验方法和步骤】

（1）取小鼠2只，分别称重标记。

（2）将1只小鼠腹腔注射地西泮溶液0.5 mg/10 g（0.1 mL/10 g），另1只小鼠腹腔注射生理盐水（0.1 mL/10 g）作为对照。

（3）10 min后两只小鼠均皮下注射尼可刹米溶液5～7.5 mg/10 g（0.2～0.3 mL/10 g），观察两只小鼠有无兴奋、惊厥和死亡发生（以后脚伸直为惊厥指标），如表5-7所示。

表5-7　地西泮的抗惊厥作用实验结果

药物	注射中毒量尼可刹米后反应		
	兴奋	惊厥	死亡
地西泮溶液			
生理盐水			

【注意事项】

由于动物的个体差异，对出现惊厥较迟的小鼠给予轻微的刺激可加速出现，但须保持刺激强度相同。

【思考题】

简述地西泮的主要用途及抗惊厥机制。

【知识拓展】

随着生活节奏的逐步加快，工作、生活压力的增加，患有失眠、焦虑等疾病的人越来越多。同时，随着医学的进步，各种类型的镇静催眠药飞速发展，层出不穷。镇静催眠药按化学结构主要分为苯二氮䓬类镇静催眠药和非苯二氮䓬类镇静催眠药。苯二氮䓬类镇静催眠药的代表药主要是地西泮。

地西泮毒性较小，不良反应较少，常见的是恶心、呕吐、头昏、记忆力下降等。大剂量服用可以导致呼吸抑制、共济失调。长期服用可以产生依赖性和成瘾性。

请结合知识拓展思考：

（1）利用所学知识谈一下你对镇静催眠药物合理应用原则的认识。临床常用代表药物有哪些？

（2）谈一谈你对长期用药造成依赖性和成瘾性的认识。

实验二十四　炎症模型及药物的抗炎效果

【实验目的】

观察糖皮质激素对血管通透性及炎症渗出的影响，学习炎症模型制备方法、足趾容积测量仪的使用。

【实验原理】

糖皮质激素（如地塞米松、氢化可的松）对各种原因（物理性、化学性、生物性、免疫性）所致的炎症都有强大的非特异性抑制作用。在急性炎症初期，通过增高血管紧张性、降低毛细血管通透性、抑制白细胞浸润及吞噬反应、减少各种炎症因子的释放等，减轻炎症的充血、渗出、水肿反应，缓解红、肿、热、痛等症状。机制可能与几个因素有关：①抑制前列腺素和白三烯类致炎物质的释放；②稳定溶酶体膜；③保护细胞间基质；④抑制肉芽组织增生。

蛋清作为一种异体蛋白，具有免疫原性，注射入大鼠体内，在短时间内引起组织的特异性免疫，即急性炎症反应，发生炎症的部位明显肿胀，周长及体积增大。本实验通过测定大鼠踝关节的容积（或周长），判定肿胀程度，观察炎症的发生及糖皮质激素对蛋清致大鼠踝关节肿胀的抑制作用，验证糖皮质激素的抗炎作用。

二甲苯为致炎物质，将之滴于小鼠耳部，能引起局部组织损伤，促进组胺、缓激肽等致炎物质的释放，造成耳部出现炎性反应，由于毛细血管通透性增加，致使小鼠耳部增厚，耳郭变蓝。本实验通过比较两小鼠耳郭变蓝程度，说明糖皮质激素的抗炎作用。

【实验对象】

大鼠、小鼠。

【实验器材和药品】

注射器（1 mL）、鼠笼、电子天平、足趾容积测量仪、大鼠固定器、0.5%地塞米松注射液、生理盐水、新鲜蛋清、0.5%氢化可的松注射液、1%亚甲蓝溶液、二甲苯。

【实验方法和步骤】

1.地塞米松对蛋清致大鼠踝关节肿胀的影响——后足容积法（或周长法）

（1）取大鼠2只，称体重，分别测量左右踝关节的容积并记录于表内。

（2）给甲鼠腹腔注射地塞米松注射液2.5 mg/kg（0.5 mL/kg），给乙鼠注射相应容量的生理盐水。

（3）半小时后，分别于两鼠的左踝关节附近注射新鲜蛋清 0.1 mL，此后每10 min测量两鼠的左右踝关节的容积，记录在表5-8内，共测6次。

表5-8 地塞米松对蛋清致大鼠踝关节肿胀的影响

动物	体重/g	药物		正常	踝关节容量/mL					
					10 min	20 min	30 min	40 min	50 min	60 min
甲		5%地塞米松注射液 2.5 mg/kg	鸡蛋清 0.1 mL	左						
				右						
乙		生理盐水	鸡蛋清 0.1 mL	左						
				右						

2.氢化可的松对二甲苯致小鼠耳肿胀的影响

（1）取小鼠2只，称重，标记。

（2）甲鼠背部皮下注射0.5%氢化可的松注射液0.1 mL/10 g；乙鼠背部皮下注射生理盐水0.1 mL/10 g，10 min后分别给两鼠腹腔注射1%亚甲蓝溶液0.15 mL/10 g。

（3）再过10 min后分别在两只小鼠耳朵上滴2滴二甲苯，观察两鼠耳郭的颜色有何变化，并记录在表5-9内。

表5-9 氢化可的松对二甲苯致小鼠耳肿胀的影响

鼠号	体重/g	药物及剂量	10 min后	20 min后	耳郭颜色
甲		皮下注射0.5%氢化可的松注射液（0.1 mL/10 g）	腹腔注射1%亚甲蓝溶液（0.15 mL/10 g）	给小鼠耳朵滴2滴二甲苯	
乙		皮下注射生理盐水（0.1 mL/10 g）	腹腔注射1%亚甲蓝溶液（0.15 mL/10 g）	给小鼠耳朵滴2滴二甲苯	

【注意事项】

足趾容积测量仪使用方法：将仪器里配带的大鼠踝关节夹，夹在大鼠的踝关节处（位置要准确）。将脚踏开关插头处引出的细信号线连接到关节夹上。测量时，鼠足下行，关节夹上的探针触及水面时将自动记录大鼠足趾入水的体积。当仪器未校零、探针触及水面时，显示屏显示"Err"并有音响提示。

（1）使用时应避免人体接触探针，人体接触探针有时会引起仪器误计。

（2）鼠足下行进速度要放慢，听到提示音时慢慢提出。

（3）每次关节夹夹关节的位置要一致，如连续测试时可不取下夹子但大鼠必须在固定器中固定。

（4）关节夹应避免浸湿，否则影响使用。

（5）连接线较软、较细，使用中应避免强拉硬拽。不用时应卷起盘好，关节夹使用完后要妥善保管，避免丢失和损坏。

（6）二甲苯滴加的量应一致。

【思考题】

（1）根据实验结果说明地塞米松的抗炎机制。

（2）糖皮质激素的药理作用。

【案例拓展】

　　李大妈年轻时身材苗条。由于患有支气管哮喘用泼尼松治疗多年，用量为10～15 mg，每日2～4次。用药后，李大妈的支气管哮喘就很少发作，但身体却不断发胖，现在体重已经超过110 kg了。除了满月圆脸，背部和腹部的脂肪也很多，上唇毛发也变得粗厚，腹、臀及大腿还有很多紫纹，血压也逐渐升高，现在已经有165/115 mmHg。一个月前，李大妈因哮喘轻微发作，就自行将泼尼松加量到40 mg，有时还加服5 mg，哮喘没再发作。前几天，李大妈感觉精神状态很不好，自己测了一下血压和血糖，都很高，因害怕是药吃多了引起的，就擅自停用了泼尼松。当晚李大妈就感觉更难受了，恶心、呕吐、心慌、发热并逐渐意识模糊，被家人送入医院。入院诊断为肾上腺危象，白色念珠菌性败血症。医生下了病危通知，并立即组织抢救。几天后，病情终于稳定下来准备出院了。出院前，管床孙医生花了2 h耐心地给李大妈和家属讲解了使用糖皮质激素的作用和不良反应，特别是滥用糖皮质激素等药物的危害和突然停药的危险等知识，并留下了联系方式以方便随时咨询，确保以后李大妈用药的安全。

　　分析此病例中糖皮质激素使用对患者带来的影响？讨论临床中如何正确使用糖皮质激素？

实验二十五　链霉素的毒性反应及氯化钙的拮抗作用

【实验目的】

掌握链霉素的毒性反应及氯化钙的拮抗作用，熟悉家兔肌内注射及耳缘静脉注射，了解药物的配制过程。

【实验原理】

大剂量的链霉素与神经末梢突触前膜钙结合部位结合，抑制神经末梢ACh释放，造成神经肌肉接头处传递阻断，导致急性肌肉麻痹。钙剂和新斯的明可拮抗此反应。

【实验对象】

家兔。

【实验器材和药品】

硫酸链霉素、5%氯化钙溶液、生理盐水、注射器（5 mL）、婴儿秤、干棉球、酒精棉球。

【实验方法和步骤】

（1）取家兔1只，称重，观察正常活动、呼吸、肌张力等情况。

（2）肌内注射硫酸链霉素溶液（用3 mL生理盐水稀释），按1.8 mL/kg给药。

（3）待毒性症状明显后（肌震颤、四肢无力、呼吸困难、发绀等），立即耳缘静脉注射5%氯化钙溶液2.5 mL/kg，并观察家兔的活动、呼吸和肌张力情况，如表5-10所示。

表5-10　家兔给药前后表现

药物	动物给药前后表现	
	给药前	给药后
硫酸链霉素溶液		
5%氯化钙溶液		

【注意事项】

（1）肌内注射链霉素毒性反应，一般用药后 20～30 min 才出现，并逐渐加重。

（2）静脉滴注氯化钙效果最好。如静脉滴注有困难，可肌内注射或腹腔注射。

【思考题】

（1）简述链霉素的不良反应有哪些？

（2）钙剂可防治链霉素的哪些毒性反应？

【知识拓展】

　　结核病是对人类危害较大的传染病之一，即使是进入20世纪之后，仍有大约1亿人死于肺结核。人们曾经尝试过各种治疗肺结核的方法，但是没有一种是真正有效的，在发现链霉素之前，患上结核病就意味着被判了死刑。1943年10月19日，艾伯特·沙茨在一个卡在了一只鸡喉咙里的土块上，分离出了灰色链霉菌，它不但能杀死葡萄球菌，而且对革兰阴性菌也有很强的杀伤力。他的导师美国罗格斯大学教授赛尔曼·瓦克斯曼将这种链霉菌分泌的抗生素命名为链霉素，并开始了对链霉素的研究。瓦克斯曼尝试将它用于治疗结核病患者，证实了链霉素对肺结核的治疗效果，开创了人类战胜结核病的新纪元。瓦克斯曼也因链霉素的发现和应用获得1952年诺贝尔生理学或医学奖。沙茨和瓦克斯曼对诺贝尔奖之争还成为科学史上的一桩著名的公案。现在，链霉素因具有较强的耳毒性、肾毒性、神经肌肉阻滞等不良反应而较少用于一般的临床抗感染治疗，但仍然作为一线药物与异烟肼、利福平等一起活跃在抗结核病的战场上。

　　通过链霉素发现的趣事，请同学们讨论科学发现中的偶然性和必然性的关系。

实验二十六　青霉素G钾和青霉素G钠快速静脉滴注的毒性比较

【实验目的】

观察并比较快速静脉注射青霉素 G 钾和青霉素 G 钠对小鼠的毒性。

【实验原理】

青霉素毒性很低，但一次静脉注射大剂量青霉素 G 钾可以致动物死亡。原因是在 100 万U青霉素 G 钾中含 K^+65 mg，若快速静脉注射可致高钾血症（正常人血钾浓度为 3.5～5.5 mmol/L）。而100 万 U 青霉素 G 钠中含Na^+ 39 mg，对机体无明显影响。

【实验对象】

KM小鼠。

【实验器材和药品】

托盘天平、鼠笼、注射器（0.25 mL）、培养皿、酒精棉球、小鼠固定器、10 万 U/mL 青霉素 G 钾溶液、10 万 U/mL 青霉素 G 钠溶液。

【实验方法和步骤】

（1）取小鼠 2 只，称重标记。

（2）用小鼠固定器将小鼠固定，用酒精棉球涂擦尾部使血管充分扩张后，分别快速静脉注射药物。甲鼠静脉注射青霉素 G 钾 （0.1 mL/10 g），乙鼠静脉注射青霉素 G 钠 （0.1 mL/10 g），观察用药后各组小鼠的反应情况。

（3）统计小鼠死亡情况，综合各组的结果，用直接概率法计算精确概率。

【思考题】

青霉素 G 钠和青霉素 G 钾快速静脉注射的作用为什么不同？临床应用时要注意什么？

【知识拓展】

青霉素的发现者是英国细菌学家弗莱明。他于1881年生于苏格兰，在圣玛利医学院毕业后留在细菌学实验室工作。1928年，弗莱明在培养葡萄球菌的平板培养皿中发现，在污染的青霉菌周围没有葡萄球菌生长，形成一个无菌圈，后来，人们称这种现象为抑菌圈。他认为这是由于青霉菌分泌一种能够杀死葡萄球菌或阻止葡萄球菌生长的物质所致，并把这种物质称为青霉素。但是，弗莱明的这一重要发现在当时并没有引起人们的重视，直到1940年，英国的病理学家佛罗理和德国的生物化学家钱恩通过大量实验证明青霉素可以治疗细菌感染，并建立了从青霉菌培养液中提取青霉素的方法。青霉素是抗生素始祖。它的发现使人类与疾病的斗争进入了一个全新的时代，我们从此有了对抗细菌较为有效的工具，为增进人类的健康做出了巨大贡献。因此，他们三人共同获得了1945年的诺贝尔生理学或医学奖。

通过青霉素发现的故事，弗莱明认真细心、善于发现的科研精神能给同学们什么样的启示呢？我们又该如何合理使用抗生素呢？

实验二十七　胰岛素的降血糖作用、过量反应及其解救

【实验目的】

掌握胰岛素的低血糖反应及葡萄糖的解救效果，熟悉低血糖模型制备方法，了解实验对照原则。

【实验原理】

胰岛素是由胰岛B细胞分泌的主要激素，能促进肝糖原和肌糖原的合成，并通过促进组织对葡萄糖的氧化利用，减少葡萄糖的生成而降低血糖；脑组织的糖原储存量极少，必须不断从血中摄取葡萄糖，以供给脑细胞活动所需的能量。因此，脑组织对血糖浓度的变化极为敏感，如胰岛素过量致血糖过低时，可使脑组织因能量供给不足而导致脑功能失常，严重时出现惊厥甚至昏迷。

【实验对象】

KM小鼠。

【实验器材和药品】

25%葡萄糖注射液、恒温水浴锅、有孔玻板、大烧杯（1000 mL）、血糖仪、血糖测定试纸、注射器（1 mL）、胰岛素注射液。

【实验方法和步骤】

1.空腹血糖测定　取小鼠3只（禁食不禁水），称重标记（1、2、3号）。分别从鼠远端断尾，取血适量，涂于血糖测定试纸上，测定实验前各小鼠血糖浓度。

2.低血糖模型制备及低血糖反应观察　2、3号小鼠腹腔注射胰岛素8～10 U/10 g，1号小鼠腹腔注射等容量生理盐水作对照；后将3只小鼠装入烧杯并放入38 ℃左右的恒温水浴锅中，观察小鼠出现的低血糖惊厥反应，待中毒表现明显时（2、3号），取出3只小鼠，断尾取血，分别测定各小鼠此时的血糖水平，并与实验前结果进行比较。

3.低血糖解救　对惊厥状态2号小鼠立即腹腔注射25%葡萄糖注射液0.5～1.0 mL，而1、3号小鼠则注射等容量生理盐水，观察小鼠行为有何变化，并再次断尾测定其血糖水平。

【注意事项】

（1）所用小鼠需禁食不禁水24 h，否则低血糖反应出现延迟。

（2）室温最好保持在20 ℃左右。

（3）实验中注意水温相对恒定，应保持在37～38 ℃。若水温过高，小鼠足趾因不能忍受热刺激疼痛而上跳，难以观察；若水温过低，低血糖反应出现延缓甚至不出现。

（4）断尾应从远端开始，渐进近端。

【思考题】

（1）实验中给小鼠注射过量胰岛素后，可引起什么反应？为什么？

（2）如何防治胰岛素的过量反应？

【案例拓展】

一日上午，某小区内传来了一声惊喊。在楼下聊天的小区居民听到呼喊后急忙上楼查看，发现2楼住户男主人昏迷在地，呼之不应。慌乱中有人拨打120急救电话送至医院急诊，诊断为"低血糖昏迷"，经抢救后恢复正常。据女主人透露，男主人糖尿病史已有8年，一直服用瑞格列奈控制血糖，平时并未系统监测血糖，1个月前家中新换血糖仪，开始经常测量血糖，结果发现近1个月来血糖控制不好，便自行胰岛素皮下注射，但从未出现今天这种情况。

请结合案例思考：

（1）糖尿病在世界范围内高发，如何预防糖尿病的发生？

（2）作为一名医学生，在未来职业生涯中应该如何指导患者正确用药？

实验二十八　有机磷农药中毒及其解救

【实验目的】

观察有机磷农药中毒症状及用阿托品（Atropine）和碘解磷定（PAM）解救的效果，了解家兔灌胃方法。

【实验原理】

有机磷农药（有机磷酸酯类）为持久性抗胆碱酯酶药，主要用作农业杀虫剂。进入体内后能抑制胆碱酯酶活性，造成 ACh 在体内大量堆积而产生一系列中毒症状（包括 M 样、N 样及 CNS 症状）。阿托品为 M 受体阻断药，能迅速解除 M 样症状及部分中枢症状。碘解磷定为胆碱酯酶复活药，可恢复胆碱酯酶水解 ACh 的活性，并可直接与游离的有机磷农药结合成无毒的物质，从尿排出，从而解除有机磷酸酯类中毒症状。

【实验对象】

家兔，雌雄不限。

【实验器材和药品】

5%敌百虫溶液、2.5%碘解磷定溶液、0.2%阿托品溶液、家兔开口器 、胃管 、注射器（1 mL、5 mL、20 mL ）、针头、烧杯（250 mL ）、婴儿秤 、瞳孔测量尺、滤纸。

【实验方法和步骤】

（1）取家兔（禁食 24 h ），称重。观察和记录家兔的正常活动情况：呼吸、瞳孔、唾液、肌震颤、肌张力、大小便。

（2）5%敌百虫溶液500 mg/kg（ 10 mL/kg ）给家兔灌胃，观察并记录上述指标的变化，及时发现中毒症状。

（3）待一系列症状出现后，尤其是瞳孔明显缩小时，立即耳缘静脉注射 0.2%阿托品溶液2 mg/kg（ 1 mL/kg ），观察中毒症状缓解情况，5 min 后在耳缘静脉注射 2.5%碘解磷定溶液

50 mg/kg（2 mL/kg），观察中毒症状消除情况，填写表5-11。

表5-11　给药前后家兔的变化

	呼吸	瞳孔	唾液	肌震颤	肌张力	大小便
正常						
5%敌百虫溶液						
0.2%阿托品溶液						
2.5%碘解磷定溶液						

【注意事项】

（1）敌百虫可以从皮肤吸收。手接触后应立即用自来水冲洗，且勿用肥皂，因敌百虫在碱性环境中可转变为毒性更大的敌敌畏。

（2）灌胃时勿将胃管插入气管（若插在气管中，其外露部分置于水中有气泡，或动物有呛咳、发绀），应确证胃管在胃中时再给予敌百虫。

（3）灌胃完毕后，应注入空气使导管内药物全部注入胃中，然后先抽出胃管，再取下开口器，以防家兔咬断胃管。

（4）实验完毕时，在耳缘静脉注射一次碘解磷定 2.5 mg/kg。

【思考题】

（1）根据所学理论知识，分析实验中观察到有机磷中毒的症状。

（2）阿托品和碘解磷定为什么能解救有机磷农药中毒？

（3）能否以血压的改变来判断中毒的程度？为什么？

（4）有机磷中毒症状中，分别哪些是 M 样、N 样症状？

（5）阿托品、碘解磷定分别能缓解什么症状？

【案例拓展】

据报道，某日下午，14岁女孩小念误服农药，生命垂危。小念爸爸在农地除草，完工后，瓶子里剩了些农药，没舍得扔，找了个空冰红茶瓶子装了进去。万万没想到小念半夜口渴起来找水喝，看到爸爸装农药的瓶子，误以为是冰红茶，喝了下去。不幸之中的万幸是小念喝下农药之后感觉味道不对，叫醒了爸爸，没多久小念就昏迷了，喊也喊不醒。爸爸见状，把小念紧急送到医院抢救。到达医院时小念出现了脑水肿，肾脏损伤，不能正常排便，以及意识模糊、口腔黏膜腐蚀、呼吸困难等症状。入院后给予了对因及对症支持处理，进行了气管插管术。随着有机磷酸酯类农药长期、广泛的应用，由其引起的急慢性中毒事件也逐年增多，成为目前临床毒性事件和意外死亡的主要病种之一。

请结合案例思考：

（1）分型制定有机磷酸酯类农药中毒的救治方案。

（2）医学生如何树立服务健康事业的准职业精神？

实验二十九　离体子宫平滑肌的生理特性及药物作用的影响

【实验目的】

掌握缩宫素、益母草及低钙溶液对大鼠离体子宫的作用；熟悉离体标本的制备方法。

【实验原理】

子宫的收缩性是由肌细胞内的游离 Ca^{2+} 浓度决定的。低钙溶液可明显减弱子宫平滑肌的作用；而缩宫素对子宫平滑肌有兴奋作用。小剂量可使子宫产生节律性收缩，大剂量则引起子宫强直性收缩。本实验是在不受机体神经、体液等因素的影响下，使缩宫素等直接与离体子宫平滑肌接触，以观察药物对子宫平滑肌的作用并分析可能机制。

【实验对象】

大鼠，雌性未孕。

【实验器材和药品】

恒温平滑肌槽、手术器械（玻璃分针、组织剪、眼科剪、镊子等）、烧杯（100 mL）、注射器（1 mL）、培养皿、电子天平、10 U/mL缩宫素、0.1%己烯雌酚溶液、低钙戴克隆氏液、戴克隆氏液、益母草针剂。

【实验方法和步骤】

1.预处理动物　实验前24 h给大鼠肌内注射0.1%己烯雌酚溶液0.2 mL/100 g（0.2 mg/100 g），使动物处于动情前期或动情期，以增强子宫平滑肌对缩宫素的敏感性。

2.制备标本　取大鼠 1 只，猛击头部致死，迅速剖开腹腔，找到子宫（呈"V"字形）。轻轻剥离子宫，剪下 2 cm 子宫平滑肌的小段，用线结扎两端，置于 4 ℃戴克隆氏液中，备用。

3.悬挂标本　取 2 cm 子宫平滑肌标本固定于恒温平滑肌槽浴管内加入戴克隆氏液 30 mL，水浴温度严格控制在（38 ± 0.5）℃，通有95%O_2 + 5%CO_2的混合气体。

4.描记曲线　稳定 15～30 min，直至出现规律收缩（基线稳定时），描记子宫平滑肌正常收缩曲线。

5.给药方法　按表所示缩宫素、益母草剂量及顺序、低钙戴克隆氏液等，依次给予不同浓度的缩宫素、益母草，直至子宫平滑肌出现强直性收缩，观察记录子宫平滑肌的收缩曲线变化、舒张强度、收缩强度和收缩频率，计算收缩幅度和子宫活力，并以缩宫素等终浓度为横坐标，以子宫收缩幅度或活力为纵坐标，绘制量效曲线，并进行对比，填写表5–12、表5–13。

以下是指标说明。

舒张强度：每次舒张的最低点；

收缩强度：每次收缩的最高点；

收缩频率：每分钟收缩次数；

收缩幅度：收缩强度–舒张强度；

子宫活力：收缩幅度×频率。

表5-12　不同浓度的缩宫素对子宫收缩的影响

缩宫素药物浓度	用量/mL	浴管内药浓度	收缩强度/g	舒张强度/g	收缩幅度/g	收缩频率/（次/分）	子宫活力/（克·次/分）
0	0	0					
1×10^{-3}	0.3	1×10^{-5}					
1×10^{-2}	0.3	1×10^{-4}					
1×10^{-1}	0.3	1×10^{-3}					
1×10^{0}	0.3	1×10^{-2}					
1×10^{1}	0.3	1×10^{-1}					

表5-13　不同浓度的益母草对子宫收缩的影响

益母草药物浓度	用量/mL	浴管内药浓度	收缩强度/g	舒张强度/g	收缩幅度/g	收缩频率/（次/分）	子宫活力/（克·次/分）
0	0	0					
1×10^{-4}	0.3	1×10^{-6}					
1×10^{-3}	0.3	1×10^{-5}					
1×10^{-2}	0.3	1×10^{-4}					
1×10^{-1}	0.3	1×10^{-3}					
1×10^{0}	0.3	1×10^{-2}					

【注意事项】

（1）实验动物要求必须为雌性。

（2）严格控制水浴温度。

【思考题】

（1）简述缩宫素对大鼠子宫平滑肌的作用机制及特点。

（2）简述缩宫素、益母草的临床应用及注意事项。

【知识拓展】

　　你住过的房子有多大？人类在出生之前，在妈妈的肚子里，每一周的居住空间差不多是一样的。子宫，就是母亲给宝贝设置的宫殿。子宫是女性重要的生殖器官之一，担负着孕育的重要使命。子宫的位置在骨盆中央，正常成年女性的子宫在未受孕时，大小与形状都像一个倒置的"梨"，位于膀胱和直肠之间，在妊娠时期会逐渐增大成为一座"宫殿"。

　　请结合案例思考：

　　（1）请查阅文献，谈一谈哪些因素和化合物可以调节、影响子宫平滑肌运动，从而间接影响其大小？筛选目标药物，设计实验，观测评价药物对离体子宫平滑肌的作用，得出科学结论。

　　（2）你是如何理解母爱的伟大的？

实验三十　尿生成的调节及肺水肿的治疗

【实验目的】

（1）学习记录尿量的方法，观察神经体液因素对尿生成的影响。

（2）复制实验性肺水肿的动物模型。

（3）观察肺水肿的表现并探讨其发病机理。

（4）观察山莨菪碱和呋塞米的治疗作用。

【实验原理】

尿的生成包括肾小球的滤过、肾小管和集合管的重吸收、分泌和排泄等过程。肾小球的滤过作用受滤过膜的通透性、肾小球有效滤过压和肾小球血浆流量等因素的影响。肾小管和集合管的重吸收受小管液溶质浓度和血液中血管升压素及肾素-血管紧张素-醛固酮系统等因素的影响。凡能影响上述各种因素者，均可影响尿的生成。

肺水肿的发生主要与血管内外液体交换障碍有关。本实验通过给动物大量输液使循环血量增加，输注肾上腺素导致体循环外周血管强烈收缩，使血液由体循环急速转移到肺循环，导致肺毛细血管流体静压突然升高而发生压力性肺水肿。此外，大量输入生理盐水引起的血浆胶体渗透压降低，肺循环血量增加使血管被动扩张，微血管内皮细胞间隙增大引起的微血管壁通透性增加，也是导致肺水肿的因素。

【实验对象】

家兔。

【实验器材和药品】

兔手术台、哺乳类动物手术器械、刺激输出线、动脉夹、试管架、试管、三通、输尿管插管、输液装置、记滴器、保护电极、注射器（2 mL、20 mL）、20%氨基甲酸乙酯溶液、生理盐水、0.01%肾上腺素溶液、呋塞米、山莨菪碱、垂体后叶素、25%葡萄糖溶液。

【实验方法和步骤】

（1）取家兔2只，称重，20%氨基甲酸乙酯溶液 5 mL/kg经耳缘静脉注射后麻醉，固定在兔手术台上，用听诊器听肺呼吸音。

（2）沿家兔颈部正中切开皮肤，分离皮下组织，插入气管插管。

（3）分离出颈部迷走神经，穿线备用。

（4）于家兔颈部皮下、胸锁乳突肌外缘找到颈外静脉，仔细分离2~3 cm长，穿两根线备用，用三通将静脉导管与静脉输液装置连接，并注意排出管道内气体。插管前先用动脉夹夹闭静脉近心端，待静脉充盈后再结扎远心端。用眼科剪在静脉上靠远心端结扎线处呈45° 剪一小口，插入导管并结扎（导管插入2~3 cm）。打开静脉输液装置的螺旋夹，以5~10滴/分的速度缓慢输入生理盐水。

（5）切开胸骨下端剑突部位的皮肤，沿腹白线向下切开 2 cm 左右，打开腹腔。暴露出剑突软骨和剑突骨柄，辨认剑突内侧面附着的两块膈小肌，仔细分离剑突与膈小肌之间的组织并剪断剑突骨柄（注意压迫止血），使剑突完全游离。此时，可观察到剑突软骨完全跟随膈肌收缩而上下自由移动；此时，用弯针钩住剑突软骨，使游离的膈小肌和张力换能器相连接，信号经第 1 通道输入计算机，由计算机描记呼吸运动曲线。

（6）在耻骨联合上方，沿正中线做4 cm 的皮肤切口，沿腹白线剪开腹壁及腹膜（注意勿伤及腹腔脏器），找到膀胱翻出体外，在膀胱底部辨认出左、右侧输尿管，钝性剥离、穿线，在靠近膀胱处将输尿管结扎，此时输尿管将由于尿液不能顺利流到膀胱而充盈，用眼科剪剪一斜口，将塑料管插进输尿管，用线结扎固定。插管的另一端接至记滴器，记滴器进入2通道。

（7）打开生物信号记录分析系统。输入信号的选择："信号输入"→通道 1 选"张力"，通道 2 选"计数"。刺激设置：连续单刺激、强度 3 V、波宽 1 ms、波间隔 10 ms。

（8）尿生成影响因素观察项目

①记录基础尿量。

②电刺激迷走神经5～10 s，观察尿量的变化。

③静脉注射25%葡萄糖溶液5 mL，观察尿量的变化，注射前和注射后分别做尿糖定性实验。

④在输液装置三通处缓慢推注5 U垂体后叶素后，缓慢滴注，观察尿量的变化。

（9）肺水肿及治疗药物引起的尿量变化

①快速输入 37 ℃生理盐水（输入总量 100 mL/kg，120～150 滴/分），记录尿量，并用听诊器听呼吸音。输液快结束时，迅速静脉推注 0.01%肾上腺素溶液（0.35 mg/kg），观察气管插管内是否有粉红色泡沫状液体流出，并用听诊器听肺部有无湿性啰音出现，记录呼吸和尿量。

②实验分组治疗：分组用山莨菪碱和呋塞米给予治疗，记录呼吸和尿量，并用听诊器听肺呼吸音。

③肺水肿标本观察、肺系数测定。实验结束即夹住气管，处死动物，打开胸腔，用线在气管分叉处结扎，防止肺水肿液流出。在结扎处以上切断气管，小心将心脏及其血管分离（勿损伤肺），把肺取出，用滤纸吸去肺表面的水分后称肺重量，计算肺系数，然后肉眼观察肺大体改变。切开肺，观察切面的改变，是否有液体溢出（注意其量、性质、颜色）。

肺系数计算公式：肺系数=肺重量（g）/ 体重（kg），正常兔肺系数为4～5。

【注意事项】

（1）实验前给家兔多喂青菜或灌水40～50 mL，以增加基础尿量。

（2）手术轻柔，不要过度牵拉输尿管。

（3）插输尿管插管时，注意不要插入夹层，避免损伤组织造成出血。插管不要扭曲。

（4）每项实验观察都应有对照数据和记录，原则上是前一项观察项目的尿量变化恢复正常后再观察后一项。

（5）忌用实验前已有明显肺部异常征象（啰音、喘息、气促等）的动物，否则影响结果的可靠性。

（6）剖取肺脏时，操作要小心，防止肺表面损伤引起水肿液外流，影响肺系数的准确性。

（7）应控制输液速度，不要太快，以120～150滴/分为宜。

【思考题】

（1）肾上腺素在肺水肿发生中的作用。

（2）呋塞米和山莨菪碱对肺水肿的治疗机制是什么？对尿量有何影响？

（3）一次饮用大量清水和静脉快速滴注大量生理盐水时，尿量变化有何异同？其作用机制如何？

（4）讨论肺水肿的治疗机制。

【知识拓展】

呋塞米（速尿）的作用机制

呋塞米又称速尿，是一种强效利尿药物，药理作用是加速水和电解质排泄和扩张血管。呋塞米主要作用于肾脏，可以使肾小管浓缩功能下降，从而减少对于水、钠等的吸收，促进水、钠、钾、钙、镁等一系列物质的排出，能增加排泄速度，从而起到利尿的作用。

呋塞米可以扩张肾血管，同样能抑制前列腺素分解酶的活性分泌，使肾血流量增加。另外，呋塞米还可以扩张肺部容量静脉，使回心血流量减少，可以帮助治疗急性左心衰所致的急性肺水肿。

呋塞米主要用于治疗心性水肿、肾性水肿、肝硬化腹水等周围性水肿疾病，当肾脏内有结石，也可以通过这种药物来促进尿液排出，促进结石排出。呋塞米的利尿作用比较迅速而且强大，所以在使用过程中要遵医嘱用量，长期使用时注意监测血钾，必要时补钾治疗。

实验三十一　处方审核与处方分析

【实验目的】

熟悉药物处方的一般规则和注意事项。了解药物处方的结构和内容。了解处方调配流程。利用所学理论知识分析处方合理性。

【实验原理】

处方是医生根据患者的病情需要开具给药房要求配方和发药的药单，也是患者取药的凭证。它直接关系到患者的医疗效果和健康。处方还具有法律意义，一旦出现用药差错事故时，处方可作为法律凭证，追究责任。

《中华人民共和国药品管理法》第六章第七十三条：依法经过资格认定的药师或其他药学技术人员调配处方，应当进行核对，对处方所列药品不得擅自更改或者代用。对有配伍禁忌或者超剂量的处方，应当拒绝调配；必要时，经处方医师更正或者重新签字，方可调配。这一规定明确了医疗机构药师调配、审核处方的职责。

《处方管理办法》第五章第三十一条（2007年）明确了处方调剂人员资格和职责以及操作规范：具有药师以上专业技术职务任职资格的人员负责处方审核、评估、核对、发药以及安全用药指导；药士从事处方调配工作。

药师应当按照操作规程调剂处方药品，认真审核处方、准确调配药品，正确书写药袋或粘贴标签，注明患者姓名和药品名称、用法用量、包装；调剂处方时必须做到"四查十对"：

查处方：对科别、姓名、年龄；

查药品：对药名、规格、数量、标签；

查配伍禁忌：对药品性状、用法用量；

查用药合理性：对临床诊断。

一、处方的内容及结构

现行（简化）处方内容应包括前记、正文、后记3个部分。

（1）处方前记：包括医院名称、门诊或住院病历号、处方编号、科别，以及患者姓名、性别、年龄和开写处方的日期。

（2）处方正文：包括处方头Rp（请取）、药物制剂、药物名称、规格及数量、用药方法、次数、每次的剂量等。

（3）处方后记：包括医生签字、调剂人签字、核对发药人签字、药价。

二、处方颜色

（1）普通处方的印刷用纸为白色。

（2）急诊处方的印刷用纸为淡黄色，右上角标注"急诊"。

（3）儿科处方的印刷用纸为淡绿色，右上角标注"儿科"。

（4）麻醉药品和第一类精神药品处方的印刷用纸为淡红色，右上角标注"麻、精一"。

（5）第二类精神药品处方的印刷用纸为白色，右上角标注"精二"。

三、常用处方基本格式

（1）常用处方基本格式

剂型：药名、药物浓度、剂量。

用法：一次用量、给药次数、给药途径、备注（时间、皮试等）。

（2）处方示例

处方示例如图5-2所示。

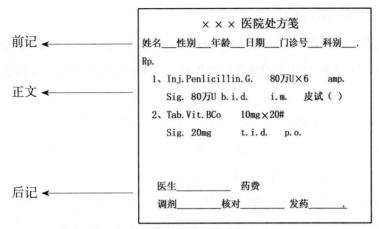

图5-2 处方示例

（3）处方中常用的拉丁文缩写

处方中常用的拉丁文缩写如表5-14所示。

表5-14 处方常用拉丁文缩写词

缩写词	中文	缩写词	中文	缩写词	中文
Rp./R.	请取	q.d.	每日1次	Co.	复方的
aa.	各	b.i.d	每日2次	Sig./S.	用法
ad.	至	t.i.d.	每日3次	amp.	安瓿
a.m.	上午	q.i.d.	每日4次	Inj.	注射剂
p.m.	下午	q.h.	每小时	Liq.	溶液
ac.	饭前	q.6h.	每6小时一次	Mist.	合剂
p.c.	饭后	q.2d.	每2天一次	Lot.	洗剂
p.o.	口服	pr.dos.	顿服，一次量	Tab.	片剂
i.h.	皮下注射	p.r.n.	必要时	Caps.	胶囊剂
i.m.	肌内注射	s.o.s.	需要时	Syr.	糖浆剂
i.v.	静脉注射	stat!	立即	Pil.	丸剂
i.v.g	静脉滴注	cito!	急速地	Ung.	软膏剂
h.s.	睡时	lent.	缓慢地	Ocul.	眼膏剂
q.n.	每晚	M.D.S.	混合	Aq.dest.	蒸馏水

四、处方保存

普通处方、急诊处方、儿科处方——1年；

毒性药品、第二类精神药品处方——2年；

麻醉药品、第一类精神药品处方——3年。

五、处方的一般规则及注意事项

（1）处方必须在专用的处方笺上用钢笔书写，要求字迹清晰、剂量准确、不得涂改，如有涂改，必须有医生在涂改处的签字。

（2）处方中每一药名占一行，剂型在药名前面，制剂规格和数量写在药名后面，用药方法写在药名下面。并且有按药物主次顺序标明的序号。制剂浓度通常采用百分比浓度表示。

（3）药物剂量一律用阿拉伯数字表示。但需在小数前加零（0.5）或在整数后加点添零（5.0），并采用《药典》规定的法定计量单位。凡固体或半固体药物以克（g）为单位；液体以毫升（mL）为单位。可省略"g"或"mL"字样，如10毫升（克）可写成10.0。若用其他计量单位如毫克（mg）、微克（μg）、单位（U）等，必须注明，如10毫克应写成10 mg。

（4）处方中每种药物的剂量一般不应超过《药典》规定的极量，如因病情需要超过极量时，必须有医生在所用剂量旁签字或加"！"号，以示对患者的安全负责。

（5）处方中药物总量，一般以3 d量为宜，7 d量为限。慢性病或特殊情况可适当增加。麻醉药品和毒性药品不得超过1 d量。麻醉药品一定使用淡红色处方，以示区别。

（6）危重患者急需用药时，使用的是急诊处方笺，若使用的是普通处方，在左上角有"急"或"cito"字样，以便优先执行。

六、处方审核

传统处方审核流程如图5-3所示。信息化时代的处方审核流程如图5-4所示。

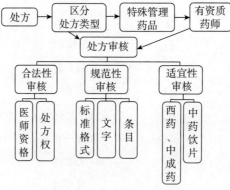

图5-3 传统处方审核流程

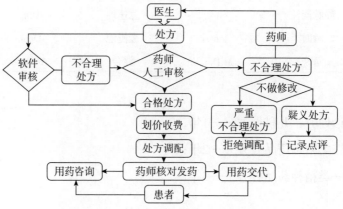

图5-4 信息化时代的处方审核流程

七、不合格处方

（一）不规范处方

（1）处方的前记、正文、后记内容缺项，书写不规范或者字迹难以辨认的；

（2）医师签名、签章不规范或者与签名、签章的留样不一致的；

（3）药师未对处方进行适宜性审核的；

（4）新生儿、婴幼儿处方未写明日龄、月龄的；

（5）西药、中成药与中药饮片未分别开具处方的；

（6）未使用药品规范名称开具处方的；

（7）药品的剂量、规格、数量、单位等书写不规范或不清楚的；

（8）用法、用量使用"遵医嘱""自用"等含糊不清字句的；

（9）处方修改未签名并注明修改日期，或药品超剂量使用未注明原因和再次签名的；

（10）开具处方未写临床诊断或临床诊断书写不全的；

（11）单张门急诊处方超过5种药品的；

（12）无特殊情况下，门诊处方超过7 d用量，急诊处方超过3 d用量，慢性病、老年病或特殊情况下需要适当延长处方用量未注明理由的；

（13）开具麻醉药品、精神药品、医疗用毒性药品、放射性药品等特殊管理药品处方未执行国家有关规定的；

（14）医师未按照抗菌药物临床应用管理规定开具抗菌药物处方的；

（15）中药饮片处方药物未按照"君、臣、佐、使"的顺序排列，或未按要求标注药物调剂、煎煮等特殊要求的。

（二）不适宜处方

（1）适应证不适宜的（说明书为依据，科室上报经批准的超说明书用药除外）；

（2）遴选的药品不适宜的；

（3）药品剂型或给药途径不适宜的；

（4）无正当理由不首选国家基本药物的；

（5）用法、用量不适宜的（说明书为依据）；

（6）联合用药不适宜的；

（7）重复给药的；

（8）有配伍禁忌或者不良相互作用的；

（9）其他用药不适宜情况的。

（三）超常处方

（1）无适应证用药，即无用药指征而开具处方使用药物的现象，实质是"滥用药物"；

（2）无正当理由开具高价药的；

（3）无正当理由超说明书用药的（科室上报经药事治疗与药物治疗管理委员会批准的药品

除外）；超说明书用药是指适应证、给药方法或剂量在国家药品监督管理局批准的药品说明书之外的用法；"无正当理由"可理解为缺乏最新的治疗指南推荐、缺乏相应的药物治疗学基础及循证医学证据等情况。

【案例分析】

（1）一位患有失眠症的患者，一医生开了以下处方，请分析该处方是否合理？为什么？

处方

苯巴比妥片　　　0.03×30片

用法　　　　　　一次0.06，一日2次

地西泮片　　　　2.5 mg×30片

用法　　　　　　一次5 mg，一日2次

（2）某男，46岁，采购员，常年在外出差，乘车出现严重呕吐，医生给予下列处方是否合理？为什么？

处方

氯丙嗪片　　　　25 mg×10片

用法　　　　　　一次25 mg，一日2次

（3）有一位胆绞痛患者，疼痛剧烈，医生开出下列止痛处方，请分析处方是否合理？为什么？

处方

盐酸吗啡注射液　　　　10 mg×1支

用法　　　　　　　　　一次10 mg，立即肌内注射

（4）医生给一位患中度高血压的患者开了下列处方，分析本处方是否合理？为什么？

处方

普萘洛尔片　　　10 mg×20

双肼屈嗪片　　　25 mg×30

氢氯噻嗪片　　　25 mg×30

用法　　　　　　一次各1片，一日3次

10%氯化钾溶液　200 mL

用法　　一次5 mL，一日2次

（5）分析以下处方（图5-5至图5-8）是否合理？为什么？

xxxx 医院处方笺　　　　**医保**

定点医疗机构编码：04110001

科别：心内科　　病历号_ 00001　　　　xxxx年xx月xx日

姓名	王XX	性别	女	年龄		

临床诊断：

抑郁症

帕金森病

过敏试验：

R:

氟西汀　20 mg*28 片/盒　　1 盒

用法：每日 1 次，每次 20 mg（1 片）

司来吉兰　5 mg*100 片/盒　　1 盒

用法：每日 2 次，每次 5 mg（1 片）

注射用头孢曲松钠 1 g

用法：1 g 每日 3 次静脉滴注

8210001
xxx

医师：xxx　　医师签名（盖章）：

金额：　　审核/调配签名（盖章）：XXX　　核对/发药签名（盖章）：XXX

图5-5　处方笺1

xxxx 医院处方笺　　　　**医保**

定点医疗机构编码：04110001

科别：心内科　　病历号_ 00001　　　　xxxx 年xx月xx日

姓名	王 XX	性别	女	年龄	76 岁	

临床诊断：

过敏试验：

R:

氨酚伪麻美芬片(日片)/氨麻美敏片Ⅱ(夜片)　12 片/盒　　2 盒

用法：每日 2 次，每次 1 片

美扑伪麻片　20 片/盒　2 盒

用法：每 6 小时 1 片

医师：xxx　　医师签名（盖章）：

8210001
xxx

金额：300　　审核/调配签名（盖章）：XXX　　核对/发药签名（盖章）：XXX

图5-6　处方笺2

xxxx 医院处方笺　　　　**医保**

定点医疗机构编码：04110001

科别：呼吸内科　　病历号_ 00001　　　　xxxx年xx月xx日

姓名	王XX	性别	女	年龄	70 岁	

临床诊断：

肺癌术后

过敏试验：

R:

芬太尼透皮贴剂 8.4 mg*1 贴　0.5 贴　贴胸　1次/日

医师：xxx　　医师签名（盖章）：

8210001
xxx

金额：XXX　　审核/调配签名（盖章）：XXX　　核对/发药签名（盖章）：XXX

图5-7　处方笺3

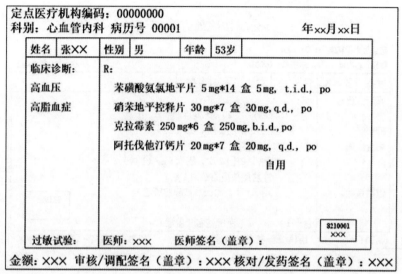

图5-8　处方笺4

第六章　医学机能实验学设计性实验

第一节　设计性实验的基本知识

医学机能实验学的实验内容是在有个体差异的生物体上进行的，且受到多种因素的干扰。因此，实验前进行科学、严谨、周密的实验设计不仅是非常重要的，也是必须进行的一个环节。

一、选题

（一）选题的基本程序

1.初始意念　研究者发现并提出问题。

2.查阅文献　形成科学假说。要了解所提问题的历史和现状，问题症结所在，有无解决的可能，解决这个问题的学术价值和实用价值如何，是否具备解决这一问题的能力和条件等。

3.立题　形成科研题目。

4.开题报告　立题依据、选题意义、实验方法、技术路线及预期结果。

5.专家论证　题目确立后请专家论证，并根据论证意见修改选题。

6.课题确立

（二）选题的基本原则

1.创新性　立题必须具有创新性，包括提出新规律、新技术、新方法或对原有规律、技术、方法的补充和改进。

2.科学性　选题必须要有依据，要符合科学规律。

3.目的性　具体地提出要解决的问题，集中解决1~2个问题，切忌范围过宽。

4.可行性　选题要充分考虑实验的主观、客观条件。

（三）选题范围

（1）对原有实验方法的改进。

（2）建立一种新的动物模型及评价该模型的指标。评价该模型的指标：①实验结果表达率高，而且稳定可靠；②可重复性好；③实验方法更趋于简单、实用；④能被多数学者承认、借用；⑤学术上解决了一些临床实际问题，而且有推广使用价值。

（3）探讨体液因子的作用，如神经递质、体液因子、生物介质、抗原、抗体、药物等。

（4）研究某种药物的体内过程或作用机制，发现新药。

（5）治疗某种疾病或病理过程的新方法，如生物制品药物、生物物理学技术、核素制品等。

二、实验设计

实验设计是科学研究计划中关于研究方法与步骤的一项内容，是实验研究所涉及的各项基本问题的合理安排。严谨合理的实验设计是顺利进行研究工作的保证，同时也能最大限度地减少实验误差以获得精确可靠的实验结论，甚至可以使研究工作事半功倍。

（一）实验设计的三大要素

1.处理因素

实验中根据研究目的确定的，由实验者人为施加给受试对象的因素称为处理因素，如药物、某种手术等。一次实验涉及的因素不宜过多，否则会使分组增多，受试对象的例数增多，在实际工作中难以控制。但处理因素过少，又难以提高实验的广度和深度。

处理因素在整个实验过程中应做到标准化，即保持不变，否则会影响实验结果的评价。如实验设计中处理因素是药物时，则药物的剂型、给药途径、质量（成分、出厂批号等）必须保持不变。

非处理因素虽然不是我们的研究因素，但其中有些因素可能会影响实验结果，产生混杂效应，所以这些非处理因素又称混杂因素。设计时明确了这些非处理因素，才能设法消除它们的干扰作用。

2.实验对象
实验对象的选择十分重要，对实验结果有着极为重要的影响。医学机能实验学主要实验对象包括整体动物（正常动物、麻醉动物和病理模型）、离体器官、组织及细胞等。

3.实验效应
实验效应是指受试对象在处理因素作用后呈现的反应或受到的影响，其具体表现形式是指标。这些指标包括定性指标、定量指标等。指标的选定需符合特异性、客观性、重复性、灵敏性、精确性、可行性等原则。

（二）实验设计的基本原则

为了提高研究效率，控制误差和偏倚，医学机能实验学的实验设计同其他科学研究一样必须遵循四大基本原则，即对照、随机、重复和均衡原则。

1.对照原则
对照是比较的前提。在生物学实验中存在许多影响因素，为消除无关因素对实验结果的影响，实验中必须设立对照组。对照应符合齐同可比的原则，除了处理因素不同，其他非处理因素尽量保持相同，从而使实验误差尽可能缩小。如实验动物要求种属、性别、年龄相同，体重相近；实验的季节、时间和实验室的温度、相对湿度也要一致；操作的手法前后要相同；等等。

根据实验研究的目的和要求不同，可选用不同的对照形式，常用的对照形式有空白对照

（正常对照）、实验对照（阴性对照）、标准对照（阳性对照）、自身对照、相互对照（组间对照）等。

2.随机原则　运用"随机数字表""随机排列表""伪随机数"实现随机化，即所研究总体中的每一个研究对象都有同等的机会被分配到各组中，随机的目的是将样本的生物差异平均分配到各组。实验中凡可能影响结果的一切非研究因素都应随机化处理，使各组样本的条件尽量一致，消除或减小组间人为的误差，从而使处理因素产生的效应更加客观，实验结果更为可靠。

3.重复原则　重复是指实验中受试对象的例数或实验次数要达到一定的数量，它包含两个方面的意思：重复性和重现性。若样本量过少，可能把个别现象误认为普遍现象，把偶然或巧合事件当作必然规律，其结论的可靠性差。如样本过多，不仅增加工作难度，而且造成不必要的人力、财力和物力的浪费。所以在进行实验设计时要对样本大小做出科学的估计，以满足统计处理的要求。一般在相同实验条件下必须做多次独立重复实验。重复5次以上的实验才具有较高的可信度。

4.均衡原则　均衡原则要求同一个实验因素各水平组之间，除了所考察因素取不同水平，在一切非处理因素方面达到均衡一致。均衡原则的作用是使实验因素不同水平组中的受试对象受到的非实验因素的影响完全平衡，确保实验因素各水平组间不受其他实验因素或重要的非实验因素的不平衡的干扰和影响，以便使所考察的实验因素在取不同水平条件下对观测结果的影响真实地显露出来。

（三）实验程序与报告书写

1.实验程序　由4~5名同学组成实验小组→立题、查阅文献、设计实验方案（指导教师修改）→开题报告与答辩→实施实验→数据收集与整理→撰写研究报告。

2.实验设计报告模式

研究题目：

理论依据及研究现状：

研究内容：

研究方法：

实验对象：　　　　　　性别：　　　　　　规格：　　　　　　数量：

仪器与药品：

实验步骤：

观察指标：

预期实验结果：

设计人：

（四）实验数据的收集与整理

1.实验指标的选择　实验指标（检测指标）是指在实验中用于反映研究对象中某些可被检测仪器检测或研究者感知的特征或现象。可分为定性指标和定量指标，或主观指标和客观指标等。实验指标选择的基本条件主要包括以下6个方面。

（1）特异性：指标应能特异性地反映某一特定的现象而不至于与其他现象相混淆。如研究高血压用动脉血压作指标；急性肾炎以尿和肾功能改变作指标。

（2）客观性：尽可能选用具体数字或图形表示的客观指标，如心电图、脑电图、血压、心率、血液生化指标等。

（3）灵敏性：灵敏度高的指标能使微小效应显示出来。

（4）精确性：精密度指重复观察时观察值与其均值的接近程度，属随机误差。准确度指观察值与其真实值的接近程度，属系统误差。

（5）可行性：研究者和实验室的设备条件能够完成本实验指标测定。

（6）认可性：现成指标必须有文献依据，自己创立的指标必须经过专门的实验鉴定方认可。

2.实验结果的观察和记录　原始记录的内容包括以下6个方面。

（1）基本信息：实验名称、日期、实验者。

（2）受试对象：如为动物，应标明种类、品系、体重、性别、健康状况等。

（3）实验环境情况：时间、室温、相对湿度等。

（4）实验仪器和药品：主要仪器应标明名称、型号、厂家；药品应写明名称、厂家、纯度、浓度、给药剂量、给药时间、给药方法等。

（5）实验方法和步骤：动物分组、给药及处理方法、观察方法、测量方法、实验步骤及注意事项等。

（6）实验指标：包括名称、单位、数量及不同时间的变化等，可预先设计好原始记录表格，数据整理表格，规定记录的方式。

第二节　设计性实验的目的和要求

一、设计性实验的目的

设计性实验是在前期基础课程学习的基础上，学生独立进行综合性模拟科研实验。旨在培养学生综合运用所学知识和技能独立思考、独立分析和独立解决实际问题的能力。使学生系统经历科研全过程的初步锻炼和熏陶，培养学生的科研创新意识和创新能力。在实践中养成实事求是的科学精神和严谨细致的工作作风，调动学生自主学习的积极性，培养学生独立获取知识的方法和能力。

二、设计性实验的要求

基本要求：要求学生以实验小组或个人为单位，也可自由组合成课题组，独立进行实验设计，经过小组讨论和指导教师审查，确定实验方案，于实验课中进行具体操作，认真观察，记录实验数据并将实验数据进行适当的统计处理，通过分析综合做出正确的判断和结论，写出模拟科研论文或完整的实验报告。

具体说明：

（1）在实验设计方案首页右上角标明年级、班、组，以利归档。

（2）选题应有所创新。但鉴于诸多因素，很难达到科研上的创新水平。故可适当降低要求。原则上不与实验教程介绍的方案重复。例如：①实验方法相同，换用其他药品或刺激；②药品相同，换用更有效的方法；③方法、药品相同，探索最佳剂量或最佳实验条件；④设计、验证其他已有的理论；⑤设计创新性实验。关键在于必须是自己独立设计出来的实验方案。

（3）为降低成本，实验对象为家兔等较大动物时应尽可能采用自身对照。

（4）实验因素、检测指标不宜过多，以免不能完成实验。

（5）在理论设计成立的基础上，应特别注意实验操作能否完成。

（6）注意考虑在同一时间做实验时，所选课题的主要设备数量是否能满足需要。

（7）在实验前应设计详细的实验记录表，实验中认真观察记录，实验后及时整理分析实验结果，撰写模拟论文，组织论文答辩或论文报告会。

第三节　设计性实验选题指导

一、科研性实验

科研性实验属创新性、探索性课题，希望通过实验研究，能对预期探讨的问题得出初步结论。

科研性实验的研究内容可来自以下3个方面。

（1）有关教研室承担的科研项目的一部分。

（2）同学在学习或查阅资料中遇到的问题。

（3）民间的秘方、验方及偏方的实验研究。

下面列出一些实验题目供参考，学生也可自选题目进行设计和研究。

（1）某些生理、病理参数的测定或药物的药动学参数测定。

（2）药物 LD_{50} 和 ED_{50} 的测定。

（3）药物或其他刺激因素对动物离体肠平滑肌作用的分析。

（4）药物或其他因素对离体心脏作用的分析。

（5）药物或其他因素对升压和降压作用的分析。

（6）影响咳嗽反射的因素及药物的镇咳作用研究。

（7）影响痛觉的因素分析或药物的镇痛作用研究。

（8）药物的抗菌作用。

（9）药物的催眠作用。

（10）药物的抗惊厥作用。

（11）药物不同途径给药产生不同作用。

（12）药物对家兔的导泻作用。

（13）药物对血液系统的作用。

（14）影响尿生成的因素分析、肾衰竭模型的制备与评价或药物的利尿作用研究。

（15）药物对家兔眼睛瞳孔的作用。

二、未知药物的鉴定

下列未知药物的鉴定不用化学方法，只要求用动物实验的方法进行。实验方法可观察麻醉动物血压，使用动物离体肠平滑肌、离体心脏或用清醒动物的眼睛进行实验，也可选用其他实验对象和方法。在进行实验设计时，可选用合理的工具药。

题1：在分装盐酸肾上腺素和重酒石酸去甲肾上腺素时，由于粗心大意，忘记了贴瓶签，一周后需用药品做实验，才发现这一失误，为此，请你设计动物实验进行鉴定，以便确定哪瓶装的是盐酸肾上腺素，哪瓶是重酒石酸去甲肾上腺素。

题2：两瓶外观相同的澄明溶液，其中一瓶是氯化钡溶液，一瓶是氯乙酰胆碱溶液。请设计实验进行鉴定。

题3：有一种交感神经系统的药物，可能是异丙肾上腺素、多巴胺、普萘洛尔（心得安）或酚妥拉明。请设计一种最简单的实验程序鉴定出它是哪一种药物。

题4：一种未知药物粉剂，可能是硫酸阿托品，也可能是盐酸肾上腺素。现在只有1只兔可供您做一天实验，但不准开刀或杀死动物，请设计实验，鉴定该粉剂是什么药物。

题5：一种未知药物粉剂，可能是阿托品，也可能是东莨菪碱，请通过简单的动物实验加以鉴定。

题6：一瓶失去标签的眼药水，滴在家兔眼中可使瞳孔缩小，但不知是毛果芸香碱，还是毒扁豆碱，请用动物实验法加以区分。

题7：地高辛、肾上腺素及氨茶碱均能使离体心脏收缩加强，请通过其他药理实验加以区分。

第四节 设计性实验格式及范例

因篇幅限制，范例仅用简略写法，同学们的实验设计方案应详细描述。

范例：A药对家兔动脉血压的影响（学生年级、班、组、姓名、学号）。

一、立题依据与实验内容（提出课题的目的、理由及内容）

有患者反映在使用A药期间伴有血压升高现象，已有资料证实该药无直接影响心脏泵血功能的作用，且未见有升血压的报道，故其升压假设可能与血管收缩或血量增多有关。本实验拟初步验证A药的升压效应，并选用部分受体阻滞剂以探索其升压机制。

二、实验路线与指标

（一）实验动物

新西兰兔3只。

（二）实验路线

用戊巴比妥钠常规麻醉新西兰兔。用BL-420生物机能实验系统检测颈总动脉的平均动脉压（指标）。实验采用自身对照及拉丁方设计。

实验分组：①A药组；②受体阻断药1+A药组；③受体阻断药2+A药组。静脉注射，每次0.5 mL（标明每药每次的剂量），给药顺序为：①②③、②①③、③①②、③②①。每次给药均在血压基本恢复后进行。

三、实验器材与药品

BL-420生物机能实验系统（含压力换能器）、哺乳类动物手术器械一套等（详述所需器材及数量、药品及浓度）。

四、预期实验结果

A药有升血压作用并可能通过某受体起作用。

五、统计方法

采用 t 检验法进行统计学处理。

第七章　病例讨论

病例一

患儿，男，19个月，因腹泻、呕吐3 d入院。

发病以来，每天腹泻7～9次，水样便，呕吐5次，不能进食，每日补5%葡萄糖溶液900 mL，尿量减少，腹胀。

体检：精神萎靡，体温37.6 ℃（肛）（正常36.5～37.7 ℃），脉搏速弱，154 次/分，呼吸浅快，56 次/分，血压84/51 mmHg，皮肤弹性减退，眼窝凹陷，腹胀，肠鸣音减弱，腹壁反射消失，膝反射迟钝，四肢凉。

实验室检查：血清钠离子125 mmol/L，血清钾离子3.0 mmol/L。

讨论：

（1）该患儿发生了哪种水肿、电解质代谢失常？为什么？

（2）消化道平滑肌和骨骼肌各有何生理特性？兴奋性的高低取决于什么？

（3）患儿为什么出现肠鸣音减弱、腹胀、腹壁反射消失、膝反射迟钝的表现？

（4）用生理学中关于静息电位和动作电位的形成过程原理，说明电解质的生理功能。

（5）该病例的治疗原则是什么？为什么？

病例二

患者，男，66岁，因心悸、胸闷10 d入院。

近4个月来感到广泛的肌肉疼痛和不适，未服任何药。家族史和既往史无明显异常。

入院检查：血压正常，外周血象中白细胞和血小板正常，水平衡正常。血清钠离子137 mmol/L，血清钾离子6.1 mmol/L，心电图显示心律失常（房室传导阻滞，室性静止）。ACTH刺激实验反应正常，血浆醛固酮和血管紧张素反应降低。

诊断：低血管紧张素、低醛固醇综合征（SHH）。

治疗：接受氟氢可的松治疗，每次0.1 mg，每日3次，10 d后血钾恢复正常。

讨论：

（1）患者产生心律失常的原因是什么？为什么？

（2）简述心室肌细胞动作电位发生过程及离子基础。

（3）简述心肌细胞电生理特性的影响因素包括哪些？高钾血症对心肌电生理特性有何影

响？为什么？

（4）血管紧张素、ACTH、醛固酮的生理作用是什么？在调节钾离子平衡方面有何作用？本病例中可采用哪种类型的抗心律失常药物？

（5）糖皮质激素的基本药理作用有哪些？长期应用糖皮质激素引起代谢紊乱方面的不良反应有哪些？

病例三

患者，男，25岁。肝炎后并发再生障碍性贫血，药物治疗无效，入院后拟做骨髓移植治疗，供髓者为患者胞妹。骨髓移植前1 d，给患者做颈静脉切开插管术。插管成功后，导管内注入肝素稀释液 5 mL防止凝血。次日晨6时，患者鼻出血，9时整护士执行医嘱，再向导管注入肝素原液 5 mL，上午10时开始移植骨髓，在手术前后又各注入肝素原液5 mL。至下午3时，患者头痛、呕吐，随即抽搐、昏迷。鱼精蛋白救治无效死亡，尸检发现：脑膜下弥漫性出血，脑实质出血，脑室出血及心膈面出血。

讨论：

（1）简述肝素过量致自发性出血的作用机制。

（2）简述鱼精蛋白救治肝素过量出血的作用机制。

（3）本病例在使用肝素治疗过程中，有哪些可以吸取的教训？

病例四

患者，男，24岁，因20 min前口服敌敌畏15 mL而入院治疗。

体检：嗜睡状，大汗淋漓，呕吐数次。全身皮肤湿冷，无肌肉震颤。双侧瞳孔直径2～3 mm，对光反射存在。体温、脉搏、呼吸及血压基本正常。双肺呼吸音粗。血常规：WBC 14.2×10^9/L，中性粒细胞93%，余未见异常。诊断为急性有机磷农药中毒。入院后，用 2%碳酸氢钠溶液洗胃，静脉注射阿托品 10 mg/次，共 3 次。另静脉注射山莨菪碱10 mg、碘解磷定1 g，并给青霉素、庆大霉素及输液治疗后，瞳孔直径5～6 mm，心率72次/分，律齐，皮肤干燥，颜面微红。不久痊愈出院。

讨论：

（1）对口服有机磷中毒的患者洗胃时应注意哪些问题？

（2）如何正确使用阿托品？

（3）为什么在使用 M 受体阻断剂时，又给予碘解磷定治疗？

病例五

患者，女，44岁。13年前因心悸、气促、浮肿，诊断为风湿性心脏病，二尖瓣狭窄。此后多次复发，均用药物控制，也曾多次使用青霉素，未出现过敏反应。来诊时做青霉素皮试阴性，但肌内注射120万U后出现头晕，面色苍白，旋即晕倒，昏迷，脉搏消失，心搏停止，瞳孔散大，直径7 mm。

诊断：青霉素过敏性休克。治疗：立即做胸外心脏按压及人工呼吸，同时皮下注射肾上腺素1 mg。5 min后，患者仍无心跳、呼吸、血压。又静脉注射5%碳酸氢钠葡萄糖注射液50 mL，地塞米松5 mg，并冰敷头部；再静脉滴注10%葡萄糖注射液500 mL加地塞米松10 mg、三磷腺苷（ATP）40 mg、GoA 50 U。10 min后出现心跳，70次/分，呼吸20次/分，血压升到120/80 mmHg。静脉滴注呋塞米40 mg，35 min后心率133次/分，血压75/50 mmHg。患者仍昏迷，瞳孔缩小，尿600 mL，心电图示房颤。静脉滴注毛花苷C 0.2 mg，静脉滴注地西泮15 mg，肌内注射异丙嗪、氯丙嗪各25 mg。3.5 h后，患者心率118次/分，血压100/60 mmHg，两肺有湿啰音，口吐泡沫痰。静脉滴注25%葡萄糖注射液250 mL加酚妥拉明20 mg。1 h后肺部啰音减少。翌日晨6时，患者清醒，能讲话，但不切题，尿两次量1000 mL，此时距发生休克已13 h，患者基本脱离危险，又静脉滴注庆大霉素24万U。患者心率104次/分，呼吸30次/分，血压120/80 mmHg。住院10 d出院。

讨论：

（1）怎样预防青霉素过敏性休克的发生？

（2）一旦发生青霉素过敏性休克，应如何抢救？

病例六

患者，男，24岁。自诉随旅游团到西藏旅游，到达青藏高原后第2天，突然感到呼吸急促、全身无力、食欲欠佳。随后逐渐出现咳嗽、胸闷气短，随即被送到当地医院进行治疗。

入院检查：患者体温36.5 ℃，面色苍白，口唇黏膜发绀，两肺底部叩诊有实音，听诊可闻及湿罗音，心率120次/分，血压100/70 mmHg，X线检查显示：两肺下野存在大片阴影。

实验室血气分析检测：PaO_2 55 mmHg、CaO_2 13 mL/dL、$A-VdO_2$ 3 mL/dL、SO_2 70%，血常规无异常，立即给予吸氧与抢救，但患者的病情出现进行性加重，开始咳血性泡沫痰，次日凌晨出现昏迷，抢救无效死亡。

讨论：

（1）患者在高原出现呼吸急促的生理基础是什么？其代偿意义何在？

（2）该患者出现什么类型的缺氧？其发生机制是什么？

（3）为什么缺氧会导致呼吸困难和患者的死亡？其死亡原因主要是什么？

（4）患者出现呼吸抑制后能否使用呼吸兴奋药，这类药物的分类及各自的作用特点是什么？

病例七

患者，男，46岁，因弥漫性腹膜炎急症入院。入院后在腹膜外麻醉下剖腹探查，术中发现疾病诱因为阑尾脓肿破裂，遂切除阑尾，并做腹腔引流。术后患者应用胃肠减压，因有腹膜炎而胃肠功能恢复不及时，到术后第5天仍用胃肠减压，后出现手麻等症状。

实验室血液检查：pH值7.56，PCO_2 37.5 mmHg，BE+10.6 mmol/L，CO_2 CP容积90%，

K^+3.2 mmol/L，Na^+140 mmol/L，Cl^-105 mmol/L。

讨论：

（1）胃液和肠液的主要成分和功能是什么？

（2）该患者体内发生了何种病理过程？为什么？

（3）患者为什么出现手麻、脸部肌肉发紧等症状？

（4）该病例的治疗原则是什么？为什么？

病例八

患者，女，52岁。

主诉：双下肢水肿反复发作13年，恶心、呕吐伴头晕、乏力1个月余，加重1周。

现病史：13年前无明显诱因出现乏力伴双下肢浮肿，在当地医院就诊，查尿常规示：尿蛋白（+++），红细胞20～22个/HP。血压140/105 mmHg，诊断为"慢性肾小球肾炎"。经服用泼尼松及中药后症状减轻，尿蛋白转为（+），血压恢复正常。此后每逢劳累、感冒等情况可反复出现下肢水肿，期间曾服中西药物治疗，疗效欠佳。近1年来，尿量增多，2000～3000 mL/24 h，夜尿明显，尿比重固定在1.008～1.010。近1个月来，患者出现恶心、呕吐、纳差，伴头晕、乏力、入睡困难等症状。10 d前，受凉后上述症状加重，尿量减少至800 mL/24 h。

查体：体温36.2 ℃、心率80次/分、呼吸20次/分、血压150/100 mmHg。慢性病容，贫血貌，神清，精神差。双眼睑水肿，心界扩大，心尖冲动位于第5肋间左锁骨中线外1 cm处，听诊：心尖部可闻及Ⅱ级吹风样收缩期杂音，双肺（－）。上腹部有轻微压痛。双下肢凹陷性水肿。

实验室及辅助检查：血常规示：RBC 3.7×10^9/L，WBC 6.8×10^9/L，Hb 62 g/L。尿常规：蛋白（++），RBC 10个/Hb，WBC 0～1个/Hb，颗粒管型2个/Hb。血生化：血钙1.7 mmol/L，血磷1.8 mmol/L。肾功能检查：血清尿素氮 40 mmol/L，血肌酐990 mmol/L。X线显示：全身骨质普遍性脱钙，骨质疏松，两腿血管显示钙质沉着。

讨论：

（1）临床诊断是什么？并说明诊断依据。

（2）试分析该病的演变经过。

（3）试分析患者主要临床症状产生的病理生理基础。

参考文献

[1] 杨宝峰，陈建国.药理学[M]. 9版.北京：人民卫生出版社，2018.

[2] 朱依谆，殷明.药理学[M]. 8版.北京：人民卫生出版社，2016.

[3] 陈忠，杜俊蓉.药理学[M]. 9版.北京：人民卫生出版社，2022.

[4] 马春蕾.医用机能实验学[M]. 4版.北京：北京大学医学出版社，2015.

[5] 白波，刘善庭.医学机能学实验教程[M]. 2版.北京：人民卫生出版社，2010.

[6] 胡还忠.医学机能学实验教程[M]. 3版.北京：科学出版社，2010.

[7] 龚永生.医学机能学实验教程[M].北京：人民卫生出版社，2008.

[8] 龚永生.医学机能学实验教程[M]. 2版.北京：高等教育出版社，2019.

[9] 范小芳，龚永生.基础医学整合实验教程[M].北京：高等教育出版社，2021.

[10] 于利，王玉芳，范小芳.人体机能学实验[M].北京：人民卫生出版社，2021.

[11] 胡浩，吕海霞.医学机能学综合实验设计教程[M].西安：西安交通大学出版社，2018.

[12] 胡怀忠，牟阳灵.医学机能实验教程[M]. 4版.北京：科学出版社，2016.

[13] 王建枝，钱睿哲.病理生理学[M]. 9版.北京：人民卫生出版社，2018.

[14] 朱大年.生理学[M]. 9版.北京：人民卫生出版社，2018.

[15] 黄德斌.医学机能学实验[M].北京：高等教育出版社，2016.

[16] 肖献忠.病理生理学[M].北京：高等教育出版社，2018.

[17] 潘晓燕.病理学与病理生理学实验[M].北京：化学工业出版社，2021.

[18] 王庭槐.生理学[M]. 3版.北京：高等教育出版社，2013.

[19] 姚泰.人体生理学[M]. 4版.北京：人民卫生出版社，2015.

[20] 王庭槐.生理学[M]. 3版.北京：人民卫生出版社，2015.

[21] 管又飞，刘传勇.医学生理学[M]. 3版.北京：北京大学医学出版社，2014.

[22] 朱文玉.医学生理学[M]. 2版.北京：北京大学医学出版社，2009.

[23] 余琦，杨佩刚，张春芳，等.3R原则在医学实验动物学教学中的应用[J].西北医学教育，2007(6): 1128-1130.

[24] 张明昊，李亚萍，李玉洁，等.基础医学动物实验教学过程中动物福利问题的探讨[J].光明中医，2015，30 (11): 2457-2459.